安享天年

——首届国医大师何任养生防病治病术略

何若苹　何永生　徐光星◎编著

中国中医药出版社

·北　京·

图书在版编目(CIP)数据

安享天年:首届国医大师何任养生防病治病术略／何若苹,
何永生,徐光星编著. —北京:中国中医药出版社,2016.7
ISBN 978-7-5132-3191-6

Ⅰ.①安… Ⅱ.①何…②何…③徐… Ⅲ.①养生
(中医)-文集 Ⅳ.①R212-53

中国版本图书馆 CIP 数据核字(2016)第 028175 号

中 国 中 医 药 出 版 社 出 版
北京市朝阳区北三环东路 28 号易亨大厦 16 层
邮政编码 100013
传真 010 64405750
三河市西华印务有限公司印刷
各地新华书店经销
*
开本 710×1000 1/16 印张 13.5 彩插 1 字数 228 千字
2016 年 7 月第 1 版 2016 年 7 月第 1 次印刷
书 号 ISBN 978-7-5132-3191-6
*
定价 39.00 元
网址 www.cptcm.com

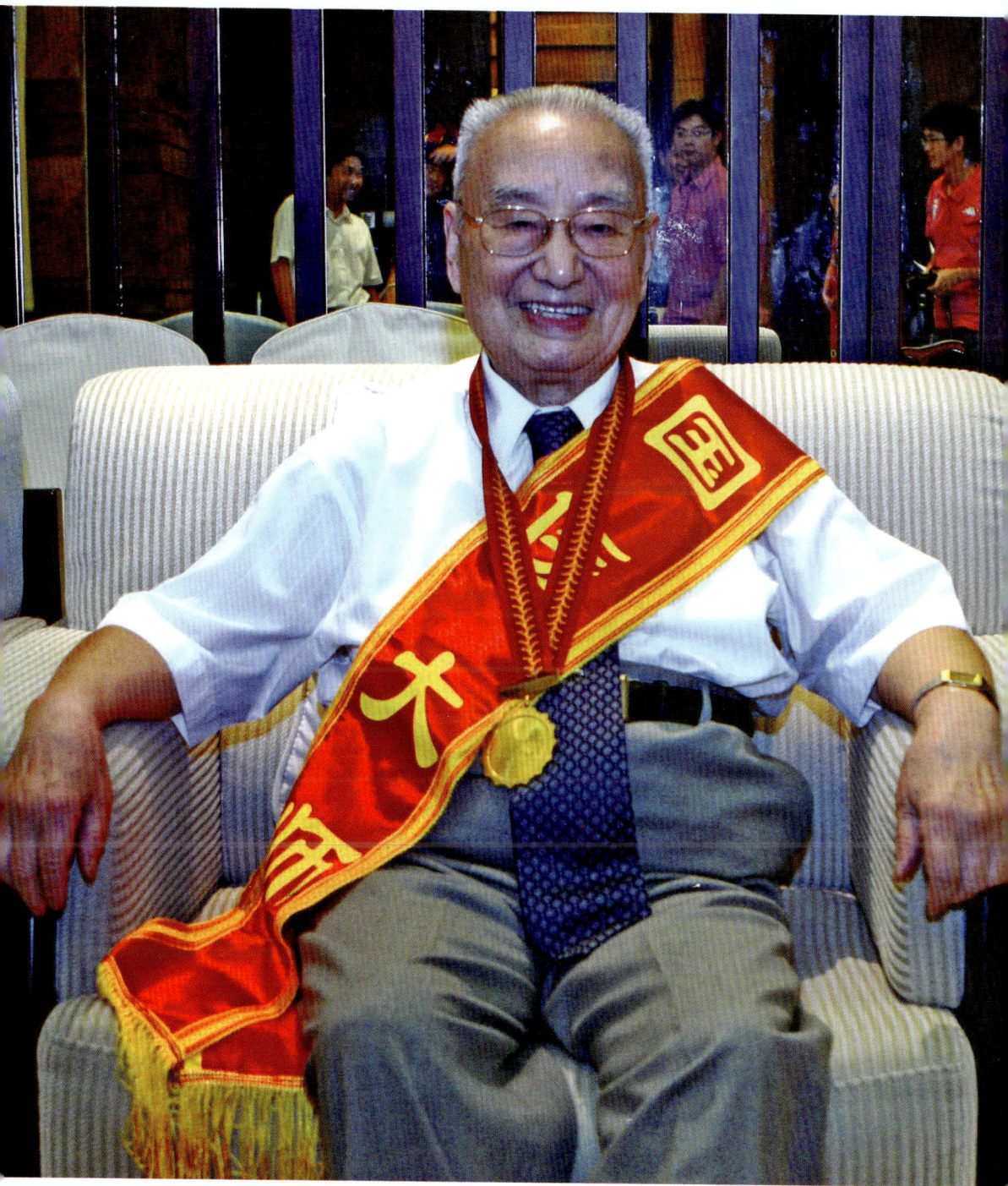

国医大师，安享天年

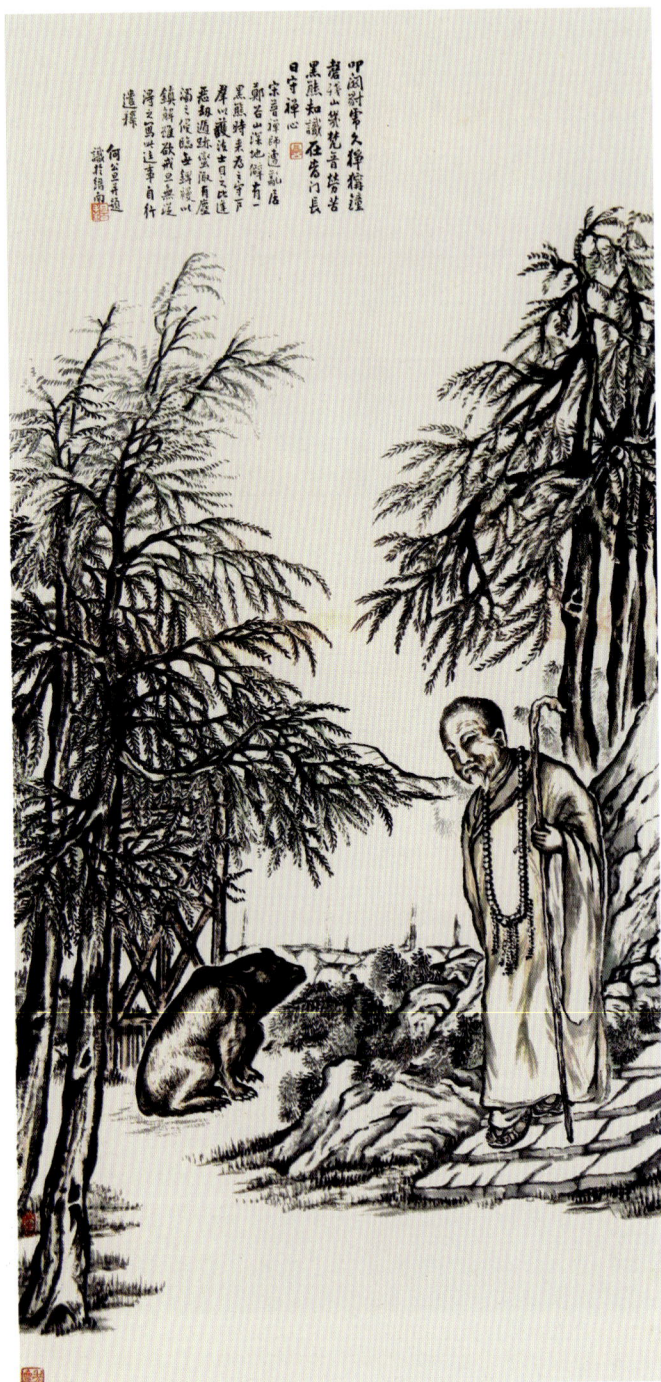

家学有源，先翁佳作

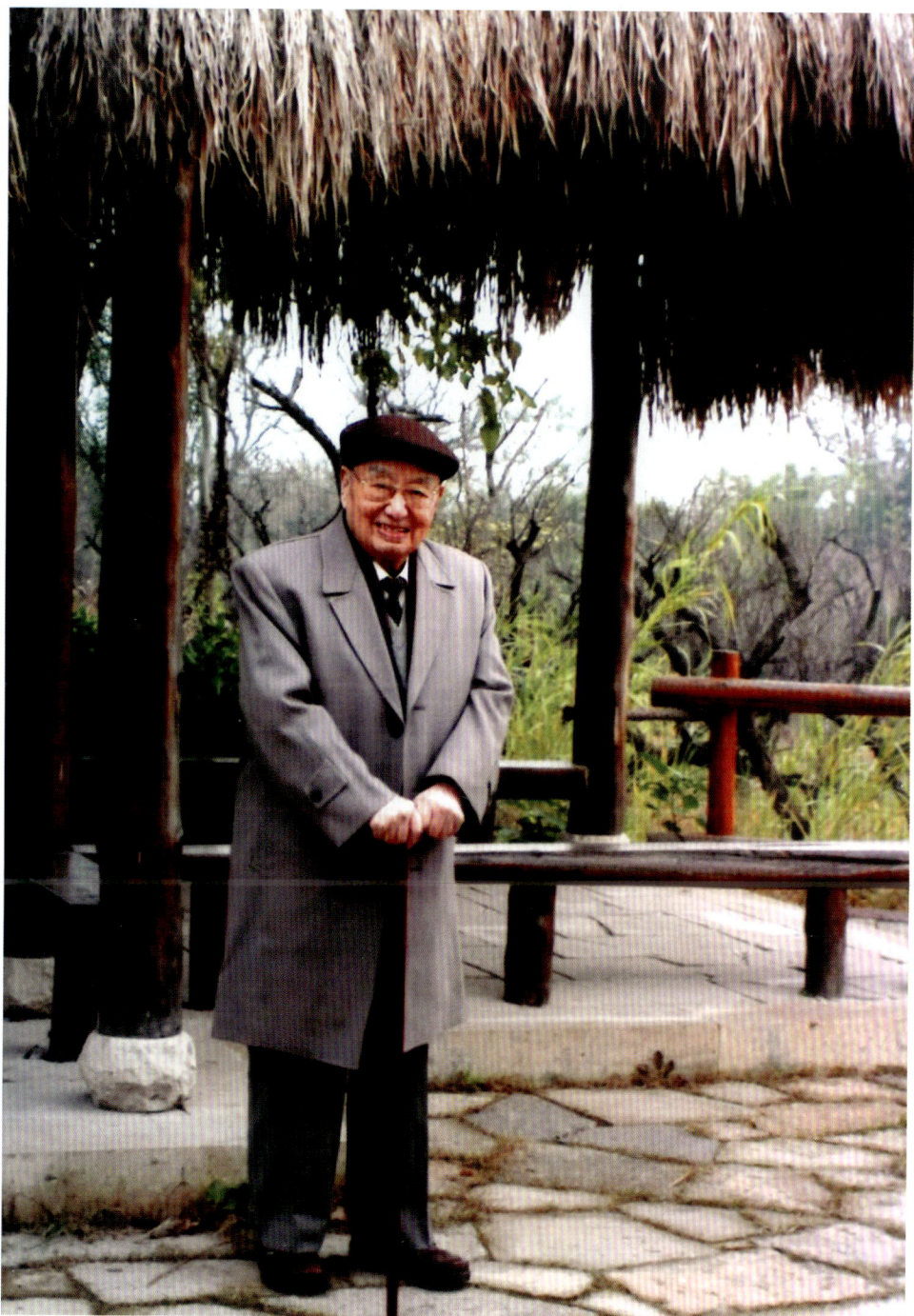

耄耋之年，壮心不已

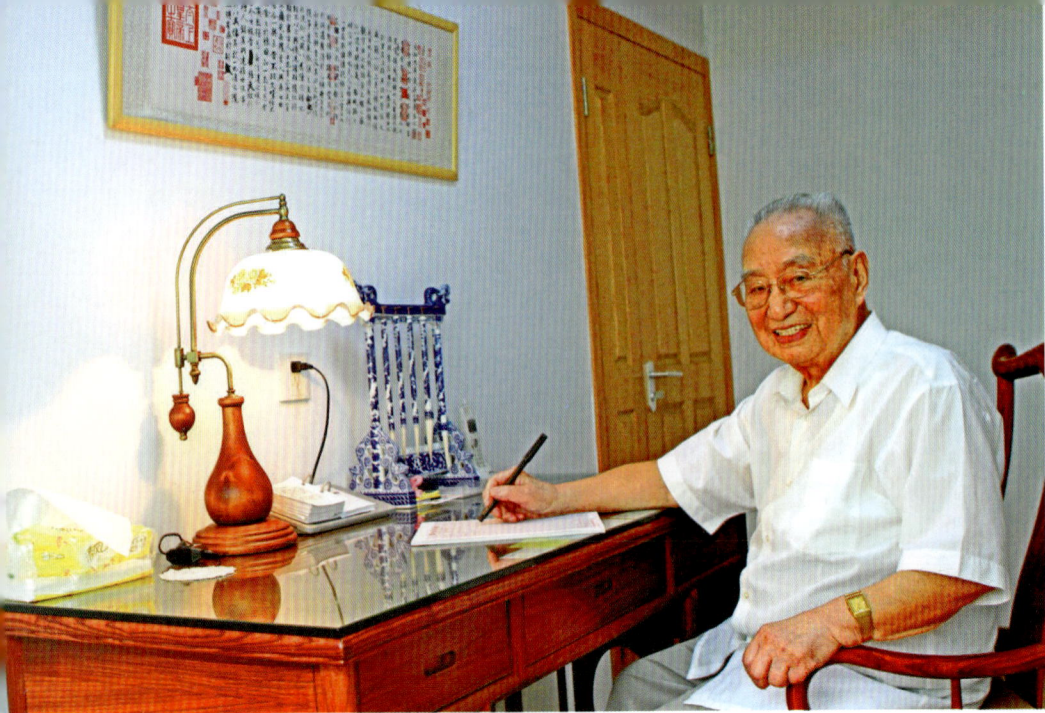

仁心济世，博学精思

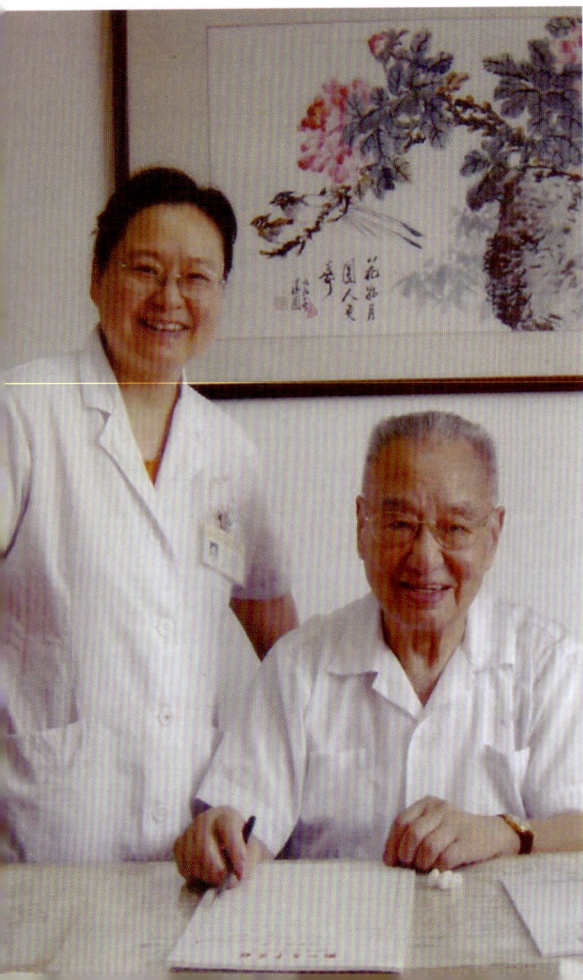

薪火相传，后继有人

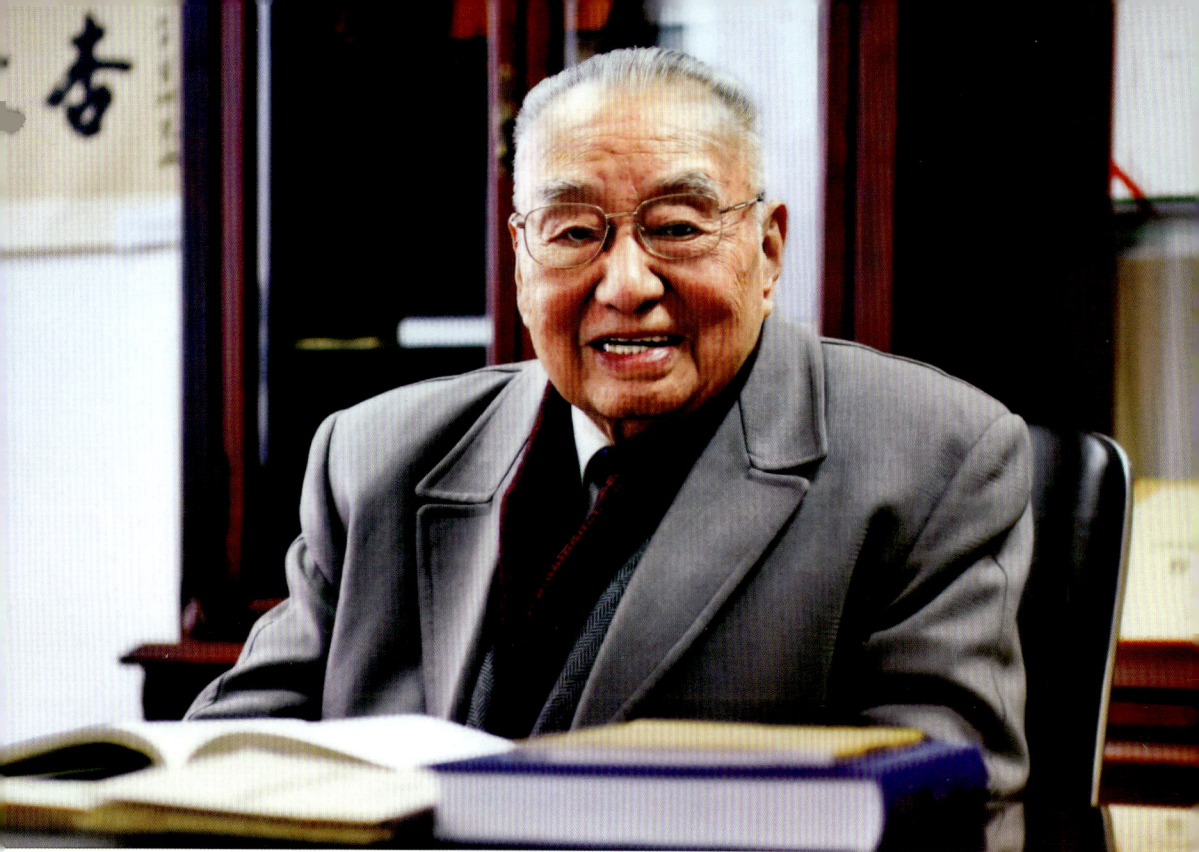

佳作启智，勤学益寿

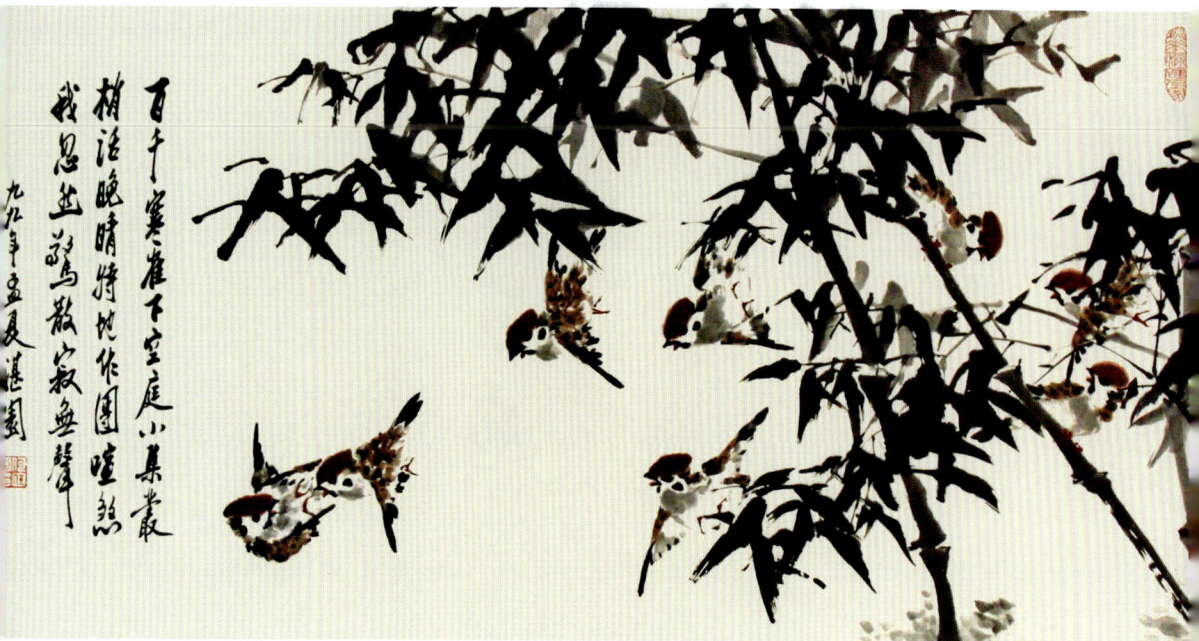

闲来兴起，晚晴入画

读书多多益信书不如无书诊病多不读书疗救难期

二〇〇四年春 何任

读书诊病，座右感铭

満地芦花風雨急

賣魚人向断

橋帰

庚午白露

何任書

闲情雅趣，心系断桥

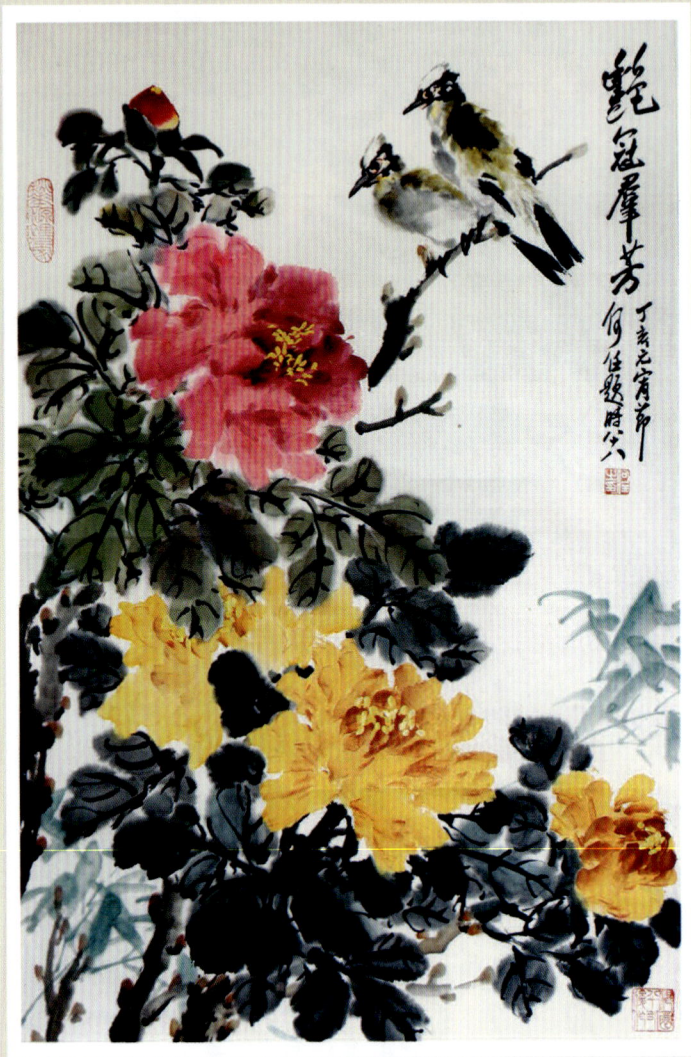

艳冠群芳，独立无双

前言

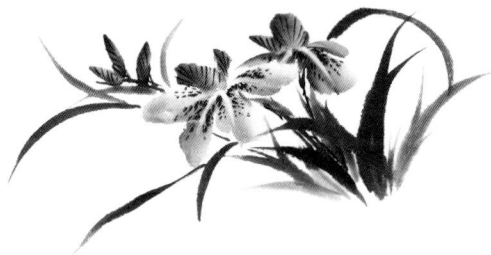

中医药学历史悠久，理论深邃，可谓博大精深，是一份值得中华儿女自豪和继承的宝贵遗产。但是中医药学一路走来，并非一帆风顺。尤其是辛亥革命以来的一百年间，西学东渐，西医在我国可谓蒸蒸日上，欣欣向荣，并日益成为我国医药学界的话语中心。相较之下，中医的状况却是不甚了了，以至于有人公然叫嚣"取消中医""消灭中医"。好在中医药界有一批德技双馨的国宝级名医大家和许多后起之秀，群众中也有一批铁杆的中医支持者。所以，在这个多元文化交织的时代里，那些叫嚣者也只是表演闹剧的跳梁小丑而已。不过，这也提醒中医界的广大同仁，我们不能沾沾自喜，盲目乐观，要多一份危机感、责任感和使命感，既要踏踏实实做好继承工作，也要认认真真做好创新工作，还要实实在在做好中医科普的宣传工作。如是，中医才能深入人心，大放光彩，从而更好地服务大众的养生保健和疾病防治。

浙江中医学院（现浙江中医药大学）原院长，一代国医大师何任教授，在中医临床、教学和理论研究上所取得的成就，举世瞩目！他和刘渡舟先生一起被称为经方大师，并被日本学者誉为"中国研究《金匮要略》第一人"。2009年6月19日，何任教授被授予首届"国医大师"称号。佳声传来，作为何任教授中医思想的学术继承人、研究者，我们倍感荣光，倍受鼓舞。于是，我们希望把何任教授七十多年辛勤探求所积累的养生防病治病经验，努力通过浅显易懂的语言和医学科普的形式，使其走出深闺，走向民间，服务社会，造福民众。借用唐代诗人刘禹锡的诗句，可谓"旧时王谢堂前燕，飞入寻常百姓家"。我们的这一想法，曾

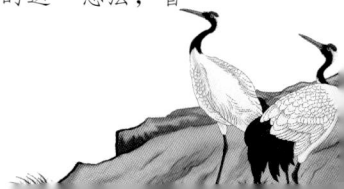

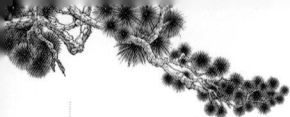

向何老表达，并得到了他的充分肯定和大力支持，甚至还为我们提出过十分详尽的编写指导，这就使我们更加信心满怀，更感责无旁贷。

本书定位医学科普，定名"安享天年"，是希望读者借鉴何老的养生防病治病术略，得以健康地享其天年。所谓术略，术指战术、方法，意指何老的防病治病之术，书中所举何老养生防病治病的各种病例，就属于这一范畴；略指战略、策略，借言何老先生防病治病的理论、理念，何老治疗癌症"不断扶正，适时攻邪，随证治之"的十二字法则，就属于这一范畴。书中的案例，都是何老从医生涯中的一些典型案例。这些案例，有的系编者随师时亲眼所见，有的系何老口授心传，有的则采录于何老的相关著作，叙述时基本采用中医医案的形式，力求浅显明了，既可为大众提供中医防治某种疾病的更深认识，也可为中医同行在临床辨证施治时提供一定的借鉴。

全书共分五篇：第一篇"把疾病消灭在未病状态"，讲的主要是未病的中医保健和预防；第二篇"司外揣内防治内科病"，讲的主要是部分内科病的防治措施；第三篇"妇女的养生防病"，讲的主要是妇女易患的部分经、带、胎、产及杂病的养生防病方法；第四篇"其实癌症没那么可怕"，讲的主要是何老的十二字治癌法则及部分肿瘤疾病的防治方法；第五篇"疑难杂症又何然"，讲的主要是除内科、妇科、肿瘤以外各科部分疑难杂症的防治术略。

本书的编撰，是我们对如何让名老中医的防病治病经验走进社会大众的一种探索和尝试，投石问路也好，抛砖引玉也罢，期待本书的问世，能对大众健康和中医学的发展起到积极促进作用。

编　者

2016年2月于杭州

目录

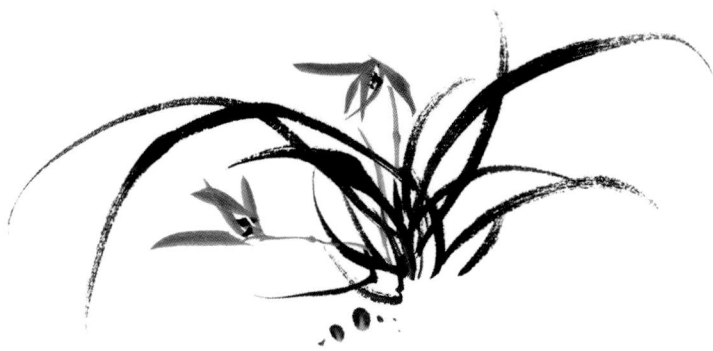

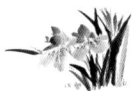

第一篇　把疾病消灭在未病状态

亘古以来，人类从未停息对健康的追求。未病先防、既病防变、愈后防复、亚健康调理等预防思想，作为中医药理论体系的重要组成部分，是一代代中医人毕生实践的重要内容。近年来，随着我国社会经济的快速发展，国人的生活水平得到普遍提高，人们对于养生防病知识的需求也进一步提升。本篇将从季节到环境，从饮食到运动，从情志到中药，多维度、多层次地讲述何任教授以养生防病为主旨的治未病理论、经验和方法，为大众把疾病消灭在未病状态的实践提供一定的指导。

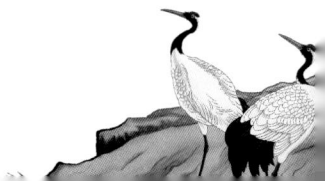

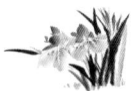

第二篇　司外揣内防治内科病

通过诊察机体外部的异常征象来推测与分析身体内部的相关状态，这种中医诊断方法，就叫司外揣内。司外揣内的逻辑起点是"有诸内必形之于外"，也就是说，凡是机体内部出现异常变化，就一定会以某种方式在人体表面暴露出来。中医的望闻问切和辨证论治，就是通过表露于外的征象，根据中医阴阳五行、藏象学说、气血津液学说、经络学说、三焦学说等理论，来揣测、判断人体内部五脏六腑所患疾病，进而采用适当的方法加以有效防治。司外揣内是中医的基本功，尤其是中医内科医生破解疾病难题的必由之路。本篇所述，即是何任教授在这方面的方法和策略。

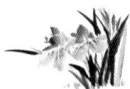

第三篇　妇女的养生防病

妇女疾病要多于男子。因为妇女的生理、病理特点与男子不同，还有经、带、胎、产等特有生理现象，所以无论在诊断、治疗、主方、遣药，乃至预防等方面，都有不同的处理法则。何老读书、临诊时，每遇妇科病的认识、体会，均依自己所见所闻勤加记录。积半个多世纪的医学实践经验，何老认为：运用中医中药加强对妇女同胞的养生防病，实为中医的一大特色和优势。今以科普的名义，择要予以介绍，希望何老这些防治妇科病的经验，能有益于女性同胞。

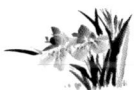

第四篇　其实癌症没那么可怕

　　谈癌色变，乃是人们的正常心理反应。得了被世人称为"不治之症"的癌症，是不是真的就没得救？肯定不是。在70多年的行医生涯中，在癌症的防治过程中，何老始终秉承中医与西医并重、扶正与祛邪兼顾、食疗与药疗齐用的原则，不仅增强了治疗效果，提高了生存质量，延长了患者寿命，而且奇迹般地治好了一些被西医判为"死刑"的病人，甚至瘤体都消失得无影无踪，这是医学的神奇！这是中医的魅力！这是生命的玄妙！癌症，其实真的没那么可怕。本篇将与读者一同分享何老在这方面的独到经验。

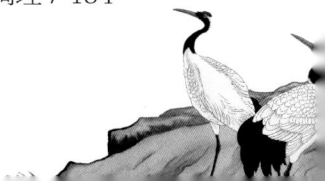

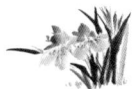

第五篇　疑难杂症又何然

　　好的中医师，绝不是头痛医头的治病工匠，而是统筹全局的艺术大师。中医跟西医不同，中医重在辨证而非仅仅辨病。在辨证论治原则指导下，只要有相同的证，就可以用相同的法甚至相同的方，所以一病多法多方、数病一法一方的情况在中医临床中时时碰到。正因于此，一个好的中医师，绝不是只掌握一技一法或只能治疗一科一病的医生，他需要顾全大局，整体把握，全面统揽，内外妇儿，疑难杂症，各科而兼顾，并能举一反三，一通百通，万变不离其宗。本篇将与读者一同分享何老在辨治疑难杂症方面的精深造诣。

把疾病消灭在未病状态

亘古至今，人类从未停息对健康的追求。未病先防、既病防变、愈后防复、亚健康调理等预防思想，作为中医药理论体系的重要组成部分，是一代代中医人毕生实践的重要内容。近年来，随着我国社会经济的快速发展，国人的生活水平普遍提高，人们对于养生防病知识的需求也进一步提升。本篇将从季节到环境，从饮食到运动，从情志到中药，多维度、多层次地讲述何任教授以养生防病为主旨的治未病理论、经验和方法，为大众把疾病消灭在未病状态的实践提供一定的指导。

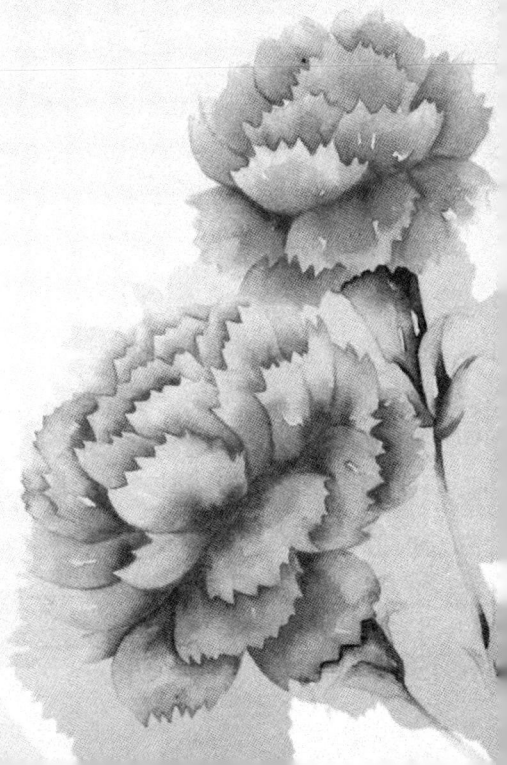

不治已病治未病

在中华民族数千年的文明史上，先人为我们留下了很多宝贵的文化遗产，如《论语》《孟子》，如《诗经》《道德经》。中医典籍如《黄帝内经》《神农本草经》《难经》《脉经》《伤寒论》《金匮要略》等。这其中，最著名的中医经典就是《黄帝内经》。《黄帝内经》博大精深，不仅系统阐述了阴阳五行、天人相应、五运六气、脏腑经络、病机、诊法、治则、针灸等中医理论，而且包罗万象，涉及天文、地理、军事、社会、哲学、人类学、生态等诸多学科。何任教授常给我们灌输这样一个观点：《黄帝内经》不简单，绝对是一个取之不尽、用之不竭的大宝藏，书中还有许多没被破解的密码。正因为如此，《黄帝内经》与《易经》《山海经》并称为中国古代"三大奇书"。

《黄帝内经》曰："圣人不治已病治未病，不治已乱治未乱，此之谓也。夫病已成而后药之，乱已成而后治之，譬犹渴而穿井，斗而铸锥，不亦晚乎？"意思是：圣人不主张患了病再治疗，希望能在疾病还没有发生的时候就预防。这正如治理一个国家，不应等到内乱发生才予以重视，而应在内乱尚未发生时就进行预防。如果等到疾病发生以后再用药治疗，动乱已经出现再进行治理，就如同人口渴了才去挖井，开战了才去制造武器，岂不是为时太晚了吗？这段话的中心思想就是"不治已病治未病"。

"不治已病治未病"是中华民族数千年来重视养生保健、未病先防的中医预防学思想的理论渊源。20世纪80年代以来，伴随着我国社会经济的快速发展，国人的生活水平普遍提高，人们对于疾病的预防意识自然而然地提升了。2008年初，国家中医药管理局中医"治未病"健康工程在北京正式启动，意在进一步探索和完善以"治未病"理念为指导，融健康文化、健康管理、健康保险于一体的保障服务模式，形成包含未病先防、既病防变、愈后防复等内容的理论体系，核心在一个"防"字，体现了"预防为主"的思想。

当然，预防疾病也不是一件简单的事情，有时甚至比治疗疾病难度更大，需

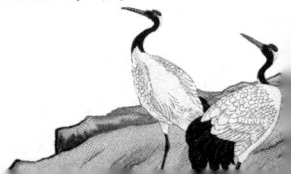

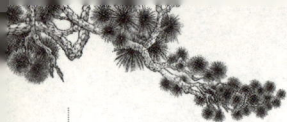

要更高的智慧和水平。中国古代神医扁鹊对齐桓侯所患疾病的预测判断，恍若神明，整个过程详细记载于《史记·扁鹊仓公列传》一文中，流传久远。而他与魏文王的一段对话，更是意味深长。魏文王要扁鹊评价一下他们兄弟三人的医术，扁鹊回答说："在我们兄弟三人当中，大哥的医术最高，因为大哥善于治病于尚未发生；二哥的医术其次，因为二哥善于治病于初起之时；我的医术列于最后，因为我只不过善于治病于危重之际。"这个故事告诉我们这样一个道理：做好疾病的预防工作，其难度与意义并不亚于疾病的治疗，甚至需要更多的临床经验。所以在日常医疗实践中，千万不能小看"治未病"。

何任教授认为：如果细分，"治未病"中的"未病"有以下四种情况：第一种是完全健康的尚无疾病的状态；第二种是曾患某病而防其复发的状态；第三种是已经患病而防其传及他脏的状态；第四种是处于似病非病的亚健康状态。

◎未病先防

> "未病"表现：声音洪亮，面色明润，神志清晰，思维敏捷，眼睛炯炯有神，四肢活动灵敏。
>
> "先防"方法：1. 法于阴阳，和于术数，食饮有节，起居有常，不妄作劳。（出自《黄帝内经》）
>
> 2. 志闲而少欲，心安而不惧。（出自《黄帝内经》）

"治未病"的第一种情况是身体健康的正常人。在这种情况下，人体完全没有症状，从内而外展示出来的都是健康的信息。比如讲话声音洪亮有力，就是日常大家所说的底气十足；面部色泽红黄隐隐，明润含蓄，就是说这类人面色隐约微黄并兼微红，而且光明润泽含蓄隐约，这种人往往神志清晰，思维敏捷，处理问题井井有条；俗话说"眼睛是心灵的窗户"，其实眼睛更是健康的窗户，眼睛炯炯有神的人多气血充盈，津液充沛；而一个人的四肢活动灵敏，则是肌肉筋骨强健的标志。

何老认为，对于身体健康的人而言，"治未病"的关键是养生保健，就像路边的树木，入冬前会被刷上石灰水，绑上稻草，预先就做好防虫防冻工作。人的养生保健，与刷上石灰水，绑上稻草是一个道理，为的是预防疾病，强身健体。《黄帝内经》的开篇之作《素问·上古天真论》中，岐伯为保持"未病"状态开出的千古妙方是"法于阴阳，和于术数，食饮有节，起居有常，不妄作劳"，再加上"志闲而少欲，心安而不惧"。翻译成白话意思就是，养生保健要效法天地阴阳的自然变化，按照正确的养生方法调理，饮食有节制，作息有规律，不要过度操劳，还应心志安闲而少有欲望，心神安定而无所畏惧。岐伯这个养生保健方，讲的是原则和方法，而且是千古适用的养生保健原则和方法，这就是养生保健的"道"。如果能在日常实践中加以运用，则能达到"春秋皆度百岁，而动作不衰"的效果。"春秋皆度百岁，而动作不衰"的意思是，活到100岁，而动作依然灵敏，就像身体机能尚未衰老一样。

其实，这个养生保健方的主旨无非就是掌握一个"度"字，或者叫"平衡""致中和""阴平阳秘"。在这样的养生要旨指导下，人的饮食、锻炼、心理等都要适度。用现代语言说，就是"合理膳食，有氧运动，心理平衡，习惯优良"。也就是说，人们吃饭既不要太多也不能不吃，在运动时既不要太猛也不要太缓，在心态情绪上既不要疯狂也不要低沉，再加上养成良好的学习、工作、生活等习惯，就一定能够很好地起到预防疾病发生的目的。

◎既病防变——以痛风为例

"既病"表现：以反复发作的痛风性急性关节炎、痛风石、痛风性慢性关节炎和关节畸形等表现为特征。急性发作时病人关节疼痛难忍，红肿发热，活动困难，甚至彻夜难寐，痛苦不堪。

"防变"方法：1. 控制嘌呤摄入量。

2. 把握一定饮水量。

3. 注意避免环境温差的过大变化。

4. 合理使用《丹溪心法·痛风》中提出的上、中、下通用痛风方。

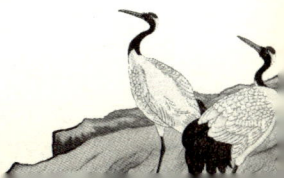

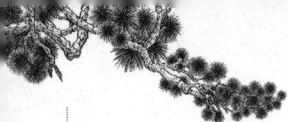

何老指出，所谓"既病防变"是指人们在已经患上某种疾病的情况下，要积极采取防治措施，努力切断疾病发展的因果链，避免使病情更趋复杂严重。很多疾病都有一条依顺序发展的因果链。西医学发现，肝癌往往经历肝炎→肝硬化→肝癌的发展过程，肺心病则多从老年性慢性支气管炎→肺气肿→肺心病深化而来。中医的"既病防变"理论正是对疾病发展的这种因果链的认识。

早在汉代，张仲景在他的《金匮要略·脏腑经络先后病脉证第一》一文中写道："问曰：上工治未病，何也？师曰：夫治未病者，见肝之病，知肝传脾，当先实脾。四季脾旺不受邪，即勿补之。中工不晓相传，见肝之病，不解实脾，惟治肝也。"如果用现代的话来解说，这段话就是学生问老师：高明的医生怎样来治没有发生的疾病呢（未病）？老师说：所谓治未病，就是要能预测疾病的发展规律，在疾病尚未发生的时候，预先进行适当的防治。例如一个人得了肝病，高明的医生知道肝木过旺会使脾土受乘，就会预先调补脾脏，即使肝木过旺挑衅脾脏，已经补足正气的脾脏也能够抵挡。当然，在一年中脾脏本身就旺盛的时节，正能敌邪，邪气无力进犯，就不必调补脾脏。医术中等的医生，因为不知道脏腑疾病的传变规律，肝木过旺也不懂得预先调补脾脏，只知道头痛医头，肝病医肝。

张仲景的这段话，讲明了中医肝病在肝脾之间"见肝之病，知肝传脾"的传变规律及其在防治上"当先实脾"的治未病原则，并为后世医家"既病防变"的医疗实践提供了极具价值的参考借鉴。下面就以何老对痛风的防治为例，说明患病时如何"既病防变"的。

痛风是由于遗传性或获得性病因导致嘌呤代谢障碍和血清尿酸持续升高所致的疾病。痛风有一个特点，就是越发越勤，也就是说，痛风第一次发作以后，数年甚至十多年后才可能再发第二次，但随着时间的推移，发作的时间间隔会越来越短，逐渐变成几个月发一次，甚至几天就发一次。正因为这样，初起病时一些病人并未重视，认为好了就没事了，所以酒照喝，海鲜照品，其实这是大错特错的。无论是在痛风的急性期，还是在间歇期、慢性期和无症状期，加强自我管理都非常重要。在疾病的急性期，一定要请医生诊治。尽管现代医学已经能够遏止痛风对患者寿命的折损，但若不及时求治，导致肾功能衰竭或重症感染死亡的可能依然存在，特别是在医疗水平相对较差的地方，更应引起足够的重视。

痛风的发生、进展与传变，归根结底是体内血清尿酸含量过高，所以痛风患者的"既病防变"，关键是要适度降低血清中的尿酸含量。为此，一方面要严格控制能够生成尿酸的前尿酸物质——嘌呤的摄入量；另一方面要注意促进血清中尿酸的稀释和排泄。要达到上述目标，何老的经验主要是做到以下四条：

一是控制嘌呤摄入量。对痛风病人，不管是急性期还是缓解期，高嘌呤食物都要长期禁食，中嘌呤食物一般只有在缓解期时才能少量食用，而大部分低嘌呤食物则可每天食用。为方便记忆，把临床痛风患者务必禁食的常见高嘌呤食物编成顺口溜如下：动物内脏肉禽汤，枪丁大比虾鱼卵。宜少量进食的常见中嘌呤食物有：肉禽鱼贝和豆品，菠扁芦笋及蘑菇。也就是说，日常常见的高嘌呤食物（每100克食物中含嘌呤100~1000毫克）有：①动物内脏；②肉类及其制品，包括瘦肉、肉馅、肉汁、肉精、肉汤等；③鱼类，包括枪鱼、沙丁鱼、大比目鱼、鱼卵、小虾等；④禽类，包括鹅、鹧鸪等。常见的中嘌呤食物（每100克食物中含嘌呤90~100毫克）有除第一类以外的肉类、禽类、鱼类和贝壳类、豆类及制品（特别是豌豆、扁豆、豆腐、豆皮）、菠菜、韭菜、菜花、蘑菇。

二是把握饮水量。多饮水可以促进尿酸排泄，若患者心肺功能正常，患者每天液体摄入总量宜在2500~3000毫升，也就是500毫升装的矿泉水5~6瓶。为防止夜尿浓缩形成尿酸结晶，故在睡前或夜半适量饮水更佳。当剧烈运动等大量出汗的情况下，千万要记住及时补充水分，否则极易因为血液水分减少引起尿酸浓度增加而导致急性痛风、肾功能衰竭等的发作。

三是注意避免环境温差过大。温度越高溶解度越大，温度越低溶解度越小。尿酸与血清，就是溶质与溶剂的关系。痛风患者夏天从炎炎烈日下突然走进温度调得很低的空调房间，由于体表温度快速下降，会因血清中尿酸溶解度的下降而导致尿酸盐在一些部位的大量析出和堆积。当人体突然从低温环境进入高温环境，由于人体水分的大量蒸发使血清总量减少而导致尿酸盐在一些部位的大量析出和堆积。

四是在医生指导下使用上中下通用痛风方。该方出自《丹溪心法·痛风》，全方由黄柏、苍术、防己、天南星、桃仁、红花、川芎各10克，龙胆草、桂枝各5克，羌活、白芷、威灵仙各15克，神曲20克组成。方中黄柏、龙胆草清热泻

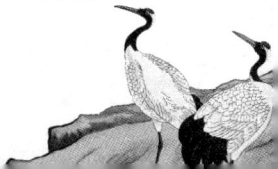

火，苍术、防己燥湿行水，合用能使所感湿热之邪渗泻于下；桃仁、红花、川芎活血化瘀，天南星化痰祛风，合用能使痹阻骨节之痰浊瘀血得行；羌活去骨节间之风湿，白芷去头面之风湿，桂枝、威灵仙去手臂足胫之风湿，合用能使周身骨节的风湿之邪尽去；神曲健脾暖胃消食，能免黄柏、龙胆草过寒之品重伤脾胃。全方配伍精妙，足见朱氏匠心独运。何老在临床使用时，见骨节疼痛重者加全蝎、蜈蚣，瘀血重者加姜黄、莪术，风邪盛者加防风、乌梢蛇，湿邪盛者加木瓜、土茯苓，热邪重者加水牛角片、生山栀。

服用方法：全方煎汤，一天1剂，头煎、二煎分别煎出250毫升左右，混匀后分早晚各一次饭后0.5～1小时服用。

注意事项：①关节无红热触烫者慎用；②脾虚便溏者慎用；③津液不足者慎用；④月经过多及孕妇不宜用。该方在痛风急性发作时能有效改善症状，缓解病情，并对消融体内痛风石有较好的效果，由此可以较好地防范因尿酸盐在肾脏大量沉着所致的肾功能衰竭，真正起到对痛风患者"既病防变"的作用。

◎愈后防复——以类风湿性关节炎为例

"愈后再复"表现：关节已无红肿热痛等症状，但是人体受到寒风侵袭，或者在潮湿、寒冷的环境下长期居住，就容易出现轻度关节发胀、疼痛等症状。

"防复"方法：1. 防范风邪。

2. 防范寒邪。

3. 防范湿邪。

愈后防复是指某病治愈后应防止该病复发。很多疾病痊愈以后，如果不注意调摄，极易复发。我们以何老对类风湿性关节炎的防治为例，说明"愈后防复"问题。

类风湿性关节炎是一种以慢性对称性多关节炎症为主要表现的自身免疫性疾病，长期不愈的晚期症状为关节畸形、强直和功能严重受损，并导致终身残疾。

其发病率、致残率高，危害性大，不易治愈，所以被称为"亚癌""活癌""不死的癌症"。尽管这病很难治愈，但如果能够做到早期诊断、早期治疗，大约有15%的患者能临床痊愈。当然，类风湿性关节炎患者临床痊愈后，一定要加强防范，以免旧病复发，死灰复燃。如果麻痹大意，不注重防范风、寒、湿邪，不注重提升自身正气，就很容易复发。

何老指出，在中医学上类风湿性关节炎属于痹证范畴。《素问·痹论》云："风、寒、湿三气杂至，合而为痹。其风气胜者为行痹，寒气胜者为痛痹，湿气胜者为着痹。"这段话说明风、寒、湿是引发类风湿性关节炎的三大致病因素，也说明了类风湿性关节炎分为以游走性、疼痛性、肿胀性为主要表现的行痹、痛痹和着痹三种类型。因此，关于类风湿性关节炎痊愈者的"愈后防复"，关键要注重防范风邪、寒邪和湿邪。

防范风邪，关键是避开强风劲吹。夏日乘凉，电扇最好少用，甚至不用。如果实在要用，那么风档应开得小些。类风湿性关节炎痊愈者最好用纸扇、蒲扇等风势小的工具取风。

寒邪虽为冬令所主，但其他季节也可生寒，特别是春季，乍冷乍暖，变化万端，极易因寒伤人。虽然夏季热盛，一天之内，早晚寒凉，日中温热，也各有所异，也会因寒致病。更不用说现在科技发达，即使盛夏日中室外温热很高，而室内也会因空调寒气袭人。所以，无论属何季节，类风湿性关节炎痊愈者都要慎防寒邪。防范寒邪主要措施有：①冬日各关节要加强防护，如膝、踝、肘、腕等关节可戴护膝、护踝、护肘、护腕，双手可戴手套，双足可多穿袜子；②洗脸、洗澡、洗碗、洗衣服，均宜用温水；③夏日晚上不可露睡屋外，即使睡在室内也要盖以薄被巾，因为睡觉时人体肌腠洞开，极易被邪气侵犯；④早晚衣物宜适当添加；⑤夏日空调室内温度不可过低，冬日空调室内温度不可过高，室内外温差以5℃之内为宜，若温差太大（10℃以上），极易导致关节炎急性发作。

湿邪防范主要措施为：①居住环境、工作环境、生活环境均不宜湿度太大，不宜居住在池塘边、地下室等；②洗碗、洗衣服，均宜带上隔水手套；③洗脸、洗澡后立即把水珠擦拭干净；④气候潮湿时，可在居室放一些干燥剂；⑤避免涉水淋雨。

第四种未病是指处于似病非病的亚健康状态。未病先防，对于亚健康者，何

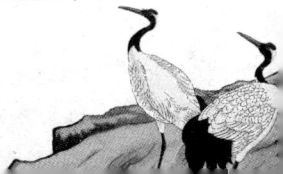

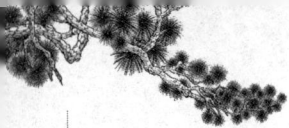

老有何见解？关于这个问题，请看下面的介绍。

亚健康的调理

下面开始讲"治未病"的第四种情况，即亚健康。大众所理解的"治未病"，往往就是这种情况。这些年来，亚健康越来越受到社会的广泛关注，医学界对亚健康的研究和探讨也越来越深入。那么，什么叫作亚健康呢？通俗地讲，就是患者的化验检查都很正常，但个体感受不适，包括疲劳、紧张、乏力等，而且总以为自己得了什么病。为什么要把这种情况称为亚健康呢？按照世界卫生组织对健康新定义，健康不仅仅是没有疾病和虚弱，而且是身体、心理和社会适应的完满状态。因此，上述人群不能列在健康之列，但又并非患有疾病，所以就把这些人所处的状态，叫作亚健康状态。准确地讲，亚健康就是一种处于健康与疾病之间的既非健康又非疾病的似病非病状态。

在古代，由于生产力水平低下，体力劳动繁重，加之战争、灾荒等因素的影响，引起亚健康的主要原因是营养缺乏和过度体力劳动。而在今天，由于社会经济的飞速发展，文明程度的不断提高，生活节奏的迅速加快，导致亚健康发生的主要因素有了根本的变化，即营养过剩代替了营养缺乏，脑力劳动过度代替了体力劳动过度，而且心理问题已经成为导致亚健康产生的一个首要原因。尽管在古代没有对亚健康发生率的确切统计，但可以肯定地说，当今世界的亚健康发生率大大高于古代社会。难怪有人说，人们享受的文明程度越高，接触外面的世界越大，交际的人群越广，工作的方式越现代，生活的诱惑越多，感情世界越复杂，各种压力也会因之越多越大，亚健康的发生率也会随之增多。如果按世界卫生组织一项统计，发现"亚健康占世界总人口的75%"，若以最新公布的世界总人口70亿计，全球亚健康的人数就有52.5亿之巨。

亚健康状态，虽然还算不上患病，但对亚健康者进行有效的医学干预非常必要。因为亚健康其实是疾病的前奏和序曲，而且有专家预言，如果任其发展，那么会有三分之二的人死于心脑血管疾病，十分之一的人死于肿瘤，五分之一的人死于吸烟诱发的肺部疾病和糖尿病等代谢障碍性疾病，还有过度劳累和意外事故。尽管这样的预言可能会让你觉得危言耸听，但它却真真切切地提醒我们：亚健康已经成为威胁人类健康的一个严重问题。所以说，我们的祖先是很伟大的，几千年前就已经认识到"治未病"的重要性，并且在《黄帝内经》中记载了这种思想。

何老指出，亚健康在不同的人身上可以表现出千差万别的症状，有的同志心情抑郁、神疲纳减；有的同志心悸健忘、神倦乏力，有的同志困倦乏力；有的同志头脑发胀、思维迟钝；有的同志耳鸣目眩、失眠多梦；有的同志双足冰凉、腰膝酸软；有的同志极易受邪、经常感冒；有的同志记忆减退、心烦意乱；有的同志情绪低落、多疑善感；有的同志脾气暴躁、容易发怒；有的同志胆战心惊、怕见他人。亚健康的发生机理，西医认为主要在于人体免疫功能失调、内分泌功能异常、中枢神经系统功能紊乱以及体内自由基增多等因素。而从中医的角度讲，引起亚健康的病因病机多系饮食、劳倦、七情等导致人体气血阴阳平衡失调及脏腑功能紊乱，临床常见肝郁脾虚、心脾两虚在内的多种证型。

◎肝郁脾虚型亚健康的调理

症状：心情抑郁，胸胁或少腹胀满窜痛，善太息，精神疲惫，记忆减退，食欲下降，纳食减少，有的还会感到咽部有异物，而且上述表现常随精神情绪因素发生变化。

调理方法：1. 通过运动等精神养生方法来调节情志，并针对病因采取疏导方法来进行治疗。

2. 除戒烟限酒、忌食甘肥辛辣的食品外，饮食上可多吃具有疏肝理气作用的食物，如芹菜、茼蒿、西红柿、萝卜、橙子、柚子、柑橘、香橼、佛手等。

3. 在医生指导下使用逍遥散（出自《太平惠民和剂局方》）。

何老曾经告诉我们这样一个**病例：**

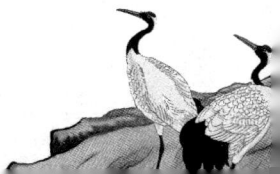

李某，男，在中外合资企业工作，副总职务，年收入很高，但他常感内心郁闷，茶饭不香，有苦说不出，影响到正常的工作，并决定辞职，而且说辞就辞，非辞不可，同事劝了没用，董事长挽留也没用。他为什么要这样呢？万事都有因果。

辞职后，他托人找到何老，一定要请何老帮忙看看，说自己得的是怪病，很多大医院都检查不出是什么病，很多医生也看过，都不见好，只要何老看了，哪怕好不了，也心甘。

李某来诊那年，40岁上下。何老给他搭脉，左腕部的关脉稍微偏弦，右腕部的关脉稍微偏弱。进一步了解到李某平时业务熟练，工作得心应手，公司上上下下的人际关系也还不错，但他的责任心过强，性格又是多愁善感那种，有点完美主义，稍有美中不足，内心就会很郁闷，因为工作压力，天天闷闷不乐。其实，李某就是亚健康状态，辨证属于肝郁脾虚型。这种情况的人，往往表现出心情抑郁，胸胁部或少腹部发胀窜痛，有的人可能搞不清胁和少腹，胁部指的是腋下到肋骨尽处这一部位；少腹就是脐下之腹，也有称脐下两旁为少腹。此外，还可见精神疲惫，记忆减退，食欲下降，纳食减少，一些人还有唉声叹气、睡眠质量不好等表现。而且，这些表现常受精神情绪因素的影响。

接着何老明确跟他说，治疗这个毛病有把握，只要按讲的去做，很快就会好起来。那么何老教给他哪些办法呢？

第一，就是每天要运动1小时。跑步、爬山、打球、游泳都可以，但是一定要坚持每天1小时以上。为什么？因为人一运动起来，身上的气血就流通了，气血流通，郁闷之气消散大半。所以何老经常说，对肝郁气滞型的亚健康来说，运动很重要。其实，对抑郁症的病人来讲，运动同样重要。当然唱唱歌、跳跳舞也很好，这些在中医上都是调节情志的方法，也就是西医讲的调节心理。

然后，何老还强调，对这些病人加强思想工作也很重要。就是教他学会放下，大丈夫要拿得起放得下，告诉他们世界上十全十美的东西、十全十美的事情并不存在，人不能太苛求自己，日常的很多事情只要做到八分，对得起良心就可以。所以，好的医生，也应该是好的老师，要能够因人施教，引导病人按照你的要求去转变观念，合理调养。

　　在饮食上，何老则要求李某做到戒烟限酒。因为烟是大热大毒之品，抽烟没啥好处。酒可少喝点，能活血行气，但喝多就不好了，有句诗叫"借酒消愁愁更愁"，说得很对，借酒消愁，其实是自欺欺人。同时，甘肥辛辣的食品也要忌食，因为糖、肥肉等甘肥之物，中医上讲是生痰之物。痰是一种病理产物，留在体内，影响气机的通畅，所以这种病人要少吃甘肥食物。另外，辣椒等辛辣食品也要少吃，因为辛辣食品吃了上火，肝气郁积的人本来就容易郁而化火，再吃辛辣食品，就等于火上浇油，病情自然加重。平常要多吃具有疏肝理气作用的食物，包括芹菜、茼蒿、西红柿、萝卜、橙子、柚子、柑橘、香橼、佛手等蔬菜水果。

　　最后，何老给他开了7帖药，柴胡、当归、白芍、炒白术、茯苓各10克，薄荷3克，生姜1片，炙甘草5克。

　　一个星期后来复诊，他很高兴，说，何医师开的药真的很灵。其实，这个方子是一个很平常的方子，来源于宋代《太平惠民和剂局方》。《太平惠民和剂局方》，是宋代太医局所属药局的一部成药处方集。全书共载成药方剂788方，均系民间常用的有效中药方剂，记述了其主治、配伍及具体修制法。其中有许多名方，如至宝丹、牛黄清心丸、苏合香丸、紫雪丹、四物汤、逍遥散等。

　　逍遥散专为肝郁脾虚、脾失健运之证而设，为中医调和肝脾的名方，备受历代医家的推崇，清代著名医学家叶天士称赞其为"女科圣药"。方中以柴胡疏肝解郁，能使肝气条达舒畅，解除郁闷，为本方最核心的用药，在中医上叫作君药。白芍酸苦微寒，滋养肝血，收敛肝阴，从而缓解肝脏所处的急迫紧张状态，使其柔和；当归甘辛苦温，养血和血，且气香可理气，为血中之气药，既可养血又可理气；两者与柴胡同用，补肝体而助肝用，肝体就是肝阴肝血，肝用就是指肝主疏泄而调畅人体气机和情志的功用。按照五行学说，肝木过盛就会克减脾土，这就是所谓的木郁则土衰，抑郁病人往往会出现胃口下降，纳食不香的情况，就是这个道理。所以，白术、茯苓、甘草健脾益气，非但可以健脾土以削减木郁，且可使肝血生化有源，共为柴胡的辅佐之药，中医上把这类药叫作佐药，正合《金匮要略》所谓"见肝之病，知肝传脾，当先实脾"的学术思想。方中加薄荷，能够疏散郁遏之肝气，透达肝经郁热；生姜降逆和中，且能辛散达郁，亦为佐药。诸药合而成方，可使肝郁得疏，血虚得养，脾弱得复，气血兼顾，肝脾

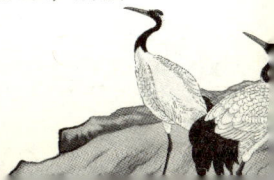

同调，立法周全，组方严谨，故为调肝养血、健脾理气之名方。

逍遥散的服用方法是：散剂，一次6克，一日3次；丸剂，一次8丸，一日3次；汤剂按医生所配煎汤服，一天1剂，头煎、二煎分别煎汤100~250毫升，混匀后分早晚各一次饭后0.5~1小时服用。

不过，服用逍遥散时，需要注意：①忌食寒凉、生冷食物；②孕妇服用时请向医师咨询；③服本药时不宜与感冒药同时服用；④月经过多者不宜服用；⑤平素月经正常，突然出现月经量少，或月经错后，或阴道不规则出血时应去医院就诊；⑥按照用法用量服用，出现不良反应者或长期服用者应向医师咨询；⑦服药两周症状无改善，应去医院就诊；⑧对本药过敏者禁用，过敏体质者慎用；⑨药品性状发生改变时禁止服用；⑩如正在使用其他药品，使用本品前请咨询医师或药师。

何老指出，逍遥散这个方子，临床用于肝郁脾虚型的亚健康患者，效果确实明显。李某复诊时，何老守原方再服一周，改逍遥丸一次8丸、一日3次再服2个月，之后诸症俱消，已恢复工作。

◎心脾两虚型亚健康的调理

症状：心悸健忘，失眠多梦，面色萎黄，神倦乏力，脘腹胀满，饮食减
　　　少，大便失调。
调理方法：1. 注意适当休息。
　　　　　2. 按摩内关穴、足三里。
　　　　　3. 在医生指导下使用归脾汤（出自《济生方》）。

现在的年轻人，其实也不容易。尤其是独自一人离乡打拼，在城市里成家立业后，消费高，房价贵，还要生儿育女、孝敬老人。特别是女同志，外面跟男人一样能干，回家还要烧饭、洗衣、带小孩，往往比男同志付出得更多更辛苦。

何老曾经跟我们谈起过这样一个**病例**：有一女性，黄某，中学教师，大约35岁吧。平常在学校里是主力军，还当班主任，课务很重。人勤快，工作又特别认

真负责，遇到其他老师请假之类，她痛痛快快答应代课。她家里还有一个上小学的儿子，比较顽皮，加上父亲长年患病，老公在外地服役，所以家里大大小小的事情，都得由她操心。黄某平常身体很好，可是近一年来，经常疲劳，全身酸困乏力，有时还感觉心脏怦怦跳，记忆力下降，胃口也没有以前好。经心电图、血常规等检查，各项指标正常，没有半点问题，中医辨证则是非常典型的心脾两虚型亚健康。因为工作过于劳累，长年耗气伤血，导致心虚，表现出心悸健忘、失眠多梦等症状；同时也有脾虚，表现出面色萎黄、神倦乏力、脘腹胀满、饮食减少、大便失调等症状。

黄某最缺的是休息，所以何老告诉她休息很重要，一定要劳逸结合，否则长此以往，弄不好会出人命。这当然不是吓唬她，现在社会上，过劳死的人还真是不少。过劳死是亚健康者跳过疾病这一阶段而导致死亡的一种特殊现象，心悸、食欲下降、记忆力下降都是过劳死的前兆。所以何老劝她，凡事一定要量力而行，不要硬撑硬扛，要学会休息。学校里跟领导同事讲清楚，自己现在身体出了问题，暂时不再代课。还有，只要工作许可，让爱人把探亲假、年休假都用上，回来好好帮帮你，如果能想办法调回杭州，家里的事就可以有个照应，就更好了。

另外，何老还告诉她两个穴位，要求每天自己按摩3次，每次各按100下。这两个穴位，一个是内关穴，一个是足三里。

内关穴的定位：手和手腕之间有一个界限，叫做腕横纹。将右手的食指、中指、无名指并拢，把无名指放在左手腕横纹上，这时右手食指和左手手腕交叉点的中点，就是左小臂的内关穴。反之，则是右小臂的内关穴。为说明确切位置，可以攥一下拳头，攥完拳头之后，在内关穴两侧，有两根筋，实际上，内关穴就在两根筋的中间。

足三里的定位：正坐在椅子上，屈膝，足掌放平，自然平铺地面，用本人之左手虎口围住左膝盖，食指放于左膝下胫骨前缘，四指并拢，中指尖着处即是左下肢的足三里，按上去会有酸酸的感觉的。反之，则是右下肢上的足三里。

然后，何老给她开了中药归脾汤。组成是白术、茯神、黄芪、龙眼肉、酸枣仁各30克，人参、木香各15克，当归、远志、生姜各3克，大枣9枚，甘草9克。这个方子出自《济生方》。《济生方》又名《严氏济生方》，系南宋名医

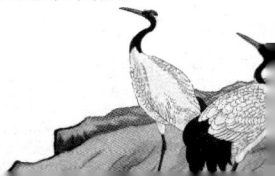

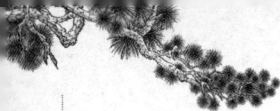

严用和所撰，该书内容丰富，既有论，又有方。本方是在严氏《济生方》归脾汤的基础上加当归、远志而成，主治心脾气血两虚之证。方中以人参、黄芪、白术、甘草补气健脾，当归、龙眼肉补血养心，酸枣仁、茯神、远志宁心安神，更以木香理气醒脾，以防补益气血药腻滞碍胃。组合成方，心脾兼顾，气血双补，故于心脾两虚者，疗效卓越。黄某在何老这里吃了3个星期的药，疗效挺好。

亚健康的证型其实挺多，内科所见证型，它也差不多都有，只是程度轻重而已。所以对亚健康病人也不能马虎，要积极治疗，否则拖的时间一久，就会真的进入疾病状态。

春夏秋冬　季节养生

《周易》中说："变通莫大乎四时。"意思是天地之间最大的变化就是一年的春夏秋冬。为什么这么说？因为天地中的万物都脱离不了大自然的影响，都会受自然界春、夏、秋、冬变化的影响。人作为万物当中最具灵性的动物，当然也不例外。

四季阴阳的变化规律直接影响万物的荣枯生死。人们如果能顺从自然界四季的变化，就能保全"生气"，延年益寿，否则就会生病或夭折。所以《素问·四气调神大论》说："夫四时阴阳者，万物之根本也。所以圣人春夏养阳，秋冬养阴，以从其根，故与万物沉浮于生长之门。逆其根，则伐其本，坏其真矣。故四时阴阳者，万物之始终也，死生之本也。逆之则灾害生，从之则苛疾不起，是谓得道。"译成白话文就是说四季阴阳的变化，是万物生命的根本。所以圣人在春夏季节保养阳气以适应生长的需要，在秋冬季节保养阴气以适应收藏的需要，以此来顺应生命发展的根本规律，所以能与万物一样，在生、长、收、藏的生命过程中运动发展。如果违逆这个规律，就会戕伐生命力，破坏真元之气。因此，阴阳四季的变化，是万物生长、衰老、死亡的根本，是人体盛衰存亡的根本。违背它，就会产生灾害，顺应它，就不会发生病患，这样才称得上懂得了养生的规律。由此可见，春夏养阳，秋冬养阴，乃是顺应四季阴阳变化的养生关键。所谓春夏养阳，即养生养长；秋冬养阴，即养收养藏。春夏两季，天气由寒转暖，由暖转暑，是人体阳气生长的时节，故应以调养阳气为主；秋冬两季，气候逐渐变凉，是人体阳气收敛、阴精潜藏于内的时节，故应以保养阴精为主。

四季养生的原则确定以后，关键就要付诸实践。包括起居、饮食、运动等都有一个与四季变化规律相适应、相协调的问题，都必须顺应时令气候的变迁，符合人体四季阴阳消长变化的规律。如关于四季起居的要求，《素问·四气调神大论》也作了具体的阐述，如"春三月，夜卧早起，广步于庭……夏三月，夜卧早起，无厌于日……秋三月，早卧早起，与鸡俱兴……冬三月，早卧晚起，必待阳光"。具体讲就是春回大地，人体的阳气开始趋向于体表，致使皮肤腠理逐渐舒展，肌表血液供应增多，而内脏、大脑的血供相对减少，身体反易出现疲乏困倦、酸楚不适等感觉，往往天已大亮仍睡意未消。然而睡懒觉不利于鼓舞人体阳气的生发，因此在起居方面应该提倡入夜即睡觉，早一些起床，早睡早起，披发免冠，松弛衣带，在庭院或其他场所信步慢行，以助人体升发阳气。夏季起居，不要厌恶日长夜短及天气炎热，晚上睡觉应迟些，早上起床应早些，以顺应自然界阳盛阴衰的变化。秋天，自然界的阳气由疏泄趋向收敛，起居作息宜像鸡那样早卧以顺应阳气之收，早起使肺气得以舒展，又要防止收得太过。冬季天气寒冷，不应扰动人体内藏的阳气，因此起居作息要早睡晚起，日出而作，从而保证充足的睡眠时间，以利于阳气的潜藏。

平常我们讲春捂秋冻，其实也体现了春夏养阳、秋冬养阴的中医养生学思想。春捂，就是春天要注意保暖，不宜急于减衣。中医学认为，一年四季当中，春天阳气初生而未盛，阴气始减而未衰。顺应自然四季中春季的这一特点，人体肌肤虽然因气候转暖而开始疏泄，但是抗寒能力仍相对较差，所以为防春天气温骤寒，必须重视防寒保暖，衣服不能减得太快，就如保护初生的幼芽，使阳气不致受到伤害，并逐渐得以强盛，这正是春捂的道理所在。古代养生著作《摄生消息论》对"春捂"有较为详细的解说，云："春季天气寒暖不一，不可顿去棉衣。老人气弱骨疏体怯，风冷易伤腠理，时备夹衣，温暖易之，一重减一重，不可暴去。"民间也有"二月休把棉衣撇，三月还有梨花雪""吃了端午粽，再把

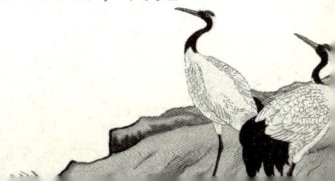

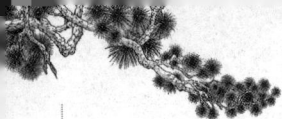

棉衣送"的讲法。当然，春捂是有时间性的，也不能老是穿着棉衣不脱。春捂得当，对预防感冒、气管炎、肺炎、麻疹、流脑等疾病的发生具有一定的作用。

至于秋冻，那是古今秋季养生的一个重要方法。秋冻是指秋天气候转凉后，不要一下子穿得太多，捂得太严；即使到了深秋，穿衣也应有所控制，有意识地让身体"冻一冻"。从中医的角度讲，秋天人体阳气开始内收蓄敛，此时若能适当接受一些冷气的刺激，不但有利于肌表之致密和阳气的潜藏，还能增加人体的应激能力和耐寒能力。相反，如果这时多穿衣服，则易导致阴精耗伤，阳气外泄。因此秋天宜"冻"，实际上也反映了中医"秋冬养阴"的道理。当然，秋冻也不能太过分，不能冻得浑身打颤还不加御寒之衣。近年来，由于气候变化异常，厄尔尼诺、拉尼娜等现象增多，过去少见的暖冬、倒春寒等现象频频出现，许多时候甚至有一种让人始料不及的感觉，所以秋冻与前面讲到的春捂一样，都应把握好分寸，适可而止，因时而变。

四季气候主令不同，每季的常见病也不一样。春季多风，气温转暖，多发风病、热病；夏季炎热多雨，多病湿热、泻痢；秋季多燥，天气转凉，多发燥病、咳喘；冬季寒冷，多病风寒、痹证。

◎夏季中暑的防治

症状：身热汗多，口渴心烦，小便短赤，体倦少气，精神不振。

防治方法：1. 提高防暑意识。

2. 了解应对中暑的基本方法。

3. 在医生指导下使用清暑益气汤（出自王孟英《温热经纬》）。

中暑是夏季的常见病。当环境温度超过负荷时，人体体温调节功能紊乱，造成中枢神经系统和循环系统障碍，称为中暑。中医认为中暑乃因暑邪入侵人体，临床主要表现为以下两个特点：一是典型的四大症，即身大热、汗大出、口大渴、脉洪大。身大热，即身体体温很高；汗大出，即身体大量出汗；口大渴，即十分口渴；脉洪大，即脉象摸上去脉体阔大，势如波涛，来时盛大去似潮落。由于暑邪为夏季炎热之气所化，其性炎热，所以暑邪伤人时会表现出上述四大症等阳热亢盛的一系列临床症状。二是耗伤津气的症状，表现为口渴喜饮、小便短赤、气短乏力、身体倦怠等。这是因为暑性升散，侵入人体，使腠理开泄而为多汗，汗多则津液耗伤，气随汗泄。另外，由于夏季气候炎热，且雨水偏多，天暑下逼，地湿上蒸，故常见暑湿相兼为病的情况。这时，临床表现除有暑热症状外，还可表现出身热不扬、烦渴、身重倦怠、胸闷呕恶、大便溏泄等不适。

按病情的程度和表现特点，何老把中暑分为三类：

一是先兆中暑。表现为大量出汗、口渴、头晕、耳鸣、胸闷、心悸、恶心、四肢无力等症状，体温正常或略有升高，一般不超过37.5℃。如能及时离开高热环境，经短时间休息症状即可消失。

二是轻度中暑。既有先兆中暑症状，又表现为体温在38.5℃以上，有面色潮红、胸闷、皮肤灼热等现象，并有呼吸及循环衰竭的早期症状，如面色苍白、恶心、呕吐、大量出汗、皮肤湿冷、血压下降和脉搏细弱而快等。轻度中暑者经治疗，一般4～5小时可恢复正常。

三是重度中暑。大多数患者是在高温环境中突然昏迷。此前患者常有头痛、麻木与刺痛、眩晕、精神不安或错乱、定向力障碍、肢体不随意运动等，皮肤出汗停止，干燥，灼热而绯红，体温常在40℃以上。

现在中暑病情稍重就会送医院急诊科，所以以中医方法治疗重度中暑的机会几乎没有，其实用中医的方法来治疗重度中暑效果也不错。中医主要用于中暑的预防，目前用的主要还是中医的方法。

何老指出，预防中暑，加强防范很重要，这可大大降低中暑的发生率。

坚持睡午觉。夏天日长夜短，天气炎热，早上鸟鸣蝉噪，夜间蚊叮蝇爬，加之暑热袭人，人们往往夜间入睡迟，早上醒得早，不仅睡眠时间短，而且睡眠质量也不高，这就更需要通过午睡来补充夜间睡眠的不足，从而保持人体充沛的体能，达到防暑目的。况且，由于中午是一天中最热的时候，人中暑大多发生在此时，若能来个午睡，放松静养一下，会大大降低中暑的发病率。

饮食讲科学。高温天气要注意多喝水，多吃蔬菜水果及适量的动物蛋白质和脂肪，这样有利于补充体内水分和体能。

做好防晒措施。室外活动要避免阳光直射头部，避免皮肤直接吸收辐射热，带好帽子，衣着宽松。

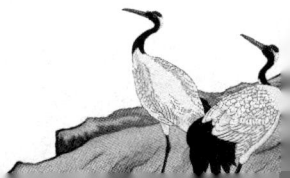

高温作业或训练时可喝六月霜茶。六月霜学名奇蒿，又名刘寄奴，性温微苦，味有草本清香，具有开胃、防暑、活血等功效。用法：一壶水烧开后，泡入15~30克六月霜即成。六月霜成药，可在中药房购买，也可到山野采收。这种茶，除能预防中暑外，还有开胃消食、活血化瘀、保肝养颜等作用，对冠心病、慢性肠炎及结肠炎有良好的疗效，对大肠杆菌痢疾杆菌、伤寒杆菌等10多种细菌有抗菌作用，因此也可当作办公室和家庭常备的保健茶。

平时可以吃荷叶药膳。荷的一身都是宝，不用说莲藕、莲子、莲子心，就连那田田的叶子，也是自然界赋予人类极好的防病治病珍品。夏日你不妨吃以荷叶为主要原料的药膳。

下面是何老推荐的两种荷叶膳。

（1）荷叶山楂粥　鲜荷叶2张，山楂、米仁各50克，白糖或冰糖适量。山楂切片去核，荷叶切丝，与米仁加水共煮粥，粥将熟时加入适量的白糖或冰糖，调匀即成。每日2次，可作早、晚餐。除有防暑作用外，还有降压减肥、消食健脾之功。

（2）荷叶紫菜汤　鲜荷叶1张，紫菜20克，猪油少量，食盐、味精各适量。将鲜荷叶切片放入1汤碗水煮开后，即可去渣取汁，并将紫菜放入荷叶汁中文火稍煮1~2分钟，再加少量猪油和适量的食盐、味精，调匀后即可食用，最好餐前喝。除有防暑作用外，还有降脂减肥的功效。

何老强调，面对中暑及时应对是关键。中暑治疗效果很大程度上取决于抢救是否及时，如能及时发现并治疗先兆中暑，完全可以防止中暑的发生及发展。

首先，迅速将中暑患者转移至阴凉通风处，脱去或解松衣服，使患者平卧休息。

其次，给患者喝含盐的清凉饮料或含0.1%~0.3%食盐的凉开水。注意：中暑的人应该采取少量、多次饮水的方法，每次以不超过300毫升为宜，切忌狂饮不止，因为大量饮水不但会冲淡胃液，进而影响消化功能，还会引起反射性排汗亢进，会造成体内水分和盐分的大量流失，严重者可以引发热痉挛。

第三，可用风油精或清凉油涂于患者头部的太阳穴，口服人丹、十滴水或藿香正气丸等药物。

重度中暑患者除以上三点处理外，应立即送医院救治。

何老告诉我们，在治疗中暑的方剂中，清暑益气汤是治疗暑邪入侵人体导致气耗津伤的妙方。

清暑益气汤出自清代名医王孟英之手，方含西瓜翠衣30克，石斛、粳米各15克，麦冬9克，竹叶、荷梗、知母各6克，西洋参5克，黄连、甘草3克等。方中药物可以分为两部分：一是清热解暑的西瓜翠衣、荷梗、黄连、知母、竹叶，另一部分是益气生津的西洋参、石斛、麦冬、甘草、粳米。其中西洋参益气生津，养阴清热，合西瓜翠衣清热解暑，共为君药；荷梗助西瓜翠衣解暑清热，又可理气宽胸，石斛、麦冬助西洋参养阴生津，共为臣药；黄连苦寒，其功专于泻火，以助清热祛暑之力，知母苦寒质润，滋阴泻火，竹叶清热除烦，甘草、粳米益胃和中，共为佐使药。用法：将上药浸入清水中，水位高出药品约2厘米，浸泡半小时。微火煎煮约半小时，去滓，空腹温服。量之多少，临病斟酌，也可少量频服。主治以身热汗多、口渴心烦、小便短赤、体倦少气、精神不振、脉虚数为主要表现的暑热气津两伤证。注意本方有滋腻养阴之品，故暑病夹湿者，不宜使用。

◎冬季感冒的防范

症状：表实证的表现为恶寒发热，头痛身疼，无汗而喘，舌苔薄白，脉浮紧；表虚证的表现为头痛发热，汗出恶风，鼻鸣干呕，苔白不渴，脉浮缓或浮弱。

防范方法：1. 注意防范。

2. 按摩迎香穴。

3. 在医生指导下使用麻黄汤或桂枝汤（出自《伤寒论》）。

感冒虽然十分常见，但也不可轻视，尤其是流感。据史料记载，1918至1920年，世界多地发生了三次严重的流感大流行，临床发病率高达40%以上，并出现多种类型的肺炎并发症，在全球范围内造成了2000万～4000万人死亡，远远多于第一次世界大战所致的死亡人数（850万人）。而目前全世界每年因流

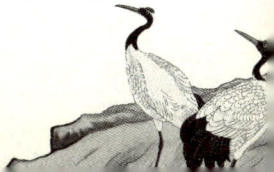

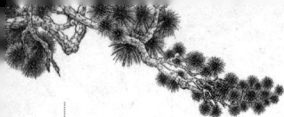

感致死的患者大约有25万人，所以大家千万别把感冒当成小病而置之不理。

冬天气候寒冷，冰天雪地，北风萧萧，风寒之邪极盛，是一年感冒的好发季节，所以尤其要注意防寒保暖。当然，保暖并不等于穿得多。冬季衣着，必须根据"无扰乎阳"的养藏原则，做到恰如其分。衣着过薄，易耗阳气，易得感冒。而衣着过多，则腠理开泄，阳气不得敛藏，寒邪也易于入侵。头为诸阳之会，外出要戴帽、围围巾，防止头部阳耗受凉。不少人大风呼啸时才添衣戴帽，但为时已晚，因为降温前，冷暖交替之时已种下病根，因此要注意收听天气预报。

对于冬季感冒的预防，据何老介绍，按摩迎香穴很有好处。迎香穴大约在鼻翼外缘中点旁开5~8毫米处，左右各一。按摩该穴对预防感冒等很多呼吸道疾患都有一定的作用，而且十分简便。按摩的方法是：双手拇指分别支于同侧下颌部，中指分别按于同侧迎香穴，其余三指则向手心方向弯曲，然后使中指在迎香穴部沿顺时针方向按摩36圈，每天三次，天天坚持。究其原理，是因为迎香穴所在的区域，正好相当于呼吸道门户鼻的"守卫队"，一旦此地的守卫军兵力不足，保卫不力，就可使外界风、寒诸邪乘虚而入。从西医学的角度讲，按摩可以有效改善这些部位及其临近组织的血液循环，增强局部对天气变化的适应能力，从而对呼吸道起到良好的保护作用。

何老指出，现代人一感冒就到医院去打点滴，就用抗生素，很多情况下都是过度医疗，治不得法，没有真正对因治疗，舍其本而趋其末。其实，几千年来中医在感冒以及其他外感温病的治疗上积累了丰富经验，可惜现代医生没有好好利用。针对外感风寒的治疗，张仲景创立了两首名方，即麻黄汤和桂枝汤，其中桂枝汤还被称为群方之冠，可见其在中医学上的重要价值和地位。

至于麻黄汤与桂枝汤的区别，一治风寒表实证，一治风寒表虚证。汗之有无是一个重要的鉴别标志，无汗用麻黄汤，有汗用桂枝汤。

麻黄汤由麻黄9克，桂枝6克，杏仁6克，甘草3克组成。麻黄味苦辛性温，为肺经专药，能发越人体阳气，有发汗解表、宣肺平喘的作用，是方中的君药，并用来作为方名。由于营涩卫郁，单用麻黄发汗，但解卫气之郁，所以又用温经散寒、透营达卫的桂枝为臣，加强发汗解表而散风寒除身疼。本证之喘，是由肺气郁而上逆所致，麻黄、桂枝又都上行而散，所以再配降肺气、散风寒的杏仁为佐药，同麻黄一宣一降，增强解郁平喘之功。炙甘草既能调和宣降之麻、杏，又能缓和麻、桂相合的峻烈之性，使汗出不致过猛而伤耗正气，是使药而兼佐药之义。麻黄得桂枝，一发卫分之郁，一透营分之邪，所以柯琴评麻黄汤曰："此为开表逐邪发汗之峻剂也。"麻黄汤药味虽少，但发汗力强，不可过服，否则汗出过多必伤人正气。

桂枝汤由桂枝9克，白芍9克，甘草6克，生姜9克，大枣3枚组成。桂枝解肌发表，散外感风寒，为君药；芍药益阴敛营，为臣药。桂、芍相合，一散一收，解肌发表而不致营阴外泄，使表邪得解，营卫得和。生姜辛温，既助桂枝解肌，又能暖胃止呕。大枣甘平，既能益气补中，又能滋脾生津。姜、枣相合，还可以升腾脾胃生发之气而调和营卫，所以并为佐药。炙甘草之用有二，一为佐药，益气和中，合桂枝以解肌，合芍药以益阴；一为使药，调和诸药。所以本方虽只有5味药，但配伍严谨，散中有补，不愧"为仲景群方之魁"。

麻黄汤、桂枝汤作为《伤寒论》中治疗太阳病两大主方，用得好，可以快刀斩乱麻；用得不好，则节外生枝，遗患不浅。两方服药讲究、禁忌证也不少，临床必须在医生严格指导下使用。

东南西北　环境养生

《素问·五常政大论》说："一州之气，生化寿夭不同……崇高则阴气治之，污下则阳气治之……高者其气寿，下者其气夭。"说明人处在不同地方，寿命的长短也是千差万别。原因在于地势高的地方，往往由阴气治理；地势低的地方，往往由阳气治理。一般说来，地势高的地方，人的寿命普遍较长；地势低的地方，人的寿命普遍较短。尽管这种说法只是相对而言，且它的理论阐述尚需进一步深入，但从健康的角度看来，高山树木多，空气鲜爽，干扰喧嚣少，比低洼的地方更宜于人的生活。因此，生活环境的选择，对人们的养生保健，有着积极作用。

上面讲的还只是一州之地，还只能算是一个小地域、小环境。小地域、小环

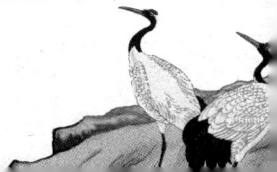

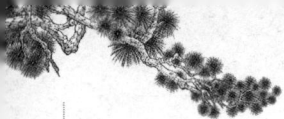

境不同，对人体健康就有这么大的影响，那么从更大的视野看环境，影响就更加明显。

何老指出，由于地理位置、气候、阳光、空气、土壤等的差异，地域对人体影响的差异也是显而易见的。地理环境不仅是人类赖以生存的空间，同时还是塑造人类，影响人类生理、病理和生命的重要因素。由此，地理环境的不同也必然导致地方病或流行病的差异。如住在东南沿海的人，由于地气潮湿，要注重保持住宅和工作场所的干燥，以防真菌等多种微生物的滋生，减少脚气等疾病的发生；住在新疆、内蒙古等西北地区的人，由于气候干燥寒冷，空气湿度低，要注重防止皮肤皲裂、寒痹（即以感受寒邪为主所致的关节炎）等疾病的发生。即便是患同一种疾病，在不同的地区也会表现出不同的特点。以关节炎病人为例，也就是中医的痹证，由于北方地气寒冷，得这种病的人大多表现为关节胀痛比较剧烈，而且得热痛减、遇寒痛增；江南水乡，河道纵横，湿气偏重，得这种病的人，疼痛的表现大多是胀痛酸楚、手足沉重。这些疾病的地域性特点，对指导医生的临床诊治和大众的养生保健有着积极的作用。

我国幅员辽阔，各地的地理环境、气候条件相差很大。早在《素问·异法方宜论》中，就已经对地理环境与疾病及其治疗的关系做过系统的阐述，认为不同的环境会产生不同的疾病，不同的疾病要用不同的治疗方法。书中写道："东方之域，天地之所始生也，鱼盐之地，海滨傍水。其民食鱼而嗜咸，皆安其处，美其食。鱼者使人热中，盐者胜血，故其民皆黑色疏理，其病皆为痈、疡，其治宜砭石。西方者，金玉之域，沙石之处，天地之所收引也。其民陵居而多风，水土刚强，其民不衣而褐荐，其民华食而脂肥，故邪不能伤其体，其病生于内，其治宜毒药。北方者，天地所闭藏之域也，其地高陵居，风寒冰冽。其民乐野处而乳食，藏寒生满病，其治宜灸焫。南方者，天地所长养，阳之所盛处也，其地下，水土弱，雾露之所聚也，其民嗜酸而嗜胕，故民皆致理而赤色，其病挛痹，其治宜微针。中央者，其地平以湿，天地所以生万物也众，其民食杂而不劳，故其病多痿厥寒热，其治宜导引按蹻。"把这些内容译成现在的白话文，意思就是东部地区，位于海边水旁，是盛产鱼和盐的区域，因此那里的人们吃鱼及咸味的食物较多，咸味的食物吃多了容易伤血，所以那里居民的皮肤大多色黑，肌肉疏松，鱼吃多了能使人体内发热，所以他们多发痈疡一类的疾病，而痈疡病最适宜用砭石治疗。西部地区，地理位置高，风沙大，丘陵多，气温比较寒冷，水土的性质又很刚强，人们多穿皮毛和衣而卧，居住在窑洞内，食物以肉类为主，所以外邪不容易伤害他们的形体，但疾病会从体内产生，对于这类疾病最适宜用药物治疗。南方地区，地理位置低，水土性质薄弱，阳气旺盛，雾露之气多聚集，人们喜欢吃一些酸腐的食物，所以他们的肌肤肌肉致密色红，容易患拘挛、湿痹一类的疾病，对于这类疾病最适宜用针刺的方法治疗。北方地区，地理位置高，风寒冰冻，人们多居住在高陵之上，长期在野外活动，吃乳制品，所以脏腑的寒气过盛，容易发生腹部胀满等疾病，治疗时宜用艾灸烧灼或用热敷的方法。中原地区，地势平坦，水源丰富，湿气很重，物产丰富，人们的饮食之物庞杂，品种繁多，生活比较安逸，少于劳动，这里的人往往气血涩滞，体质偏弱，抗病能力偏低，所以极易患上痿厥、寒热一类的疾病，对于这类疾病最适宜于用气功、按摩的方法治疗。这些情况说明，不同的地理环境对人类健康的影响，确实有差异。不过，上述讲的这些东西，那是几千年前的情况，现在由于人口增多、环境破坏等影响，气候条件已经改变，不能完全照搬照抄，还要具体问题具体分析。何老曾以足癣和痛痹为例，讲述了环境对于疾病的影响。

◎足癣的防治

症状：水疱型足癣皮疹以水疱为主，水疱干燥后形成点状或环形鳞屑，
　　　糜烂型足癣皮疹以皮肤浸渍腐白且表面松软易剥脱为主，脱屑型
　　　足癣皮疹以干燥、脱屑、皲裂为主。
防治方法：1. 注意经常保持足部清洁干燥等。
　　　　　2. 使用治癣验方。

足癣这种疾病，分布上有着明显的区域性。比如西北地区大漠浩瀚，气候干燥，足癣的患病率低；江南地区河道纵横，水汽氤氲，足癣的患病率高，正所谓"十人九癣"。

中医认为，足癣多因久居湿地、水中工作、水浆浸渍而致湿毒感染，或脾胃两经湿热下注引起，多数则由足盆、拖鞋、水池洗脚等相互传染而得。穿胶鞋、

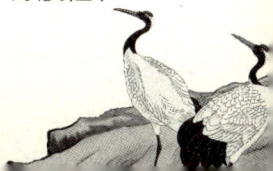

第一篇　把疾病消灭在未病状态

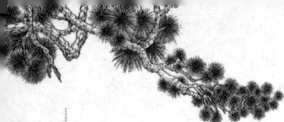

球鞋、塑料鞋等透气性差的鞋，至局部湿热壅滞，也极易使之加重。临床通常可分为水疱型、糜烂型、脱屑型三种，很多情况下是由其中的两型甚至三型混合而成，治疗上以外治为主。足癣的预防方法为：注意经常保持足部的清洁干燥；夏天尽量多穿透气性强的鞋，少穿或不穿胶鞋；脚盆、脚布、拖鞋等用具要分开使用；每天洗脚后扑一些痱子粉或枯矾粉。

无论是中药还是西药，有效治疗癣病的药物都不少。何老介绍的一个治疗足癣的验方，效果不错，对上述三型足癣均可使用，尤以水疱型足癣疗效为佳。其组成是土槿皮、蛇床子、徐长卿、透骨草各30克，土茯苓、苦参、黄芩各25克，枯矾20克。使用方法为：将上述药物浸泡半小时，每次各煎汤500~1000毫升，倒脚盆中，一天2次，每天1剂，每次浸泡半小时，疗程3至7天不等。西药软膏克霉唑、达克宁外搽，口服药伊曲康唑内服，效果也都不错。但软膏用久会引起霉菌耐药，口服药物则对肝肾功能副作用较大，中药泡脚则能克服西药的上述不足，而且效果满意，所以何老更主张用中药治癣。

足癣是由真菌感染引发的一种顽固的疾病，所谓"外科（传统中医把癣病等皮肤病均归入中医外科学）医生怕癣"，正说明癣病的难治。癣病之难治，难在其发作的反复性。无论是中药还是西药，有效治疗癣病的药物都不少，但因我们生活的环境，尤其是江南地区，到处都散布着真菌，所以哪怕把穿过的鞋子、袜子统统扔掉，也照样会接触到很多很多真菌，照样引发新的真菌感染。因此，何老提出要减少人体的感染，关键问题还在于提高人体的抵抗力。所谓"正气存内，邪不可干"，人体的正气盛了，抵抗力强了，哪怕病原微生物再多再强，人体与病原微生物之间也能够你不犯我，我不犯你，和谐共存，这正体现了传统中华文化求同存异、以和为贵的思想，而与西方文化崇尚你死我活的斗争哲学，显然有着很大的差异。

◎痛痹的防治

症状：肢体关节疼痛较剧，遇寒加重，得热痛减，昼轻夜重，关节不能屈伸，痛处不红，触之不热。

防治方法：1. 防寒同时也要防风、防湿。

2. 中药熏洗。

3. 在医生指导下使用乌头汤（出自《金匮要略》）。

风寒型痛痹是痛痹的一种证型。痛痹又称寒痹，是由于正气不足，风、寒、湿邪合邪而以寒邪为主侵袭人体所造成的一种病证，临床以关节疼痛较剧，遇寒加重，得热痛减，痛处不红，触之不热等为主要表现。虽然痛痹各地均有发病，但地区不同其发病率明显不同，以气候寒冷的地方多见。曾经有人做过调查统计，东北地区犯风寒型风湿性关节炎（属于风寒型痛痹，这种病证除了痛痹的前述症状外，化验检查等多为正常）的人特别多，这与东北地区纬度高、气候特别寒冷有关。

有一个简单的办法，何老曾让几个病人试过，反映效果不错，那就是对所患局部进行中药煎剂的熏洗。熏洗治疗根据患者的病情及受累范围，既可全身熏洗，也可局部熏洗。对全身多关节受累的患者，一般采用全身熏洗；对受累关节不多的患者，一般采用局部熏洗。全身熏洗要有一只大浴盆（缸），煎好的中药汤剂连同温水一同倒进浴盆（缸）里，以水能浸没人体背部为度，每次熏洗20~40分钟，1天1次，2周为1疗程，疗程结束后，停3~5天，继续第二疗程，一般熏洗1~2个疗程。局部熏洗时，可把煎好的药液倒入脸盆，受累关节先在药液上方熏蒸，待药液温度下降至40℃~50℃，再将受累关节泡入药液中10~20分钟即可，疗程如前。不过，对伴有严重高血压、贫血、精神疾病、高热、心脏病、急性传染病、传染性皮肤病、肾功能障碍等的患者，熏洗会加重上述症状，甚至造成严重后果，应予禁用。空腹及饱餐后，均易引起腹胀腹痛等症，不宜熏洗。熏洗以餐后1~2小时或稍吃些早点并休息片刻后最为适宜。熏洗经验方如下，即单味花椒100克；或是细辛、花椒、广地龙、生甘草各10克，桂枝、羌活、独活、秦艽、当归、川牛膝、怀牛膝、海风藤、五加皮各20克，蜈蚣2条，僵蚕、制川乌、制草乌各15克，豨莶草、鸡血藤各30克。

得了风寒型痛痹的人，疼痛非常严重，很多人都痛得晚上睡不着觉，关节也不能屈伸。《金匮要略》中的乌头汤是治疗这种疾病的妙方。乌头汤药味简单，功效却不简单，由川乌、麻黄、黄芪、白芍、甘草、蜂蜜等药组成。方中主药川乌、麻黄温经散寒，两药配合搜剔入骨的风寒，辅以黄芪益气固卫，白芍养

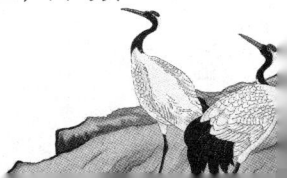

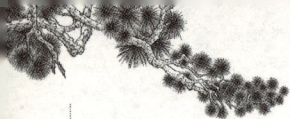

血，甘草、蜂蜜缓痛解毒，各药物相互配合，共同起到祛风散寒、温经通络的功效。方中的乌头以产于四川者为佳，是道地药材，故名川乌。如果患者疼痛以上肢为主，可加威灵仙15克，川芎12克；以背腰为主者，可加杜仲、桑寄生各15克，川断10克；以膝踝为主者，可加独活、牛膝各15克。这个方子，煎法也有讲究。因为乌头是毒药，川乌必须先与蜂蜜同煎，要不然吃了人容易中毒。

虚邪贼风 避之有时

医圣张仲景在《金匮要略》中讲道："人禀五常，因风气而生长，风气虽能生万物，亦能害万物。如水能浮舟，亦能覆舟。若五脏元真通畅，人即安和，客气邪风，中人多死。"所谓"风气"泛指自然界所有正常与不正常的气候。这段话的意思是，自然界的正常气候能使万物生长，不正常的气候会伤害万物，就像水能载舟，亦能覆舟一样。处于自然之中的人当然也不能例外，生长、发育离不开阳光、空气、水等自然条件，而自然环境的反常变化，又会影响人体的生长、发育，如寒热反常、过湿、过燥等都会干扰人的生理活动。人与自然息息相应，是统一的整体，机体活动与自然相适应，则健康无病，反之则产生疾病。

人类依靠自然界的正常气候而生存，但为了预防疾病，也要注意懂得避开自然界的不正常气候。《黄帝内经》中强调在平时就要做到"虚邪贼风，避之有时"。虚邪贼风是什么？它泛指一切不正常的气候变化和有害于人体的外界致病因素。这些虚邪贼风，像小偷一样，一不小心，它就会溜进你的肌体，为非作歹，让人生病，日常应该注意及时避开。

中医认为，自然界有六气，就是风、寒、暑、湿、燥、火六种不同的气候变化。它们存在于一年四季中，但不同的季节所主之气不一样，春主风气，夏主火气，长夏主暑湿之气，秋主燥气，冬主寒气。正常情况下，这六气是万物生长生存的条件，对人体不仅没有害处而且还有好处。比如春天，风和日丽，柳绿花红，这时的风气是激发万物生机的动力，也是鼓动人体阳气或者说正气的动力；

冬天，天寒地冻，万里雪飘，有的树叶已经落光，有的动物正在冬眠，这时的寒气是收藏保存万物生机的力量，也是贮藏储备人体能量体力的力量。当然，如果气候变化异常，六气发生太过或不及，或非其时而有其气，如春天应温而反寒，秋天应凉而反热，以及气候变化过于急骤，如暴寒暴热等，在人体的正气不足、抵抗力下降时，六气才能成为致病因素，这种情况下的六气，就变成了六邪，就成了虚邪贼风。前面讲过，虚邪贼风像小偷一样无孔不入很会钻营，所以就要对此格外小心，倍加防范。

何老认为，防范虚邪贼风的方法，总归不出二端，一是提高人体正气，二是避其毒气，也就是《素问·刺法论》上讲的"正气存内，邪不可干，避其毒气"。即"黄帝曰：余闻五疫之至，皆相染易，无问大小，病状相似，不施救疗，如何可得不相移易者？岐伯曰：不相染者，正气存内，邪不可干，避其毒气。"用白话文讲，就是黄帝问："我听说各种各样的疫病发生以后，都很容易相互传染，不管是大人还是小孩，疾病的症状都极其相似，要想不等到发病后才给予救治，有什么预防方法可以使大家不受感染？"岐伯答："要想疫病来时不被感染，主要靠保护好体内的正气，这样邪气就无法入侵人体，当然还要避免接触疫病毒气。"

可以说"正气存内，邪不可干，避其毒气"这十二个字，是预防疫病（也就是现在所说的传染病）的真知灼见，当然也是防范"虚邪贼风"的智慧之语。用西医学的话来说，正气存内的人，免疫力就强，就不容易受感染。当然，也不要以为自己体质好，就漠视疫毒（也即病毒、细菌等微生物），人还应学会躲避疫毒。只有这样，既修内又防外，内外兼顾，才能达到有效预防传染病的目的。如果能做到这些，SARS、甲流还值得人们如此闻而生畏吗？下面谈谈何老先生对因卫气不足而易受外邪侵犯所导致感冒的预防和因遭受风寒侵袭而引发泄泻的防治。

◎感冒的防治

症状：平时一动就出汗，稍有不慎就感冒，容易感到困倦乏力。

防治方法：1. 适当吃吃黄芪炖母鸡。

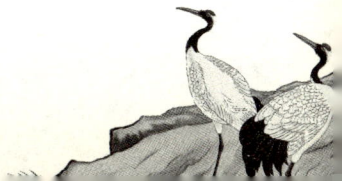

2．在医生指导下使用玉屏风散（出自朱丹溪《丹溪心法》）。

3．感冒初起时在医生指导下选择一种中成药。

经常有人问何老：何老师，我经常感冒，有没有什么办法改变呢？要解决这个问题，先要寻出经常感冒的根源。感冒的发生，内因是根本，外因是条件。

感冒的内因就是人体卫气不足。在日常生活中，同样的环境，有的人爱感冒，甚至反复感冒（一周或一月一次甚至几次），有些人却很少感冒，其根本差别就是自体卫气虚衰（即西医所谓的免疫力下降）。如果自体卫气不足，就容易形成反复感冒。反复感冒给人们带来各种烦恼，严重的甚至威胁生命。大量临床研究表明，反复感冒会引发多种疾病，如慢性支气管炎、肺炎、肾炎、心衰等，给人们的健康造成巨大的威胁。

感冒的外因是入侵的外邪。中医讲感冒的外邪可以是风、寒、暑、湿、燥、火中的任何一种或几种。西医则把感冒的外邪称为病原体，包括病毒、细菌、支原体、衣原体等多种微生物。而且多种病毒和细菌均可引起感冒，其中常见的病毒有鼻病毒、冠状病毒、腺病毒、柯萨奇病毒、埃可病毒、肠道病毒及其他类流感病毒等，常见细菌有溶血性链球菌、肺炎球菌、葡萄球菌、流感杆菌等。日常所得的感冒，多由病毒感染引发，约占原发性感冒的90%以上。经病毒感染后，上呼吸道黏膜失去抵抗力，细菌趁机而入，有可能并发较严重的细菌感染。

弄清了病因，就可以对因治疗。经常犯感冒的人，内因在于体表卫气虚衰，所以这类人要预防感冒，关键在于通过补益卫气来增强体表的卫气。增强卫气的方法很多，除了要加强体育锻炼，多吃水果蔬菜外，还可以常吃药膳黄芪炖母鸡，何老已经推荐给很多朋友吃过，效果不错。所以，如果你的亲戚朋友也经常感冒的话，不妨试一试。

烹饪方法：黄芪50克，母鸡1只，食盐、黄酒、味精、姜片等佐料适量。鸡洗净入沸水中焯一下，用凉水冲洗，将黄芪洗净装入鸡肚内。将鸡放于砂锅中，加入姜片、食盐、黄酒及水，先用武火烧开，再用文火炖至鸡烂熟，然后加味精适量即可食用。

至于增强卫气的中医妙方，最佳者要数玉屏风散。

　　玉屏风散出自元代名医朱丹溪的《丹溪心法》，全方由防风、黄芪、白术三味中药组成。此方能够增强卫气以提高肌表保卫能力，从而使体表免受风邪侵扰，用后人体犹如筑起一道抵御外邪的坚固屏障，故名玉屏风散。2003年"非典"流行期间，全国各地预防该病的中医协议处方，多以玉屏风散为基础加味，如成都中医药大学的推荐方药用黄芪20克，防风15克，白术15克，板蓝根20克，藿香10克，国家中医药管理局5号推荐方药用生黄芪10克，白术6克，防风10克，苍术6克，藿香10克，沙参10克，银花10克，贯众6克，上海中医学会推荐方药用黄芪、白术、防风、贯众和陈皮等，均是这样，成效肯定。方中黄芪甘温，在内大补脾肺之气，在外益卫固表止汗，为君药；白术益气健脾，生化气血，助黄芪以温养卫气，为臣药；防风走表，使黄芪、白术所补之气和调于卫，祛风并御风邪，为佐药。而且补气药与辛散药相配，补中有散，散中有补，黄芪得防风，固表而不留邪，防风得黄芪，祛邪而不伤正。所谓"发在芪防收在术"，内外兼顾，确实是固表止汗的良方。临床如果见到汗出多的，可加麻黄根、浮小麦，以益气止汗；恶风明显的，可加桂枝、芍药，以和调营卫，固护肌表；心悸明显的，可加人参、五味子，以益气敛阴安神；气虚明显的，加人参、山药，以补脾和胃益气等。现在玉屏风散的剂型较多，可见散剂、胶囊、口服液等多种剂型，临床宜视不同人的表虚状况，按常规剂量坚持服用1～3个月不等。

　　若刚好遇到外邪初入，感冒初起，当将此疾病及时消灭在萌芽状态。最好请一个中医师及时诊断，根据所感邪气的不同，选取板蓝根冲剂、小柴胡冲剂、紫苏茶、生姜茶、午时茶冲剂等药物中的一种，剂量以较常规加倍为限，及时服用，能有效把感冒消灭在萌芽状态。

◎风寒泄泻的防治

　　症状：泄泻清稀，甚如水样，腹痛肠鸣，脘闷食少，有的还伴有恶寒发
　　　　　热、鼻塞头痛、肢体酸痛。

　　防治方法：1. 保护好脐部。

　　　　　　　2. 煮食白米红枣粥。

　　　　　　　3. 在医生指导下使用藿香正气散（出自《太平惠民和剂局方》）。

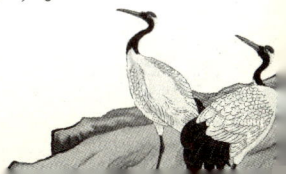

泄泻又称"腹泻"，是指以排便次数增多、粪便稀薄，甚至泻出如水样便为主要表现的一种病证。古代中医把大便溏薄而势缓者称为泄，大便清稀如水而直下者称为泻。西医学中凡属消化器官发生功能或器质性病变导致的腹泻，如急慢性肠炎、肠道激惹综合征、吸收不良综合征等疾病，均可按本病进行辨证论治。

经常听人说，自己很容易拉肚子，有时候一不小心受凉，一股寒气进入腹部，或者多吃了一点西瓜等生冷的东西，马上肚子就咕咕叫，非得赶紧往厕所里跑不可。何老认为，这种人基本上都是脾胃本身略为偏虚，对风寒、寒湿特别敏感。何老曾经谈起，他有一个学生，就属于这一类型，那学生照着何老的预防方法做后，就很少再犯了。

这第一招是护脐。脐，又名神阙、脐中穴，俗称肚脐，风、寒、暑、湿、燥、火六淫之邪，均能经脐进犯腹部。如果把人的体表比作一道防御外邪入侵的坚固城墙，那么这其中也存在着薄弱的环节，而肚脐正是这样的一个空虚地带。从解剖结构上讲，脐位于腹正中线中点的稍下方，一般相当于第3～4腰椎体之间。在胚胎发育期，脐为腹壁最晚闭合处。脐带脱落后，由腹白线形成的脐环即行闭锁，局部形成致密的筋膜板，称为脐筋膜。由于脐部无脂肪组织，皮肤、筋膜与腹膜直接相连，且表皮角质层比较薄嫩，因此脐的屏障功能较差，为腹壁薄弱处之一。这就是六淫邪气极易从脐部乘虚而入的原因。所以保护好脐部，就能较好防止风、寒、暑、湿邪经脐入袭，从而起到预防泄泻的作用。至于护脐的措施，常见的简易方法有：①按摩脐部：先搓热双手，然后双手重叠，置于腹部，用掌心绕脐沿顺时针方向由小到大转摩36周，再逆时针方向由大到小转摩36周；②穿系衣物：一年四季均穿一件贴身背心，或者用肚兜、肚束系于腹部，使脐不外露。这对防范邪从脐入、保护人体健康具有确定作用。特别是对中医辨证体质类型为虚证、寒证的人，其作用更是不可低估。

另一招预防泄泻的方法是坚持经常吃白米红枣粥。这种粥的制作方法很简单，就是淘米烧粥时放7、8颗红枣即可。这粥要经常吃，最好每天一顿，对健脾益胃、养心安神、提高抵抗力等都很有好处。

　　如果连续泄泻几天，那就要吃点中药了，多选择藿香正气散，该方出自《太平惠民和剂局方》，由藿香、大腹皮、白芷、紫苏、茯苓、半夏曲、陈皮、厚朴、桔梗、甘草组成。方中藿香辛温芳香，外解表邪，内化湿浊，理气和中，辟秽止呕，为君药。紫苏、白芷辛香发散，助藿香外散风寒，兼可芳香化浊；陈皮、半夏曲燥湿祛痰，和中消滞；厚朴、大腹皮行气利湿，使气行而湿浊易去，以上各药均为臣药。湿滞形成，是由于脾不健运，所以又以白术、茯苓健脾去湿；桔梗宣肺利膈，通调水道以除湿邪，均为佐药。生姜、大枣益胃和中，甘草益气健脾，共为使药。各药合用，共成解表化湿、理气和中的功效，主治外感风寒、内伤湿滞导致的发热恶寒、头痛、胸膈满闷、脘腹疼痛、恶心呕吐、肠鸣泄泻等。如果风寒表邪较重，则可在上方中加荆芥、防风，以增强疏风散寒的作用。

凡欲治病　先以食疗

　　民以食为天。不过，很多食物往往既是食品又是药品，既可充饥又可疗疾。这样的食物一般没有什么副作用，以此疗疾不会造成不良后果。唐代名医孙思邈就不主张一生病就吃药，而主张先从饮食入手，只有在饮食治疗没有效果的情况下，再用药物来治疗。他曾说："夫为医者，当须先洞晓病源，知其所犯，以食治之。食疗不愈，然后命药。"当然，饮食疗养也要注意节制，不可食之过度。《素问·五常政大论》说："谷肉果菜，食养尽之，无使过之，伤其正也。"说明饮食必须适当，吃得过多，就会损伤身体。另外如饮食膏粱厚味，过多饮酒，也易导致疾病。金元时代名医李杲劝说人们要健脾益气，饮食宜甘淡，不要过食冷热，不要滞饱，食后不要久立等。

　　"凡欲治病，先以食疗"的理论基础是中医的药食同源、医食同源学说。"药食同源"是说中药与食物同时起源。《淮南子·修务训》中云："神农尝百草之滋味，水泉之甘苦，令民知所避就。当此之时，一日而遇七十毒。"可见神农时代药食不分，无毒者可就，有毒者宜避。难怪有人说："神农尝百草，与其说是找药，

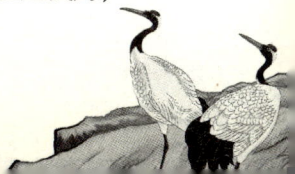

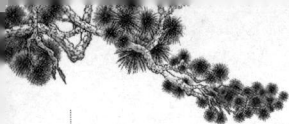

还不如说是找食材。""医食同源"则是说中医与食物同时起源。传说中医最常用的剂型汤药（是一直沿用至今的常用剂型，即把中药放在水中熬后服用），就是商朝汤王的臣子伊尹首先创制。至于伊尹，传其由医入官、由厨入官，以治病而推及治国、以烹小鲜而推及治大国，成为我国历史上第一位贤能相国圣人，为商王朝赓续六百年的统治奠定坚实的基础。伊尹在厨房里练就了一手好厨艺，因他懂得食品的偏性，所以他能针对不同的疾病，通过选择不同的食物和调料制作出适于治疗的汤药。因此，他就成为集厨师、医师二职于一身的人，成为"医食同源"的开山祖。张仲景《伤寒杂病论》中的药方，像桂枝汤，只有五味药，即桂枝、白芍、生姜、大枣、甘草，其中三味都是厨房常用的调味品和食物。《伤寒杂病论》中其他如川椒、茴香、酒等，也都是既可以调味，又可入药的食物。

药食同源、医食同源都显示食品与药物之间的亲密关系。实际上，很多中药都可以作为食品食用。美国有一个政府部门叫Food and Drug Administration（即食品和药物管理局，简称FDA），就把大部分中药归入食品一类管理。在我国，已经发布的《关于进一步规范保健食品原料管理的通知》，对既是食品又是药品的中药，可用于保健食品的中药以及禁止用作保健品的中药做出了具体的规定。这三类中药的部分名单如下。既是食品又是药品的中药有丁香、八角茴香、刀豆、小茴香、小蓟、山药、山楂、马齿苋、乌梢蛇、乌梅、木瓜、火麻仁、代代花、玉竹、甘草、白芷、白果、白扁豆、白扁豆花、龙眼肉、决明子、百合等；可用于保健食品的中药有人参、人参叶、人参果、三七、土茯苓、大蓟、女贞子、山茱萸、川牛膝、川贝母、川芎、马鹿胎、马鹿茸、马鹿骨、丹参、五加皮、五味子、升麻、天门冬、天麻、太子参、巴戟天、木香、木贼、牛蒡子、牛蒡根、车前子等；禁止用做保健食品的中药有八角莲、八里麻、千金子、土（青）木香、山莨菪、川乌、广防己、马桑叶、马钱子、六角莲、天仙子、巴豆、水银、蟾酥等。

食疗养生可分为药膳、药粥及其他简易食疗。

◎药膳——以坐骨神经痛的药膳调理为例

症状：腰腿疼痛、麻木，甚至步履困难等。

药膳：1. 乌蛇炒肉丝。

2. 秦茏炖老鸭。

3. 桃红寄生酒。

药膳是根据药食同源、医食同源理论，以一定用量的药物为原料，配合特定的食物烹调而成的菜肴。例如黄芪炖鸡（能补气、益血、补虚）、胡桃鹌鹑蛋（能益肾、健脑、养肝）、虫草鸭子（能补虚、益肾、平喘）等。不过这是狭义的药膳定义，实际上广义的药膳即为食疗。药膳可广泛用于多种疾病的调理。大家知道，坐骨神经痛是临床的常见病、多发病，以腰腿疼痛、麻木，甚至步履困难为主要表现。日常运用药膳对该病患者进行调理，对改善症状、加快康复具有肯定的作用。下面介绍几则何老用以调理坐骨神经痛的药膳。

乌蛇炒肉丝　乌梢蛇1条，猪瘦肉100克，色拉油少量，生姜片、盐、黄酒、味精各适量。乌梢蛇去皮，挖除内脏，洗净切断，猪瘦肉清水中洗净切片。锅上旺火，先舀少量色拉油入锅熬熟，再投入乌梢蛇、猪瘦肉并加生姜片、黄酒适量炒熟，加入适量食盐，味精调匀，即可佐餐食用，具有祛风、通络、止痛等功效。

秦茏炖老鸭　秦芃、豨莶草各20克，丹参、川牛膝、怀牛膝、金银花各15克，老鸭1只，姜、盐、黄酒、味精各适量。老鸭去内脏，用凉水冲洗干净，并将秦芃、豨莶草、丹参、川牛膝、怀牛膝、金银花用纱布袋装好放入鸭肚内，同时加入姜、盐、黄酒适量。用武火烧开后再用文火炖至鸭肉烂熟，去渣后加入适量味精调味，即可食用，吃肉喝汤。经常服用，有祛风通络、除热壮腰的功效。

桃红寄生酒　桃仁、红花、桑寄生各150克，延胡索、狗脊、杜仲、川断、枸杞子、丹参、川牛膝、怀牛膝、川芎各100克，姜黄、佛手、白花蛇各50克，白酒5千克。将上述各味纳入纱布袋内，扎紧袋口，放入酒坛内，倒入白酒，密封浸泡1个月以上，每天振摇1次，即成。每次10~30毫升，1日2次，可长期服用，具有活血化瘀、通络强腰的功效。

◎药粥——以秋季养生的药粥调理为例

特点：金秋季节，燥为秋天的主气，燥邪侵袭机体，极易出现口舌、肌

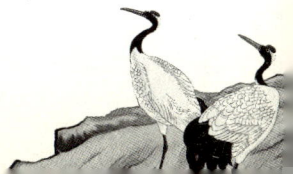

肤干燥，燥热咳嗽等。

药膳：1. 麦冬银耳粥。

2. 百合扁豆粥。

3. 白果鸭梨粥。

4. 杏仁萝卜粥。

粥也叫稀饭，古代也称糜、酏等，是以粮食熬煮，或加一定豆、菜的食品。中国人很早就有食粥的习惯，黄帝时期就有"烹谷为粥"的说法。《素问·玉机真脏论》说："浆粥入胃，泄注止，则虚者治。"关于食粥的妙处，南宋文学家陆游曾作一诗，"世人个个学长年，不悟长年在目前。我得宛丘平易法，只将食粥致神仙"。历代医籍中有关粥的记载甚多，体弱者食之易于消化吸收。一般调养可食用小麦粥益心气、敛虚汗、除烦恼，绿豆粥解热、清暑、解毒，扁豆粥健脾、和中、补虚、止泻，红枣粥养胃、健脾、安神，骨头粥补精、益髓，芡实粥治遗精、疗白带，胡桃粥润肌肤、止虚喘、益肾脑，赤豆粥利水、消肿、清热。下面介绍几则何老的秋季养生药粥。

麦冬银耳粥　麦冬15克，银耳15克，粳米100克，冰糖少许。将麦冬、银耳、粳米放入锅中，再加水适量盖好，用武火烧开，文火煮烂，加冰糖少许和匀服食，当日服完。此粥有润肺养阴、益胃生津、清心除烦之功，适用于虚劳烦咳、舌干口渴、心烦失眠等。

百合扁豆粥　百合15克，扁豆15克，粳米100克，冰糖少许。将百合、扁豆、粳米放入锅中，再加水适量盖好，用武火烧开，文火煮烂，加冰糖少许和匀服食，当日服完。此粥有润肺止咳、健脾和胃、清心安神之功，适用于秋季肺热咳嗽、虚烦惊悸、失眠多梦、体倦乏力等。

白果鸭梨粥　白果12克，鸭梨1只，粳米100克，冰糖少许。鸭梨削皮去核，将白果、鸭梨、粳米放入锅中，再加水适量盖好，用武火烧开，文火煮烂，加冰糖少许和匀服食，当日服完。此粥有敛肺平喘、化痰止咳、生津解渴、清热降火、润肺去燥、收涩止带之功，适用于秋季燥热咳嗽、津伤烦渴、喘促气逆、白浊带下等。

杏仁萝卜粥　杏仁30克，萝卜250克，粳米100克，冰糖少许。萝卜洗净切块，将杏仁、萝卜、粳米放入锅中，再加水适量盖好，用武火烧开，文火煮烂，加冰糖少许和匀服食，当日服完。此粥有止咳平喘、润肠通便、行气宽胸、健胃消食、除燥生津之功，适用于秋季咳嗽气喘、肠燥便秘、胸膈满闷、食积胀满、皮肤粗糙、口唇干裂、眼睛干涩等。

◎简易食疗——泥鳅补中益气，强精补血

症状：体虚乏力，阳痿，小便不利，湿热黄疸，脘腹胀满，水肿等。

食疗方：1. 泥鳅炖豆腐。

2. 泥鳅粉。

3. 泥鳅虾米酒煎。

简易食疗，即利用一种食物单独或与其他食物一起制成的药膳进行防病的治疗方法。泥鳅不仅是鲜美的食物，而且还是一味不可多得的良药。早在明代，李时珍在《本草纲目》中就已指出泥鳅具有暖中益气的功效。中医认为，泥鳅性平味甘，入脾、肝、肾三经，有补中益气、强精补血、除湿退黄、利尿等功效，故可用于脾胃亏虚所致的体虚乏力、阳痿、小便不利、湿热黄疸、脘腹胀满、水肿等疾病的防治。西医学认为，泥鳅对高血压、贫血、急慢性肝炎等患者均有一定的治疗作用。常食泥鳅，对预防小儿软骨病及老年性骨折、骨质疏松症大有裨益。尤其是夏天气候炎热，许多人会出现头昏乏力、精神萎靡、食欲减退、口渴等现象，若常吃些泥鳅，能补充能量，有利于身体健康。有人还指出，泥鳅皮肤中分泌的黏液，即所谓的"泥鳅滑液"，有较好的抗菌消炎作用，以之和水饮服可治小便不通和热淋，以之拌糖抹患处可治痈肿，以之滴耳可治中耳炎。下面介绍何老几个日常生活中使用泥鳅的简易食谱。

泥鳅炖豆腐 泥鳅250克，内酯豆腐1盒，生姜、大蒜、植物油、食盐、味精、黄酒等适量。将泥鳅去头，剪开腹部，抠除内脏，洗净，炒锅上旺火，加入油烧至六成熟，倒入泥鳅，并放入适量生姜、大蒜、食盐，炒拌一会儿后加入适量黄酒，继续以文火炖20分钟，并加入1盒内酯豆腐，待文火炖至锅内的汤发白，然后加入适量味精即可。功能补脾益肾，适用于治疗脾胃虚弱引起的纳差乏

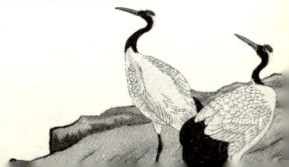

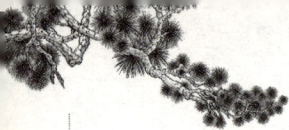

力以及男女性功能下降、阳痿、早泄等。

泥鳅粉 取活泥鳅1千克，放入清水中养1~2天，使其排净肠内废物，然后把泥鳅放在干燥箱内烘干（温度以100℃为宜）或焙干研末装瓶。每日3次，每次10克，温开水送服。15天为一疗程，最长可服用4个疗程。功能解毒、温中、益气，适用于治疗肝硬化以及急、慢性肝炎等。

简易食疗就能用于疾病防治与健康养生的很多，如大蒜、胡桃、木耳、海带等。

大蒜：是一种很好的蔬菜和调味品，古代认为其能"散痈肿恶疮"，现代研究发现其能防感冒、痢疾、胃肠炎等。它含有大蒜素和大蒜乙素，能杀灭很多致病菌，还有降脂、降压、降血糖等作用，甚至可以列入防癌食物之中，因为大蒜中的脂溶性挥发油等可激活吞噬细胞的功能，增强免疫力。但是它性温味辛，慢性胃炎和溃疡病的人不宜食用。

胡桃：是一种很好的补药，它不仅含有磷、镁、铁、锰、钙及维生素A、维生素B、维生素C、维生素E及蛋白质等，脂肪含量甚高，特别对大脑神经有补益作用，故能补脑，可治神经衰弱。凡头晕、失眠、健忘、心悸、腰膝酸软者，可每天早晚各吃核桃20~30克。

木耳：黑木耳有滋润益胃、和血、利腰膝等作用，凡妇女月经过多，淋漓不止及脱肛、便血、腰痛者都可以食用。国外有人认为木耳对冠状动脉粥样硬化有缓和作用。故血管硬化、冠心病等患者常吃本品有益。白木耳（银耳）有清热、润肺、生津、养胃、滋阴、益心的作用，凡肺热咳嗽、便秘下血、潮热、咽痛、心悸、失眠、神经衰弱者可常食用。

海带（昆布）有清热解毒、软坚散结等作用。海带含碘、钙、磷、铁等矿物质，也含有多种维生素和烟酸，除了预防瘿瘤（粗脖子病、缺碘性甲状腺肿大），同时对血管硬化、冠心病、高血压、肥胖症等亦有一定的辅助防治作用。不仅如此，由于它有散结、软坚的性能，常食海带，还有预防乳腺癌的作用。

饮食中除了以上讲到的以外，诸如芹菜（能降血压）、韭菜（韭菜子能治阳痿）、甲鱼（滋阴）、红枣（安神益血、抗过敏）等在食疗治病方面都有较明显作用。另外，西瓜能解热、生津、止渴，南瓜可以治糖尿病，南瓜子可以驱绦虫和治血吸虫病。冬瓜性凉，有利尿、降脾胃之火、清热、消痰作用，为减肥的妙品。唐·孟诜《食疗本草》说："欲得体瘦轻健者，则可长食之，若要肥，则勿食也。"冬瓜降脾胃之火，能使进食适量而止，有助减肥，且冬瓜含有多种维生素及矿物质，其中维生素B有助于将体内淀粉、糖转化为热能，而不变成脂肪，故有减肥之效。冬瓜子解热毒，冬瓜皮消肿利尿，都是入药的常用品。有一首《健康食疗歌》，对很多常用食物的食疗作用都做了简要概括，归纳得不错，兹录于下供大家参考。

饭后生津化痰液，苹果消食养分高；
杨梅开胃祛暑热，益气驱风有樱桃；
香杏生津润肺腑，西瓜解暑止咳妙；
蜜橘爽口益肠胃，酸枣柑橘营养好；
增进食欲数草莓，止咳润肺枇杷骄；
龙眼滋补胜参芪，荔枝全身能入药；
菠萝健胃又止咳，便秘便血吃香蕉；
崩漏止痢吃石榴，治疗紫癜煎大枣；
凉血止血有莲藕，栗子补肾强筋好；
紫茄祛风通经络，海带含碘瘿结消；
大蒜杀菌治痢疾，韭菜补肾暖膝腰；
胡椒驱寒又防湿，葱辣姜汤治感冒；
荞麦医治糖尿病，常吃花菜肿瘤少；
红薯食米好处多，香菇胜过抗癌药；
白菜通便排毒素，瓜豆消肿又利尿；
番茄补血又润肤，芹菜降压效率高；
苦瓜清心又明目，黄瓜减肥消热好；
玉米抑制胆固醇，山楂降压抗衰老；
鱼虾猪蹄催母乳，禽蛋益智蛋白高；
牛羊猪肝令眼明，牛羊乳奶含钙高；
花生降脂治贫血，健脑乌发吃核桃；
芝麻润肤又乌发，蜂蜜益寿又润燥；

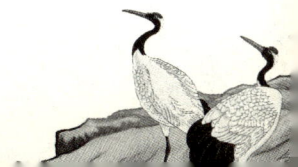

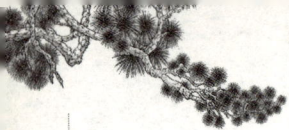

依据情况选食疗，多样进食营养好；

若问食疗之根本，平衡膳食最重要。

流水不腐　户枢不蠹

《吕氏春秋·尽数》上说："流水不腐，户枢不蠹，动也。"意思是，流动的水不会腐变发臭，经常转动的门轴不会虫蛀，原因都是在于运动。水是如此，户枢是如此，举一反三，推而广之，自然界的很多事物又何尝不是这样？

若干年前，曾有一则报道，说是峨眉山的猴子因为每天都定时定点饲养，终日饱食无忧，不必东奔西窜，结果多数猴子都得了高脂血症、肥胖症，体质下降，寿命降低。为了提高猴子们的身体状况，饲养员考虑给猴子瘦身减肥。他们的做法是，在猴山上经常改变投食地点，猴子就需要奔走觅食，一段时间下来，收效明显，猴子身体普遍好转。

还有一个狼医生的故事。在森林里，原来有狼也有鹿，人们为了保护鹿，猎人就把狼打光了，结果适得其反，鹿也越来越少。这是为什么呢？原来狼被消灭以后，鹿因为少了狼这一天敌，吃饱就躺在草地上休息晒太阳，结果鹿变得越来越胖，毛病越来越多，如肥胖症、高血压、冠心病、脂肪肝、中风等的发病率都明显升高，结果鹿死得越来越早，鹿群越来越少，以至快到绝种的地步。这时猎人又想出了一个办法，请来了几个狼医生。重新买来的狼一放进森林，马上就要吃鹿，鹿拼命跑，狼使劲追，通过这样的生存斗争，鹿锻炼了身体，重新获得新生。

有人观察发现，野兔平均寿命为15年，而家兔只有4.5年；野猪比家猪的寿命要长1倍多；野象能成长到200岁，而驯养后寿命不到80岁。野生动物比驯养动物寿命长的重要原因，就在于他们为了获取食物，逃避天敌，奔波不停，活动量相对较大。由此可见，运动对动物的健康乃至生存能力、适应能力等多么重要。

何老指出，人作为高等动物，归根结底也是一种动物，也必须加强运动。生命在于运动，我们的祖先很早就明白了这个道理。《素问·四气调神大论》明确说道："春三月……夜卧早起，广步于庭，披发缓形……养生之道也。"提倡在春天这种推陈出新的时节，早起来到庭院中散步，松缓发髻，舒宽形体，锻炼一番，这是古代对人们平时锻炼的记载。《汉书·武帝本纪》说："元封三年春，作角抵戏，三百里内皆来观。"所谓角抵戏，乃是一种类似摔跤的体育活动。三国时期的名医华佗创造"五禽戏"，建议人们模仿虎、鹿、熊、猿、鸟等动物的多种动作，以活动筋骨，疏通气血，增强体质，防治疾病。人们可以遵照专家的指点，持之以恒地锻炼，使气血阴阳调和通达，就能强健身体，抵御外邪。至于以后的八段锦、太极拳等，也是久为我国广大人民所习用的锻炼方法。

◎五禽戏——向野生动物学习养生术

起源：汉末医学家华佗仿虎、鹿、熊、猿、鸟等禽兽的动态创作而成。

招式：**虎戏** 自然站式，俯身，两手按地，用力使身躯前耸并配合吸气，当前耸至极后稍停，然后身躯后缩并呼气，如此3次。继而两手先左后右向前挪移，同时两脚向后退移，以极力拉伸腰身，接着抬头面朝天，再低头向前平视，最后如虎行走般以四肢前爬7步，后退7步。

鹿戏 接上四肢着地势，吸气，头颈向左转，双目向左侧后视，当左转至极后稍停，呼气，头颈回转，当转至面朝地时再吸气，并继续向右转，一如前法。如此左转3次，右转2次，最后回复如起势。然后抬左腿向后挺伸，稍停后放下左腿，抬右腿如法挺伸。如此左腿后伸3次，右腿2次。

熊戏 仰卧式，两腿屈膝拱起，两脚离床席，两手抱膝下，头颈用力向上，使肩背离开床席。略停，先以左肩侧滚落床面，当左肩一触及床席立即复头颈用力向上，肩离床席，略停后再以右肩侧滚落，复起。如此左右交替各7次。然后起身，两脚着床席成蹲式，两手分按同侧脚旁，接着如熊行走般，抬左脚和右手掌离床席，当左脚、右手掌回落后即抬起右脚和左手掌。如

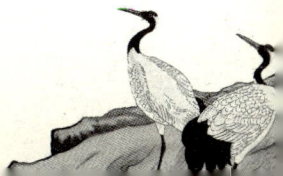

此左右交替，身躯亦随之左右摆动，片刻而止。

猿戏 择一牢固横竿(如单杠、门框、树杈等)，略高于自身，以伸手指可触及为度，如猿攀物般以双手抓握横竿，使两肢悬空，作引体向上7次。接着先以左脚背勾住横竿，放下两手，头身随之向下倒悬，略停后换右脚如法勾竿倒悬。如此左右交替各7次。

鸟戏 自然站式，吸气时跷起左腿，两臂侧平举，扬起眉毛，鼓足气力，如鸟展翅欲飞状，呼气时左腿回落地面，两臂回落腿侧。接着跷右腿，如法操作。如此左右交替各7次，然后坐下，屈右腿，两手抱膝下，拉腿膝近胸，稍停后两手换抱左膝下，如法操作。如此左右交替亦7次。最后，两臂如鸟理翅般伸缩各7次。

五禽戏，又称"五禽操""五禽气功"。据传，华佗的徒弟吴普因长年习练此法而达到百岁高龄。五禽戏模仿猛虎猛扑呼啸、小鹿愉快飞奔、猿猴左右跳跃、黑熊慢步行走、鸟儿展翅飞翔，通过这一系列的动作，能清利头目，增强心肺功能，强壮腰肾，滑利关节，促进身体素质的增强，简便易学，故不论男女老幼均可选练，待体质逐渐增强后再练全套动作。五禽戏不仅有强身延年之功，还有祛疾除病之效。正如华佗所说："体有不快，起作禽之戏，怡而汗出……身体轻便而欲食。"近年来五禽戏作为康复医疗的一种手段，已广泛应用于中风后遗症、风湿性关节炎、类风湿性关节炎、骨质增生症、脊髓不全性损伤等患者的辅助治疗。

西医学研究证明，作为一种医疗体操，五禽戏不仅能使人体的肌肉和关节得以舒展，而且有益于提高肺与心脏功能，改善心肌供氧量，提高心肌射血能力，促进组织器官的正常发育。五禽戏巧妙地把动物的肢体运动与人体的呼吸吐纳有机结合，使道家的"熊经鸟伸"(《庄子》)之术发展为一套具有我国民族特色的传统保健养生功法。作为我国最早、最完整的仿生医疗健身体操，五禽戏对后世的导引、八段锦，乃至气功、武术均有一定影响，不仅得以流传和发展，而且成为历代宫廷重视的体育运动之一。1982年，当时的卫生部、教育部和体委发出通知，把五禽戏等中国传统健身法作为"保健体育课"的内容之一在医学类大学中推广。2003年，国家体育总局把重新编排后的五禽戏等健身功法作为"健身气功"向全国推广。

五禽戏是一种外动内静、动中求静的功法，锻炼时要注意全身放松，意守丹田，呼吸均匀，外形和神气都要像五禽，达到外动内静，动中求静，有刚有柔，刚柔并济，练内练外，内外兼备的效果。练习时，可以单练一禽之戏，也可选练一两个动作。单练一两个动作时，应增加锻炼的次数。

◎八段锦——锦缎般优美的养生操

起源：起源于北宋，具体创制人不详。

招式：**第一式** 两手托天理三焦。自然站立，两足平开，与肩同宽，含胸收腹，腰脊放松。正头平视，口齿轻闭，宁神调息，气沉丹田。双手自体侧缓缓举至头顶，转掌心向上，用力向上托举，足跟亦随双手的托举而起落。托举6次后，双手转掌心朝下，沿体前缓缓按至小腹，还原。

第二式 左右开弓似射雕。自然站立，左脚向左侧横开一步，身体下蹲成骑马步，双手虚握于两髋之外侧，随后自胸前向上划弧提于与乳平高处。右手向右拉至与右乳平高，与乳距约两拳许，意如拉紧弓弦，开弓如满月；左手捏剑诀，向左侧伸出，顺势转头向左，视线通过左手食指凝视远方，意如弓箭在手，伺机而射。稍作停顿后，随即将身体上起，顺势将两手向下划弧收回胸前，并同时收回左腿，还原成自然站立。此为左式，右式反之。左右调换练习6次。

第三式 调理脾胃臂单举。自然站立，左手缓缓自体侧上举至头，翻转掌心向上，并向左外方用力举托，同时右手下按腹。举按数次后，左手沿体前缓缓下落，还原至体侧。右手举按动作同左手，惟方向相反。

第四式 五劳七伤往后瞧。自然站立，双脚与肩同宽，双手自然下垂，宁神调息，气沉丹田。头部微微向左转动，两眼目视左后方，稍停顿后，缓缓转正，再缓缓转向右侧，目视右后方

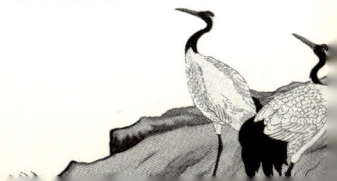

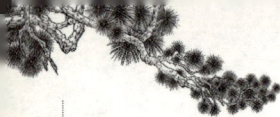

稍停顿，转正。如此6次。

第五式 摇头摆尾去心火。两足横开，双膝下蹲，成"骑马步"。上体正下，稍向前探，两目平视，双手反按在膝盖上，双肘外撑。以腰为轴，头脊要正，将躯干划弧摇转至左前方，左臂弯曲，右臂绷直，肘臂外撑，头与左膝呈一垂线，臀部向右下方撑劲，目视右足尖。稍停顿后，随即向相反方向，划弧摇至右前方。反复6次。

第六式 两手攀足固肾腰。松静站立，两足平开，与肩同宽。两臂平举自体侧缓缓抬起至头顶上方转掌心朝上，向上作托举劲。稍停顿，两腿绷直，以腰为轴，身体前俯，双手顺势攀足，稍作停顿，将身体缓缓直起，双手右势起于头顶之上，两臂伸直，掌心向前，再自身体两侧缓缓下落于体侧。

第七式 怒目攒拳增气力。两足横开，两膝下蹲，呈"骑马步"，双手握拳，拳眼向下，左拳向前方击出，顺势头稍向左转，两眼通过左拳凝视远方，右拳同时后拉，与左拳出击形成一种"争力"。随后，收回左拳，击出右拳，要领同前。反复6次。

第八式 背后七颠百病消。两足并拢，两腿直立，身体放松，两手臂自然下垂，手指并拢，掌指向前。随后双手平掌下按，顺势将两脚跟向上提起，稍作停顿，将两脚跟下落着地。反复练习6次。

八段锦是由八种不同动作组成的健身术，故名八段。因为这种健身动作能柔筋健骨、养气壮力，具有行气活血、协调五脏六腑之功能，可以强身健体，延年益寿，祛病除疾，且效果甚佳，如展示在人们面前的一幅绚丽多彩的锦缎，故称之为锦。现代研究证实，八段锦能改善神经体液调节功能和加强血液循环，对腹腔脏器有柔和的按摩作用，对神经系统、心血管系统、消化系统、呼吸系统及运动器官都有良好的调节作用，是一种较好的体育运动。八段锦形成以后，在流传中又形成许多练法和风格的流派。上学时，几乎人人都做过的广播体操，实际上就起源于八段锦。八段锦动作简单，易记易学，适合男女老少等不同人群习练。

八段锦是一种形体活动与呼吸运动结合的健身法。练习时，一要注意用腹式呼吸法，呼吸应自然、平稳、均匀；二要注意意守丹田，精神放松，注意力集中于脐；三要刚柔结合，全身放松，用力轻缓，切不可用死力、僵力。

根据体势的不同，八段锦除了以上的站式八段锦之外，还有一种坐式八段锦。站式运动量大，适于各种年龄、各种身体状况的人锻炼，而坐式练法恬静，运动量小，适于起床前或睡觉前锻炼。坐式八段锦的口诀如下：

闭目冥心坐，握固静思神。

叩齿三十六，两手抱昆仑。

左右敲玉枕，二十四度闻。

微摆撼天柱，动舌搅水津。

鼓漱三十六，津液满口生。

一口分三咽，以意送脐轮。

闭气搓手热，背后摩精门。

尽此一口气，意想体氤氲。

左右辘轳转，两脚放舒伸。

翻掌向上托，弯腰攀足频。

以候口水至，再漱再吞津。

如此三度毕，口水九次吞。

咽下汩汩响，百脉自调匀。

任督慢运毕，意想气氤氲。

名为八段锦，子后午前行。

勤行无间断，去病又强身。

坐式八段锦的具体做法为：

宁神静坐 采用盘膝坐式，正头竖颈，两目平视，松肩虚腋，腰脊正直，两手轻握，置于小腹前的大腿根部。要求静坐3～5分钟。

手抱昆仑 牙齿轻叩二三十下，口水增多时即咽下，谓之"吞津"。随后将

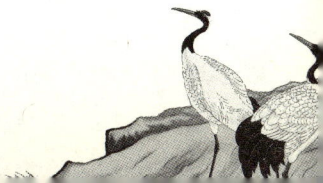

两手交叉，自身体前方缓缓上起，经头顶上方将两手掌心紧贴在枕骨处，手抱枕骨向前用力，同时枕骨向后用力，使后头部肌肉产生一张一弛的运动。如此行十数次呼吸。

指敲玉枕　接上式，即鸣天鼓。以两手掩住双耳，两手的食指相对，贴于两侧的玉枕穴上，随即将食指搭于中指的指背上，然后将食指滑下，以食指的弹力缓缓地叩击玉枕穴，使两耳有咚咚之声。如此指敲玉枕穴十数次。

微摆天柱　头部略低，使头部肌肉保持相对紧张，低头扭颈向左右侧视，肩部也随之左右摇摆。如此一左一右地缓缓摆撼天柱穴20次左右。

手摩精门　自然深呼吸数次后，闭息片刻，随后将两手搓热，以双手掌推摩两侧肾俞穴20次左右。

左右辘轳　接上式，两手自腰部顺势移向前方，两脚平伸，手指分开，稍作屈曲，双手自胁部向上划弧如车轮形，像摇辘轳那样自后向前做数次运动，随后再按相反的方向自前向后做数次环形运动。

托按攀足　接上式，双手十指交叉，掌心向上，双手作上托劲。稍停片刻，翻转掌心朝前，双手向前按推。稍作停顿，即松开交叉的双手，顺势做弯腰攀足的动作，用双手攀两足的涌泉穴，两膝关节不要弯曲。如此锻炼数次。

任督运转　正身端坐，鼓漱吞津，意守丹田，以意引导内气，自中丹田沿任脉下行，至会阴穴，接督脉沿脊柱上行，至督脉终结处，再循任脉下行。

◎太极拳——东方的智慧之拳

起源：太极拳起源究竟如何，至今仍是一个谜，一般有陈家沟起源说、张三丰创拳说、王宗岳创拳说、武当山创拳说、唐代许宣平创拳说、唐代李道之创拳说(称"先天拳")、唐代胡镜子创拳说、戚继光创拳说(因其所著《纪效新书》中所载拳图与今之太极拳很相似)、南北朝韩拱创拳说等等。目前太极拳主要有陈式太极拳、杨式太极拳、吴式太极拳、武式太极拳、孙式太极拳5大门派。

招式：太极拳流派较多，最易学易练的是在5大太极拳流派基础上所创立的简化太极拳，又称二十四式太极拳。各式名称为：①起势；②左右野马分鬃；③白鹤亮翅；④左右搂膝拗步；⑤手挥琵琶；⑥左右倒卷肱；⑦左揽雀尾；⑧右揽雀尾；⑨单鞭；⑩云手；⑪单鞭；⑫高探马；⑬右蹬脚；⑭双峰贯耳；⑮转身左蹬脚；⑯左下势独立；⑰右下势独立；⑱左右穿梭；⑲海底针；⑳闪通臂；㉑转身搬拦捶；㉒如封似闭；㉓十字手；㉔收势。具体做法及注意事项详见太极拳相关专著。简化太极拳十分适合中老年亚健康者及一些慢性病患者习练。

太极拳是我国优秀的文化遗产，也是传统健身方法之一。太极拳具有良好的防病治病和调理亚健康功能，这是因为它对中枢神经系统、呼吸系统、心血管系统、消化系统和运动系统等都具有良好作用。由于运动时要求以意导引，配合均匀沉静的呼吸，练习之后全身血液流通而不气喘，身心舒适，精神焕发，从而达到精神与形体双修的目的。据美国老年体育协会的一项专门研究表明，经常练习太极拳的人与经常在健身房锻炼的人相比，平衡能力、大脑思维均较后者为佳，走路更不易摔跤，骨折发生率减少50%。同时该协会的研究还发现，练习太极拳对降低血压、保持血压稳定也有很好作用。这让他们对太极拳中所蕴含的东方智慧深表钦佩。

太极拳以太极为名，系取《易经》中"易有太极，是生两仪"之说，意指万物的原始"浑元之气"。太极动而生阳，静而生阴，阴阳二气互为其根，此消彼长，相互转化，不断运动而变化万千。太极图阴阳合抱，呈现浑圆一体之象。而太极拳正是在上述太极哲理指导下所创造的一种拳路，其形体动作以圆为本，一招一式均构成了阴阳相合的太级图形。太极拳内主静心养性，外主锻炼体魄。察其神，则心平气和，以意引气，运于周身，如环无端，周而复始；观其形，则连绵起伏，动静相随，圆活自然，变化无穷。因此，太极拳神在"太极"，形也为"太极"，激发人体气血阴阳达到相互平衡的状态，以使人体保持旺盛的生命力。由此可见，太极拳是在东方传统阴阳哲学指导下催生出来的一项奇术，蕴含着高深意境，也难怪一些西方人盛赞太极拳是东方的智慧之拳。

何老认为，练习太极拳的基本要领有以下三点：

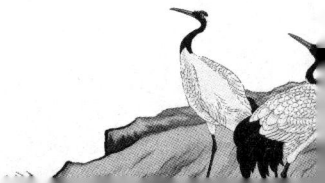

一是静心全神，以意引气。在练习太极拳的过程中，要排除私心杂念，不可心猿意马，始终保持心神宁静。同时还应全神贯注，以意引气，指导动作，做到意到、气到、劲到。

二是协调和谐，自然流畅。在练习太极拳的过程中，全身动作要求稳，根在于脚，发于腿，主宰于腰，形于手指，动时手、足、腰协调和谐，浑然一致，上下相连，自然流畅。

三是呼吸均匀，动作连绵。在练习太极拳的过程中，通常要呼吸均匀，吸气时动作为合，呼气时动作为开。呼吸的深长均匀，对太极拳的意、气、形的和谐统一具有十分重要的作用。此外，打太极拳时，不可蛮使拙劲，而宜用意不用力，使动作轻柔自然，连绵不断。

调畅心情　以致中和

《素问·上古天真论》篇说："虚邪贼风，避之有时，恬惔虚无，真气从之，精神内守，病安从来？"意思是及时避开外来的致病因素"邪""风"，同时思想上、情绪上保持恬静，不要有贪欲妄念，那么身体真气和顺，疾病就无从发生。

人有七情，即喜怒忧思悲恐惊，这是人对外界事物的反应。这些情绪活动过于强烈，或持久、失调，都会引起脏腑、气血、功能失调而致病。《素问·举痛论》说："怒则气上，喜则气缓，悲则气清，恐则气下……惊则气乱，思则气结。"过分的情绪波动，都有损健康。若是大怒、大惊、大悲、大恐等，则危害更大。所以情绪宜恬静，即所谓："善摄生者，常以少思、少念、少欲、少事、少语、少哭、少愁、少乐、少喜、少怒、少好、少恶为主，则精气收敛，可以耐久。"所谓"少"，是指各种情绪活动都应适当，不能过分，过分就可能影响健康。我们要积极调畅自己的心情，确保内心达到一种平和的境界。

科学研究发现，心情调畅，内心愉悦，不仅有利于身心健康，还有利于美容。在心情愉快的时候，人体各组织器官的活动会发生一系列变化，比如心脏跳动更加有力，肺活量明显增加，胃肠道的平滑肌蠕动加快，人体的免疫功能也会增强。而且好的心情还可以使大脑内的神经调节物质乙酰胆碱释放增加，从而促使肌肤血管扩张，表现为面色绯红，明润光滑，美丽动人，容颜不衰。相反，当人处于不良情绪状态时，面部则会显出另一番景象。如当人受到惊吓时，体内的儿茶酚胺类物质会因此释放过多，从而导致血管收缩，表现在面部则为面色苍白；当人发怒时，体内血液中含氧血红蛋白的含量就会减少，从而导致还原血红蛋白的含量增加，表现在面部则为青紫色。因此，当人长期处于不良的情绪状态时，面色会变得黯淡无光、晦暗无华。女人如此，男人也如此。一份好心情，一个美丽身。可见，心情的调畅对一个人非常重要。下面介绍一些何任教授所提倡的有利于心情调畅的方法，供读者朋友们借鉴参考。

◎民乐——除烦忧，和气血

民乐就是产生于民间，流传于民间，表现民间生活、生产的歌曲或乐曲。我国民族音乐可分为民间歌曲、民间歌舞音乐、民间器乐、民间说唱音乐和民间戏曲音乐。何老喜欢听民乐，特别是以中国民族乐器演奏的古典音乐，包括广东音乐和江南丝竹之类，觉得听了能使人心情舒畅，有益健康。我国传统的管弦民乐，具有清、微、淡、远的特点，这一特点使人有雅重的感觉。至于其他音乐，何老虽然不太了解，但他说，想来对人们的健康也是有益的。

我国唐代盛行音乐、舞蹈。人们熟悉的白居易名作《琵琶行》描写了弹琵琶的女子通过弹奏倾吐感情。从"转轴拨弦三两声""弦弦掩抑声声思"开始抒发感情，接着轻拢慢捻"说尽心中无限事"，直到一曲终了，琵琶声止，但那惊心动魄的余音并没有消失，而是出现了"东船西舫悄无言，唯见江心秋月白"这样的境界。白居易将从长安贬到九江而郁结在心中的痛苦借着音乐的哀怨表达出来，他说："同是天涯沦落人，相逢何必曾相识。"同病相怜，同声相应，弹琵琶的人悲戚叙说往事，听琵琶的"江州司马青衫湿"。吐露出胸中的陈怨结气，消减耿耿于怀的块垒，这比长久压在心中不发泄好得多。尽情地吐露不仅无损健康，相反这种吐露会减少郁结，是有益的。

传统乐器除琵琶外，还有古琴，即七弦琴。古琴音域广，音色美，表现力更

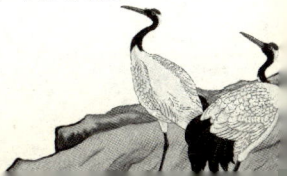

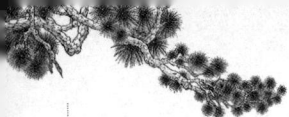

为丰富。南宋时浙江有好几位古琴师，曾创作了《潇湘水云》《步月》《秋雨》《鸥鹭忘机》《幽人折桂》《拘幽十操》等名曲。据《南宋京城杭州》记载：乐师汪元量，既是琴师，又是诗人，以善琴而出入宫廷，对亡国之痛感受极深，当时文天祥被关押，他为之作《拘幽十操》，去狱中为文天祥弹奏《胡笳十八拍》以慰之。

琴的风格技巧，称为琴德；琴运用形象构成的意境，称为琴境；琴的思想感情、人物性格，称为琴道。如果琴的德、境、道三个方面表现得好，那对抚琴本人和听琴人的身心都大有益处。

何老说，其他听中国传统名曲，如《将军令》《雨打芭蕉》《二泉映月》《渔舟晚唱》《汉宫秋月》《平沙落雁》等，听后身心有一种宁静、舒坦、开阔、安谧的感觉。他听广东音乐《花好月圆》，甚至能唤起遥远的回忆，好似回到了上大学读书时，使他似乎年轻起来。他听古筝名曲《高山流水》，这似琴非琴的筝声，柔和婉转的淙淙声，分明是流水，使他想起远方的好友，"高山流水有知音"真是不假。又比如听二胡等乐器演奏的《听松》，豪放有力，使人心胸宽广，有奋发前进的感觉，常常因此想到晚唐诗人皮日休的"松子声声打石床"的意境，令他忘俗。他特别爱听《春江花月夜》，从十五六岁开始，一直听到耄耋之年，可谓百听不厌。这首根据琵琶古曲《夕阳箫鼓》（又名《浔阳琵琶》《浔阳夜月》）改编的中国民乐精品，以琵琶、箫、胡琴等乐器合奏，让人得到极大的身心放松。当何老工作繁忙、心烦意乱时，他说，抽时间听一两遍《春江花月夜》，就自然而然地轻松起来，头脑格外清新。

总之，何老指出，我国民乐能使他除烦忧、消块垒、宽胸怀、坚意志，心情畅爽，清头目、舒肝膈、健脾胃、和气血，茶饮添香。是否如此？还请何老的知音们细细体味。

◎笑口常开——一笑解千结

郁闷、纠结已经成为当今社会的流行语，这是心理失衡的一种表现。何老认为，克服郁闷、纠结的最好方法，就是笑对人生，笑对一切。中国有句谚语，"笑一笑，十年少"，说明笑可以使人精神焕发，青春永驻，一笑驱愁云，一笑泯恩怨，一笑解千结。笑，能驱散一个人内心的愁云，能消解人与人之间的恩恩怨怨，能消融心中的郁结。笑的功能其实很多，对一个人的身心健康极有好处。何老说，笑的功能归纳起来至少有以下一些：

（1）强心健脑　笑像做体操一样，在使心跳加快、血液畅通、增强心肌功能的同时，把氧气和活力送进大脑，使大脑皮层兴奋，增强脑部功能。

（2）促进呼吸　笑可使胸部肌肉运动增加，使呼吸变得深而均匀，还可使支气管腔内的痰液顺利咳出，让呼吸道通畅。

（3）调节神经　笑对神经系统有良好的调节作用，可以消除有害健康的紧迫感，使肌肉放松，愁云驱散，忘掉各种烦恼和不快。

（4）美容养颜　心理学家埃克曼说，人在笑时能释放一种激素，使人感到舒心愉快，肌肉自然放松，面部充血，容光焕发，眼睛明亮，表情丰富，故有"笑是一种美容剂"之称。

（5）促进消化　笑可使胃部张力增大，胃肠道消化液分泌增多，从而增强胃肠道的消化和吸收功能。

（6）增强性感　笑能使人看上去美丽性感，因笑会流露出对生活和爱的热情，给人以美好亲切的感觉。据研究，爱笑的人，其生殖功能往往可以保持到较高的年龄。

（7）调节气氛　若与他人产生纠纷或出现矛盾时，能心平气和，淡淡一笑，可使紧张氛围、怨气怒气甚至敌意得到化解。

（8）有助事业　笑可增强生机活力，使人精神焕发，应变快速。所以爱笑的领导能使下属产生信任感，并可调动工作人员的积极性。

"笑声入心心自俏"，笑不仅具有养生保健的效果，还具有防病治病的功能。医学研究表明：发自内心的友善、乐观、淡定的笑，不仅可以刺激肾上腺素分泌，提高人体免疫力，从而增强人体的防病抗病能力，还能缓解人体紧张、沮丧的情绪，使内心的忧虑和压力得以宣泄，从而营造出一种快乐和谐的心境，有助于防治抑郁症和其他一些心理疾病。

传说清朝有个八府巡抚，终日闷闷不乐，愁眉苦脸，请了不少名医诊治，均不见效。后经人介绍，找来了扬州府兴化县名医赵海仙。这位老中医进入府中，按脉良久，沉默不语，好一会才慢慢吞吞地说道：依老朽之见，

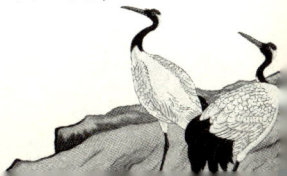

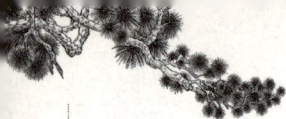

你所患的乃是月经不调啊。这位巡抚大人一听，不禁捧腹大笑。此后每当提及此事，巡抚大人都会开怀大笑。经过多次反复，巡抚的病竟不药自愈。

当然，笑也要把握分寸，特别是以下几种情况，应避免开怀大笑。如高血压病人，大笑会引起血压骤升，诱发脑出血等脑血管意外；冠心病人，大笑易诱发心肌梗死；胃溃疡病人，大笑可诱发溃疡穿孔；腹股沟疝及腰椎间盘突出的病人，大笑会引起腹压上升，导致疝气与腰椎间盘突出的病情加重；胸腹部手术后的病人，大笑会影响伤口愈合并加剧疼痛；怀孕的妇女，大笑可因腹压增强而引发流产或早产；进餐用膳者，大笑可使食物误入气管，导致剧烈咳嗽或窒息；饱食之后，大笑可引发阑尾炎或肠扭转。

◎广泛阅读——书籍是滋润我们心田的甘露

何老兴趣爱好非常广泛，读书、看报、吟诗、作词、书法、国画，他样样喜欢。就读书而言，何老不仅喜欢中国文学，也喜欢国外名著，百读不厌，乐在其中。因为何老认为，阅读能陶冶人的情操，获取心灵的快乐体验，感悟人生哲理。

"能医术足以娱老，求至乐莫如读书"，这是何老写的一幅劝读对联。古人关于读书的言论极其丰富。南宋陆放翁《睡觉闻儿子读书》云："梦回闻汝读书声，如听萧韶奏九成。且要沉酣向文史，未须辛苦慕功名。人人本性初何欠，字字微言要力行。老病自怜难预此，夜窗常负短灯檠。"描述了他一觉醒来，听到儿子读书声时，其内心的喜悦，胜过听九成宫的音乐。他认为读书不是为了猎取功名利禄，而是为了继续先辈的优良品质和文化素养。闲中阅读，可以观今鉴古，如《增广贤文》中讲到，"读书须用意，一刻值千金""积钱积谷不如积德，买田买地不如买书"等，都是鼓励世人读书的警句，读书识字，不仅能影响人的行为，而且对调节人的心理也很有好处。

朗读作为一种特殊的阅读方式，当然也是一种调畅情志的极好方法。当你消极悲观的时候，读一读梁启超的《少年中国说》，它会让弥漫在你头顶的愁云顿然消散；当你犹豫不前的时候，读一读王安石的《游褒禅山记》，它会激起你前进的勇气和信心；当你郁郁寡欢的时候，读一读碧野的《天山景物记》，它会把你带入那个令人忘忧的美丽世界；当你得意忘形的时候，读一读李密的《陈情表》，它会领你去感受一番唇齿相依的人间真情；当你心情烦躁的时候，读一读朱自清的《荷塘月色》，它会把你引到那静谧祥和的月色荷塘。不仅如此，朗读还是一种很好的健身运动。朗读与高歌一样，都是一种呼吸新鲜空气、减缓心力衰退的良好活动，同时它还可以增强胸肌的力量，与游泳、划船、扩胸运动等有异曲同工之妙。

◎奉献社会——帮助别人就是帮助自己

何老经常感叹，年纪大了，已经不可能回到玩橡皮泥、踢鸡毛毽子的童年时代。但是，步入晚年，并不意味着坐待人生的结束。"春蚕到死丝方尽，蜡炬成灰泪始干"，何老说，若人到老年，还能继续奉献社会，其实也是一种人生幸福。不光是老年人，有能力奉献社会、帮助别人就是一种幸福，青年人、中年人，又何尝不是这样呢？

做好事，乐助人，都是仁善之举。仁者仁慈也，善者善良也，仁善是一种美德。老子说："重积德则无不克。"孙思邈指出："性既自善，内外百病皆悉不生，祸乱灾害也无由作。"可见仁善之举在养生保健中的重要意义。从现代心理学的角度讲，做好事，善助人，有利于达到仁善者的自我心理满足与心理平衡，从而达到告别亚健康，远离疾病。

在实际生活中，有的人乐于助人。当别人遇到困难时，主动伸出友谊之手，温暖别人，关心别人，帮助别人；当别人犯了错误时，以诚挚的心循循善诱，好言规劝，帮助其认识并改正错误。这种利人行为，一方面帮助了别人，另一方面也有利于自己。因为仁善也是一种循环，尽管不一定会从对方得到直接回报，但如果每一个人在受人帮助的同时，都力所能及帮助别人，那么整个社会就会形成一个互相关心、互相帮助、人人爱做好事的良好氛围。有道是"我为人人，人人为我"。

早在二十世纪九十年代初，为了鼓励和奖掖后学，加快浙江中医药事业的发展，促进中医药人才的继承与创新，何老就以研制"中华鳖精"获赠的十万元钱作为原始基金，加上后来收到的一些国内外捐赠，发起成立了

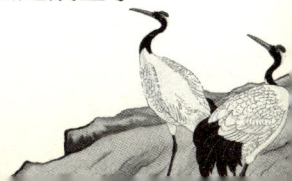

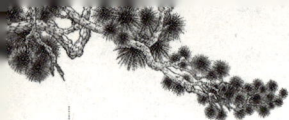

"何任中医基金会"。该基金会自1994年伊始，每两年评奖一次，一直至今，未曾间断。能为推进中医药人才建设尽绵薄之力，何老的内心一直颇感自豪和自慰。作为老中医，只要身体许可，他就坚持行医，不间著述。何老说，这既是他对社会的一份奉献，也是他健康快乐的源泉。

开阔心胸　淡定人生

传统社会日出而作，日落而息，自给自足，虽然无法享受汽车、飞机、空调、电视等现代化设施的便利，但他们无需承受当今社会的高压力。

压力过高是现代社会绕不开的话题，从儿童、青少年再到中老年，谁都必须面对。三四岁的儿童就被家长逼着学跳舞、绘画、钢琴，到了小学就给孩子们灌输"不想当元帅的士兵不是好士兵"的思想，逼着孩子们学习学习再学习。到了中学，则会受到升重点学校、争成绩领先、比考试分数等压力，难怪有人说"分分分，学生的命根；考考考，老师的法宝"，考试的压力剥夺了孩子们自由的空间和时间。等到大学，奖学金、考研、出国、就业等压力又会蜂拥而来；上班、结婚后又面临失业、生儿育女、赡养老人、继续进修等压力；到了老年，衰老的压力、亲情的压力等随之而来。再加上战争、瘟疫、经济危机等突发性伤害、灾难等，给人们造成巨大的压力。如果没有极好的耐受性，谁能在如此众多的压力包围中，逃脱心理亚健康的窠臼？不幸的是，有人甚至因此患上了焦虑、抑郁等精神疾病，高血压、冠心病、中风等身体疾患。

伴随着压力，常常会有挫折。挫折是什么？挫折是一把双刃剑，全看一个人会不会"使用"。除了压力和挫折，还有形形色色的猜疑、嫉妒、狭隘等不良心理。猜疑是什么？是阴暗龌龊的灵魂，永远见不得阳光。嫉妒是什么？是霉变的心灵的气息，让人闻了恶心，甚至呕吐。狭隘是什么？是指心灵狭小，缺乏气度，它永远与大气、宽容等无缘。

但是为什么在压力面前，有的人不知所措，就其樊笼，唉声叹气，有的人举重若轻甚至若无，应对自如？为什么在挫折面前，有的人裹脚不前，消沉下去，有的人跌倒了爬起来，愈战愈勇？为什么现实生活中有的人能够远离猜疑，克服嫉妒，开阔心胸，以一种平和的心态，去对待身边的朋友和同事，而有的人却是相反呢？在何老看来，所有这些，关键都在于胸襟，在于心胸，在于人生的境界。下面，让我们有的放矢地谈谈何老对这些不良心理的养生方法。

◎缓解压力——选择的方法多种多样

缓解压力的方法很多，下面列举一些简单易行的方法，大家可根据自身的特点和爱好自由选择。

（1）泡茶，细细地品尝茶水的味道，并想想喝茶的好处。

（2）翻翻影集，回忆每一次摄影时的情景，包括美丽的风景和在场者的音容笑貌。

（3）看一场电影或一部录像，把心投入其中，把压力暂时忘却。

（4）欣赏书画，从书画中吸取智慧，并使自己心平气和。

（5）听听音乐，尽量选择与当时心境一致的音乐，使负面情绪和压力消除殆尽。

（6）聊聊天，同他人谈谈自己面临的问题，可缓解压力。

（7）看看笑话书，适时适度地笑，能调整人的心理压力。

（8）闭目养神，抛去杂念，使头脑处于一片空白状态。

（9）眺望窗外，细心观察远处的景物。

（10）想象一些你自己认为有趣的事情，并持续回味几分钟。

（11）取一张纸并把它揉成一团，像投篮一样，把它投进纸篓里。

（12）站起来做做广播体操或打打太极拳等。

（13）停下手头的工作，尽可能快地为办公室或办公场地整理一下卫生。

◎克服猜疑——让信任的清风吹遍世界

猜疑是一种不良的心理状态，表现为敏感、多疑、固执、吝啬、谨小慎微、过分关心自己。有这种心理的人，对别人总是抱有不信任的态度，认为人都是自

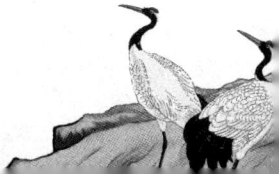

私的、虚伪的，因而没什么信任可言。在这种心理作用下，总是以一种怀疑的眼光看人，对人存有戒心，自己不肯讲真话。疑心是社会交往中的大敌。英国哲学家培根说过："心中的猜疑犹如鸟中的蝙蝠，他们永远是在黄昏里飞。这种心情是迷陷人的，又是乱人心智的。它能使人精神迷惘，朋友疏远，而且也扰乱事务，使之不能顺利有恒。"

不良的心理暗示是猜疑的主要来源。猜疑心强的人，总认为有人在暗中监视甚至在暗算自己，于是就会产生严重的不安全感，导致失眠、多梦、记忆力下降、头昏脑涨等不适。在这种消极的自我暗示作用下，对日常一些很正常的现象，都会产生心理上的紧张不安。从思维方式的角度看，猜疑是内向封闭式思维的产物，即以怀疑对方为前提，以主观想象来推理分析，并沿着封闭的思路进行假想，煞费苦心地为没有实际根据的想象找到合理的理由。由于其思考的前提就已错误，所以其推断出的结论更是荒谬，而且越猜越疑，越想越合理，这是猜疑者的共同心理规律。据一位法官介绍，通常的离婚案件中，约30%以上都是从夫妻双方或一方的猜疑开始，最终才导致感情破裂，家庭解体。

猜疑心理的危害可不少。克服的办法，首先要增强信任感，要信赖同事、朋友、亲属。要破除以自我为中心的观点，要设身处地将心比心地理解和宽容别人，而不是轻易猜疑，暗自攻击。其次要避免主观臆断。当对他人产生猜疑心理时，要用理智的方法克服消极的心理暗示，用实事求是和科学的推理方法否认猜疑，并迅速从习惯性思维中解脱出来，并从根本上消除自己的猜疑心。

◎消除嫉妒——多一份欣赏就会多一份阳光

嫉妒是一种极想排除或破坏他人优越地位的不良情感心态。英国哲学家培根

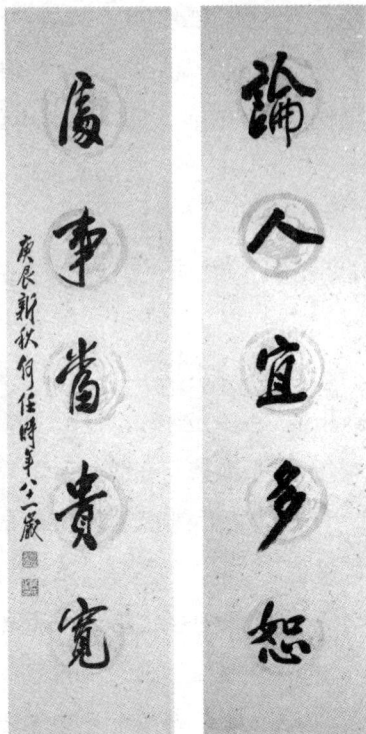

在《论嫉妒》一文中，对易产生嫉妒心的人进行了分类：无德之人常嫉妒他人之有德；多事好问之人每善妒；贵族中人对新进之人当其腾达之时常露嫉妒之情；残疾之人、宦官、老人与私生子均善妒；经过大祸与大幸而再起的人也富于嫉妒心；因为浮躁、虚荣而想在事业中出人头地的人总是嫉妒心盛的；最后，近亲、同事与同养之人，最容易在平辈腾达时嫉妒他们。

嫉妒极易导致愤怒、怨恨、惭愧、压抑、焦虑等不良心理状态，还可对他人或社会带来一定的伤害。一般性嫉妒行为给嫉妒对象造成的伤害比较轻微，例如散布一些不满的言论、讲他人的坏话等，而强烈的嫉妒则可对他人或社会造成严重的危害。历史上，汉高祖刘邦的皇后吕雉就是一个妒性极强的人。刘邦晚年宠爱年轻漂亮的妃子戚夫人，刘邦死后，吕后一度篡夺了朝廷大权，为了发泄妒火，她命人将戚夫人挖去双眼，砍去双手双足，放到厕所，并戏称"人彘"。这种嫉妒可谓残酷至极，对他人造成严重危害。可见嫉妒之心于人于己均无好处，应当努力消除。

其实，人在这个世界上，多一分欣赏，就会多一分阳光，多一分友谊，多一分快乐。在一定的情况下，人也要承认自己的不足，而且要在比上不足之时，想一想比下还有余，所谓"知足者常乐"。知足之心能扑灭心中嫉妒的火焰。

◎百折不挠——永葆一颗进取向上的心

在人生的旅途上，每个人都会经受艰难、困苦和曲折的考验。此时，有的人倒下了，他们身心疲惫，精神崩溃，心理失去了平衡；但是也有很多人，他们忍耐着前行，鞭策着奋进，终于走过了黑暗，迎来了光明。古代思想家孟子说的好："故天将降大任于斯人也，必先苦其心志，劳其筋骨，饿其体肤，空乏其身，行拂乱其所为，所以动心忍性，增益其所不能。"

看看美国历史上的杰出总统亚伯拉罕·林肯的履历，也许我们对黑暗与光明、失败与成功、困难与动力等等，都会有更加深刻的领悟。

1816年，林肯刚满7岁，全家被人赶出住宅，开始居无定所的流浪生活；9岁时，母亲去世，悲愁的生活雪上加霜；22岁，经商失败，债务缠身；24岁，再次借钱经商，但很快又破产，后来他用了17年时间才把债务还清；25岁，贫

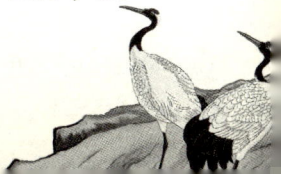

困潦倒的他再次竞选州议员，居然当选；26岁，结婚前夕，女友突然病逝；27岁，精神一度崩溃，卧病在床半年之久；31岁，连参选资格都被否定；39岁，欲连任国会议员，失败；40岁，自荐州土地局长一职，被拒；45岁，落选参议员；47岁，争取副总统提名，得票不到100张；49岁，再次落选参议员；51岁，一举当选美国总统。

怎样越过黑暗迎来光明，林肯先生给我们做出了最好的解释。他说过："每个人都应有坚忍不拔、百折不挠、勇往直前的使命感。努力拼搏是每个人的责任，我对这样的责任怀有一种舍我其谁的耐心、毅力和信念。"

◎宽容为怀——一种智慧的人生境界

新来的赵兰老师刚跨进初二年级的教室，突然发现黑板上画着一个人头像，上面写着"赵兰遗像"几个大字。赵老师面带笑容对着黑板上的画像欣赏了一下，转向全班，平静地说："画得很像我，字也写得比较端正，可是多写了一个字。谁能说出来多个什么字？"此时，全班除了王小虎低头外，都注视着黑板。"王小虎，你能说出来吗？"赵老师看了一下座次表，点名提问。"多……多了一个'遗'字。""为什么呢？"赵老师又追问。"因为……因为赵老师没有死，所以不能说是遗像。""对！回答得很好。"赵老师微笑着点头赞许。

文中的赵老师如果此时勃然大怒，责骂训斥，不但得不到好的教育效果，而且老师本人说不定还会气出病来。

对别人的理解与宽容，乃是人的一项美德，也是一个人保持良好心态与平衡心理的

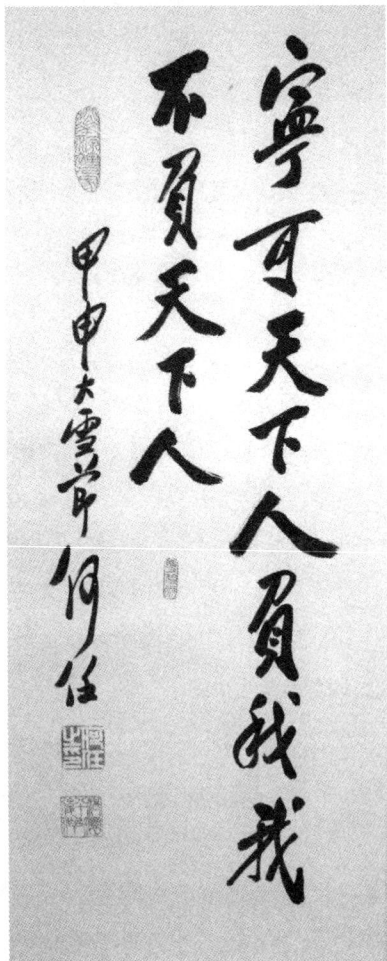

有效方法。在这方面做得出色而彻底的，要数梁启超先生对自己一起医疗事故的态度，他对人的理解与宽容由此可略见一斑。1926年，梁先生因血尿症入住北京协和医院，因诊断有误割除了他功能健全的右肾，而且术后尿血依然未止。他的家人对此气愤万分，社会舆论也对协和多加谴责。但梁先生却以医生并非有意出错，医疗事故无法绝对避免，加上西医学传入我国并不长久，绝不能因为对他的手术失误而使国人怀疑西医学的科学等理由，接受事实。他不仅劝慰家人，还站在协和医院一边，在报纸上撰文敬告亲友"千万不必为我忧虑"，未使这场医疗事故影响西医学在中国的发展。对此，一位当代著名史学家曾写下了这么一段感人的文字："环顾大千世界，淡视身外之物者已属凤毛麟角，像任公（即梁启超）那样连身内之物都能看轻者，尤属罕见。他割掉的是一个好肾，但他以生命的名义留下一方宁静，托起一份宽容，一份足以使任何合理的或不合理的人间争斗都黯然失色的宽容，让生命个体由此超越和升华，这未尝不是一个奇迹，未尝不是全属他个人的一份杰作。"

当然，梁启超的理解与宽容，已经超越了人与人之间的理解与宽容，更是对协和、对医学、对科学的理解与宽容。作为大多数平凡普通的人而言，或许只要从中领会点滴，就能受享终身。

无我而我，道之存焉

《道德经》中有这么几句话："天长地久。天地所以能长且久者，以其不自生，故能长生。是以圣人后其身而身先，外其身而身存。"由天道推论人道，反映了老子无为而为的思想，意思是人的生命往往跟天地一样，只有抛却顾虑，丢掉幻想，把自己的生死置之度外，才能得以健康长寿。正所谓无我而我，道之存焉。

何老说，他自己从来不去想自己的年龄，往往别人提醒了才想起来。哦，我已经85岁了；哦，我已经90岁了。年龄如何对待？从心理平衡的角度出发，何老的主张是让风儿吹，让阳光照，忘了年龄，顺其自然，无我而我。何老说，这

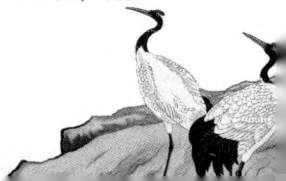

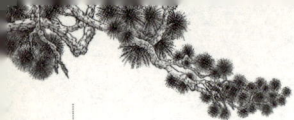

种对待年龄的态度，才符合老子所说的"道"，才是大智慧。"生年不满百，常怀千岁忧"，其实人生的寿限不过百年，再多也就一百二十岁左右，但有的人却怀上"千岁之忧"，甚至"万岁之忧"，何必呢？千万别把长寿当成一种目标，如果把它当成一种目标，反而会变成一种压力、一种忧虑，有害无益。长寿是养生保健的副产品，是合理膳食、适度运动、平衡心理、优良习惯、优质基因、不错运气的共同结果。我们说养生保健，无我而我，其实这是一种修炼，一种境界。循此而下，难得糊涂，童心一片，乐而忘忧，宠辱不惊，都是无我而我的方式，养生保健的真谛。

◎难得糊涂——那是养生做人的真本事

何老曾经给我们讲过这么一个故事，他说他曾看过一本书，其中所蕴含的道理使他记忆犹新。

有一年，郑板桥先生到莱州云峰山观摩郑公碑，夜晚借宿在山下一老儒家中，这老人称自己为糊涂老人，谈吐高雅，举止不凡。老人家中有一块特大的砚台，这砚台石质细腻，镂刻精美，实为世间极品。老人请郑板桥先生为之留下墨宝，以便请人刻于砚台的背面，于是郑先生依糊涂为引，题写了"难得糊涂"四字，同时还盖上了自己的名章"康熙秀才雍正举人乾隆进士"。这砚台有方桌一般大小，郑先生写过之后，还留有很大的一块空地，于是郑板桥先生请老人题写一段跋语，老人没加任何推辞，提笔写道："得美石难，得顽石尤难，由美石转入顽石更难。美于中，顽于外，藏野人之庐，不入富贵之门也。"写罢也盖了方印，印文是："院试第一，乡试第二，殿试第三。"郑板桥先生看后，知道遇到了一位情操高洁雅士，顿感自身的浅薄，敬仰之心油然而生，见砚台中还有空隙，便提笔补写道："聪明难，糊涂尤难，由聪明转入糊涂更难。放一着，退一步，当下安心，非图后来报也。"

难得糊涂跟做糊涂虫是两码事。难得糊涂不是真糊涂，而是假糊涂、装糊涂，就是对有些事别太在意才是在理。比如，由于社会的快速发展，两代人之间的社会观点、思维方式、认识问题的视角和方法等，都会存在较大差异，代沟越来越明显，再加上家庭中的一些关系特别是婆媳关系较难很好处理，如果老年人不学得糊涂一些，枝枝节节都要说出丁丁卯卯来，那就很容易使代际之间的矛盾加大加深，影响精神情绪，破坏人体健康。对此，古人给我们的教诲就是"不哑不聋，不做家翁"，也就是老年人应该学会耳朵装得聋一点，嘴巴装得哑一点。

◎童心一片——拥有朝气蓬勃的激情人生

　　童心就是孩子的心。孩子心里没有包袱，没有太多顾忌和忧虑，所以他们能轻装上阵；孩子的心激情四射，没有沉沉的暮气和彷徨，所以他们总是朝气蓬勃；孩子的心勇敢坚定，没有胆怯、恐惧，所以他们如初生的牛犊一般不怕虎。梁启超先生在总结少年童子的特点时，以与老年人进行比较的方式，写下了这么一段经典的文字："老年人如夕照，少年人如朝阳；老年人如瘠牛，少年人如乳虎；老年人如僧，少年人如侠；老年人如字典，少年人如戏文；老年人如鸦片烟，少年人如白兰地酒；老年人如别行星之陨石，少年人如大洋海之珊瑚岛；老年人如埃及沙漠之金字塔，少年人如西比利亚之铁路；老年人如秋后之柳，少年人如春前之草；老年人如死海之潴为泽，少年人如长江之初发源。"难怪毛泽东同志对祖国的花朵们寄予厚望：你们朝气蓬勃，是早晨八九点钟的太阳；世界是属于你们的，也是属于我们的，但是归根到底是属于你们的。

　　拥有一颗稚子之心，不是拥有幼稚天真。

　　拥有一颗稚子之心，才会拥有最丰富的高雅。

　　世上最美稚子心，让稚子的心永驻你我他。

◎宠辱不惊——走向健康和成功的要诀

　　"不以物喜，不以己悲"是范仲淹在《岳阳楼记》中写下的千古名言，也是老庄"宠辱不惊"之处世哲学在范仲淹笔下的崭新表述。

　　人世沧桑，诸事纷繁，喜乐悲伤，此起彼伏。月满则亏，水满则溢，否极泰来，物极必反，荣辱喜乐，周而复始。因此，大可不必盛喜衰悲，得喜失悲。况且，在茫茫的历史长河中，人的一生宛如朝露，稍纵即逝，即便尽

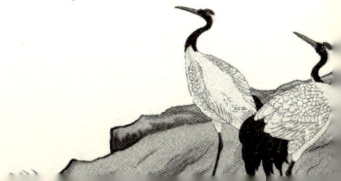

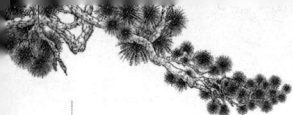

其一生的努力也不过使人类的演变历史蚁行向前。由此更足见过分看重悲喜得失毫无意义。

塞翁失马的故事人人皆知。这里说一个庄子讲过的支离疏的故事，来说明祸福、悲喜相互转化的道理。

南方楚国有一个叫支离疏的人，他的脖子长得像丝瓜，脑袋长得似葫芦，头垂到肚子上，双肩高耸超过头顶，颈后的发髻蓬松如雀巢。面对这等模样，别人都为他伤心，支离疏本人却暗自庆幸，乐天知命，舒心顺意，无拘无束，平日替人缝衣洗服，筛糠簸米，足以糊口度日。某年楚王紧急备战，在国内强行征兵，青年汉子都如惊弓之鸟，四处逃散，而支离疏却不慌不忙，还耸肩晃脑去看热闹。又某年，楚王要新建王宫摊派民工，百姓不堪骚扰，而支离疏却因形体不全免去了劳役。而且，每逢寒冬腊月官府开仓济贫，也少不了支离疏的份。因此，他倒日子过得不愁吃穿。

从西医学的角度讲，一个人如果"不以物喜，不以己悲"，就能在重大的变故面前保持稳定的心理状态。而这种心理的稳定对告别亚健康、远离疾病具有积极的意义。因为任何过度刺激导致的剧烈情绪变化，都可削弱白细胞的战斗力，减弱人体的免疫功能。因此，大家在学习、生活、工作中，都应保持平静的心态，这既是走向健康的要诀，也是走向成功的要诀。

延年益寿话古方

健康长寿是人类的共同追求。从古到今，多少人梦寐千岁、万岁、长生不老，这显然违背自然规律。但如果养生得法，人的寿限完全可以超过100岁。

我国古代医学家长寿的很多。有人说"老中医养生有术"，这句话有一定道理。2400多年前，举国闻名的扁鹊，寿达97岁；东汉名著《伤寒杂病论》的作者张仲景，虽然处在战乱频繁、疫病蔓延的环境中，寿也超过了古稀之年；晋代善于炼丹的葛洪，寿达81岁；唐代的孙思邈，被后世尊为"药王"，寿命更长，达102岁。为什么自古医生多长寿呢？这是因为他们懂得"养生之道"。所谓养生之道，就是人为什么会衰老的道理，懂得抗衰老的一些措施，也就是懂得延年益寿的方法。

要做到"法于阴阳，和于术数"，就得从人体阴阳、气血、寒热、虚实各个方面使它调和，达到相对平衡。中医可以采用一些药物，譬如用些补益的方法协同防病抗衰老，以达到古代医家所要求的"阴平阳秘，精神乃治"的养生保健目的。古代延年益寿的补方，何止数百千则。下面是何老推介的一些益寿延年妙方，大家可以针对个人的实际情况，选用恰当的药方。

◎益寿延年妙方之一

> 症状：头晕目花，耳鸣重听，四肢酸麻，腰膝无力，夜尿频数，须发早白。
>
> 方药：首乌延寿丹。（出自陆九芝《世补斋医书》）

首乌延寿丹出自陆九芝《世补斋医书》方，原名延寿丹，又名首乌丸、首乌延寿丸。该方为明朝董其昌（字玄宰，号思白，香光居士，谥文敏）所创，后经清代名医陆九芝亲身体验并极力推崇。陆九芝认为，"以老年而商补法，鄙意以为惟董文敏所传延寿丹一方最为无弊"，并附以"思翁年登耄耋，服此神明不衰，须发白而复黑，精力耗而复强"为证明。首乌延寿丹本名"延寿丹"，为与其他同名延寿丹相区别，现代名医秦伯未特于"延寿丹"之前冠以"首乌"二字。本方为滋精养血之剂，适宜于中老年人肝肾阴虚、精血衰少、未老先衰、须发早白、腰脚酸软者服用，如系阳虚者则应当慎用。秦伯未认为首乌延寿丹有不蛮补、不滋腻、不寒凉、不刺激四大优点，是众多方药中最理想的延寿药物。

常服首乌延寿丹能补肝肾阴虚，使须发由白变黑，并使人耳聪目明，强腰健腿，精力充沛。该方的药物组成为：何首乌72两，豨莶草、菟丝子各16两，杜仲、牛膝、女贞子、桑叶各8两，金银花、生地黄各4两，桑椹、黑芝麻、金樱子、旱莲草（熬膏）各1斤。以上药为细末，蜜丸，每服9克，1日2~3次。本方主药何首乌，有补肝肾、益气力、长肤、乌须发、补肺虚、延年等作用；豨

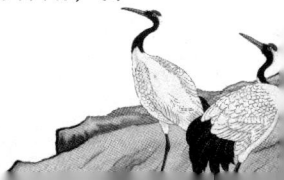

莶草祛风湿，利筋骨；菟丝子补肾益精明目；杜仲、牛膝补肝肾，强筋骨；女贞子滋补肝肾，乌发明目；桑椹补益肝肾，滋阴养血；黑芝麻滋补肝肾，益阴润燥，养血生乳；旱莲草滋补肝肾，凉血止血；生地黄滋阴养血；金银花清热解毒；桑叶祛风清热，凉血明目。本品含卵磷脂、蒽醌类衍生物等，药理实验证明，何首乌不仅有降血脂、强心、营养神经等功能，而且能延长动物和二倍体细胞的生长周期，这表明它确有延缓衰老的作用。其他药物也有稳定血压、养阴、润燥的功效。经实验研究证明，本方能降低实验性动脉粥样硬化动物的血清胆固醇，减轻动脉内膜斑块的形成和脂质沉积，故能起到防病抗衰老的作用。

◎益寿延年妙方之二

> 症状：潮热盗汗，头晕目眩，心悸耳鸣，腰酸腿软，梦遗滑精，形体消
> 　　　瘦等。
> 方药：河车大造丸。

河车大造丸，来源于明代《景岳全书·古方八阵》，后世同名方略有出入。该方的药物组成为：紫河车（人胎盘）1具，龟板2两，黄柏、杜仲各1两半，牛膝、天冬、麦冬各1两2钱，熟地黄2两半。除熟地黄外，余药为末，用酒煮米糊，同熟地黄膏捣丸，如梧桐子大，蜜丸。方中紫河车甘咸而温，大补气血，为治疗诸虚百损之品，是治男女一切虚损的要药，为本方君药；熟地黄、龟板补肾滋阴养血为臣药；麦门冬、天门冬、黄柏滋阴降火为佐药；杜仲、牛膝补肝肾、强腰膝为使。全方阴阳双补，增添精血，大补真元。古人所谓"合补之以成大造之功"，所说的"大造"，就是指它能改变人的体质，久服起到延年益寿的作用。现代药理研究证明，本方有促进骨髓造血、抗炎抑菌、增强机体免疫等作用。

　　本方主治病证：①劳损虚弱。性生活频繁而致身体虚弱，肝肾阴亏，身体消瘦，阳物易举，潮热盗汗，头晕耳鸣，腰膝酸软，神倦乏力，舌红苔少，脉细数或细涩。②梦遗滑精。因恣情纵欲，耗伤肾阴，相火（与君火相对而言，寄藏于

下焦肝肾，有温养脏腑、主司生殖的功能，与君火相配，共同维持机体的正常生理活动，相火过亢则有害）妄动，封藏失职，导致梦遗滑精，头昏目眩，腰酸腿软，心悸耳鸣，形体消瘦，小便短黄，舌红少津，脉细数或弦细者。用法：每服9克，日服2次，温开水送下。用药禁忌：体虚便溏、食欲不振者不宜用，辛温燥烈之品忌用。

◎益寿延年妙方之三

症状：须发早白、牙虚动摇、遗精崩带、筋骨无力等早衰现象。
方药：七宝美髯丹。

七宝美髯丹为清代《医方集解》引邵应节方，又名七宝美髯丸。相传本方为唐代李翱之方，明朝龙虎山道士邵应节用以进献嘉靖皇帝，嘉靖皇帝服用后须发乌黑、精力旺盛传之朝野，从此本方盛传。须发者，血之余，肾之华也。肾主藏精，肝主藏血，精血充足则须发乌黑。"七宝"者，指方中用七味药物益肝补肾，功宏如宝；"美髯"者，指须发乌黑而润泽。服本方后，肝肾得补，精血充足，发乌髯美，神悦体健，故称"七宝美髯丹"。

本方药物组成为何首乌2斤，茯苓、牛膝、当归、枸杞子、菟丝子各半斤，补骨脂4两，蜜丸。每服9克，每日2次，盐水或酒送服。方中何首乌涩精固气，补肝坚肾，为君；茯苓交心肾而渗脾湿；牛膝强筋骨而益下焦；当归辛温以养血；枸杞甘寒而补水；菟丝子益三阴而强卫气；补骨脂助命火而暖丹田。此方皆固本之药，服后可使荣卫调适，水火相交，气血太和，用治肝肾不足、气血虚衰所致的须发早白、牙虚动摇、遗精崩带、筋骨无力等早衰现象。

◎益寿延年妙方之四

症状：头眩目花，须发早白，皮肤粗糙，津枯便秘等。
方药：扶桑至宝丹。

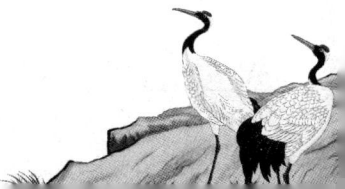

扶桑至宝丹，又名桑麻丸，出自明代《寿世保元》方，《医方集解》引胡僧方扶桑丸亦即本方。本方组成：嫩桑叶、巨胜子（即黑芝麻）。制法：嫩桑叶（干）1斤，为末，巨胜子（即黑芝麻）4两，白蜜1斤。将芝麻擂碎熬浓汁，和蜜炼至滴水成珠，入丸。日服2次，每次9克。方中桑叶为桑树的树叶，入药通常以经霜者为佳，故又名冬桑叶、霜桑叶。此处是以嫩桑叶入药，应于5、6月间采撷为宜。桑叶味苦甘性寒，入肝、肺二经，中医认为有祛风清热、凉血明目等功效，现代药理研究发现有降压、降脂、预防和治疗动脉粥样硬化等作用。巨胜子又名黑芝麻，味甘性平，入肝、肾二经，中医认为有补肝肾、润五脏、乌发养颜等功效。《神农本草经》称其"主伤中虚赢，补五脏，益气力，长肌肉，填髓脑，久服轻身不老"，现代药理研究发现其有延缓衰老、降血脂、防治动脉粥样硬化等作用。

本方能补肝肾，清头目，润脏腑，治眩晕、眼花、须发早白、皮肤粗糙、津枯便秘。古人认为："本方能驻容颜，乌髭发，却病延年。服半年后，精力转生，诸病不作，步健眼明，发白反黑，又能消痰生津，补髓添精，功效不细。"

◎益寿延年妙方之五

症状：虚寒喘嗽、腰脚酸痛等肺肾两虚的表现。

方药：唐郑相国方。

唐郑相国方引于清代《医方集解》，由破故纸（即补骨脂）和胡桃肉组成。其中胡桃肉为主药。历代医家都推崇胡桃为补益之品，有补肾、温肺、润肠之功，肉中含有磷、镁、铁、锰、钙等元素以及维生素A、B、C、D和蛋白质等。补骨脂有补肾壮阳、治老人气喘及白细胞减少等作用。制法：破故纸为末10两，胡桃肉20两研烂，蜜调如饴。服法：每晨酒服一大匙。不能饮酒的用熟水调服（忌芸苔菜、羊肉）。本方能补肺肾，治虚寒喘嗽、腰脚酸痛。

◎益寿延年妙方之六

症状：头晕目眩，视力减退，腰膝酸软，遗精消渴等。

方药：枸杞子酒。

枸杞子酒引自明代《证治准绳》。枸杞子肥者2升，捣破放绢袋置罐中，加酒1斗浸，密封勿泄气，3～7日后，每日取饮，勿醉。治肝虚，迎风流泪，目暗视弱，并可长肌肉，益面色。枸杞子有滋补肝肾、益精明目的作用，含有甜菜碱、多种维生素、钙、磷、铁等及多种游离氨基酸，实验表明有促进肝细胞新生、抗动脉硬化、降胆固醇及降低血糖等作用，长期服用，可补虚延年。

除了以上举例的一些古代抗衰老的方子外，历代很多医家还有提倡服食的单味药物以延年益寿。如：

（1）黄精：将黄精根茎锉细，先用水浸去苦汁，九蒸九晒，每天服用若干。或将黄精阴干捣成粉末，用水调服。古人认为，长期服用黄精能"变老为少"。意思是服后面容、体力、精神都不见老，像年轻人。黄精味甘性平，能补脾胃，治肺痨久咳。它含有黄精多糖及赖氨酸等11种氨基酸，可用治于动脉粥样硬化、老年人糖尿病、虚弱等。

（2）地黄：将地黄根洗净，捣绞汁，煎浓，加白蜜再煎稠浓，做成如梧桐子大的丸子。每早温酒吞送30粒。古人认为，服食3、4个月以后，逐渐可见面色红润，久服可以身体轻健，须发少白，体力增加。熟地黄味甘，微温，长于补血，治头眩、心悸、崩漏等。地黄含有地黄素、糖类及多种氯基酸，尤以精氨酸含量最高，有强心、止血、利尿、降血糖、保肝等功用。

此外尚可常服芝麻、山药、甘菊、胡桃、菟丝子等药物以抗衰老。

自古以来，医学家还注意到，平时饮食的濡养有益于抗衰老，即用药补以外的食补。如用冬虫夏草蒸鸭子，以补肾平喘，为老年体弱、病后调补的佳品；以黄芪炖鸡以补气益血，扶阳助虚，亦很有效果。另外，还常以米、豆子、枣子或菜肴熬成粥，常服以祛病延年。如用莲子煮粥以固精健脾，用山药煮粥以益肾健

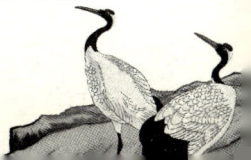

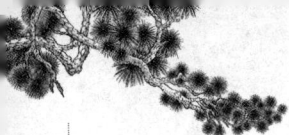

脾，用茯苓煮粥以健脾渗湿，用淡菜煮粥以养阴，用羊肉煮粥以补阳等，均对抗病延年有一定作用。

进补有讲究

所谓进补，通俗地说，就是吃些补虚益损的药物，用来充实体内的阴阳、气、血、精、津等不足，调整或改善某些生理功能的衰退，以及通过扶助正气的方法祛除病邪。"补者，补其虚也。经曰：不能治其虚，安问其余。又曰：邪之所凑，其气必虚。又曰：精气夺则虚。又曰：虚者补也。补之为义，大矣哉！然有当补不补误人者，有不当补而补误人者，亦有当补而不分气血，不辨寒热，不识开合，不知缓急，不分五脏，不明根本，不深求调摄之方以误人者，是不可不讲也。"这段清代医家论补的话，非常扼要地说明进补的意义和要求。

何任教授指出，进补的方剂可以概括为补气、补血、补阴、补阳4类。补气的方剂，多以黄芪、人参（或党参）、白术、甘草等组成；补血的方剂，多以熟地、当归、白芍、阿胶等组成；补阴的方剂，多以龟板、白芍、天冬、麦冬等组成；补阳的方剂，多以鹿茸（或鹿角）、肉桂、苁蓉、枸杞等组成。以上是根据补药的作用大体分类，而在临床应用时，还有补益脏腑的分别，如丹参、远志、茯神、柏子仁等可养心，白术、茯苓、甘草等能健脾等等。当然，补药不是万能的，一般都有一定的适应范围和临床指征。下面让我们看看何任教授关于中医进补的一些见解。

◎中年人如何进补

在养生防老问题上，老年人一般比较重视。其实，对中年人来说，同样应该多加注意。但需注意根据不同体质和健康状况，通过适当进补，辅助防治疾病。中年人进补，能使人体精力健旺，青春常驻。常用于中年人进补的方剂，有如下一些。

①四君子汤（或丸）：出自《太平惠民和剂局方》。人参（或党参）12克，炙甘草5克，茯苓9克，白术9克，水煎服（原方各药等分，每日1剂，水煎服）。或作丸剂，每日2次，每次6～9克。本方为脾胃虚弱患者的基本方，功能益气、健脾、和中，凡脾胃虚弱、气虚不足、四肢无力、面色萎白、食少便溏、脉软弱无力，均为适应证，一般体质虚弱、病后失调、言语气促等，也可服用。本方加陈皮、制半夏、木香、砂仁、生姜，名香砂六君子汤（丸），既有四君子汤的补气健脾作用，还有开胃理气的功能，为补气健胃的成药，市上有售，每日2次，每次6～9克。

②归脾汤：出自《济生方》。人参（或党参）9克，黄芪9克，白术9克，茯神9克，酸枣仁9克，桂圆肉9克，木香6克，炙甘草5克，当归9克，远志6克，生姜3片，红枣5枚。每日1剂，水煎，分2次服。本方市售有成药，名归脾丸，每日服2次，每次6～9克。本方为一般血少、用脑过度的常用方，功能补血养心、健脾益气，凡心脾两虚、气血不足、思虑过度、神疲体倦、嗜卧食少、心悸怔忡、夜有盗汗、失眠健忘、多梦易惊、面色萎黄，舌质淡苔薄白、脉细弱，以及妇女月经超前、量多色淡或淋漓不止，或心脾两虚、大便出血等，都可服用。对妇女子宫功能性出血、血小板减小性紫癜、再生障碍性贫血以及神经衰弱等属于心脾两虚者，都可应用。

③六味地黄丸：出自《小儿药证直诀》。熟地黄24克，山萸肉、干山药各120克，泽泻、牡丹皮、白茯苓各90克，研细末，炼蜜为丸，每日2～3次，每次服6～9克，温开水或淡盐汤送服。本丸市售有成药，也可酌减用量，水煎服，名六味地黄汤。本方原为治小儿发育不良之方。现在扩展为补阴基本方，功能补阴，滋补肝肾，凡腰膝疲软、头晕目眩、耳鸣耳聋、遗精盗汗、消渴、潮热、牙齿动摇、小便淋沥、舌红少苔、脉沉而细数以及一切慢性疾病过程中出现的肝肾不足、肾阴亏损者，都可服用。目前在临床上对于慢性尿路感染、糖尿病、高血压、神经衰弱等见有阴虚肝肾不足者，也多可以本方为基础，适当应用。

④右归丸（饮）：该方出自《景岳全书》。熟地黄240克，山药120克，山茱萸90克，枸杞子120克，杜仲120克，菟丝子120克，制附子60～180克，鹿角胶120克，研末为丸，每服3～6克。本方市售有成药，亦可适当调

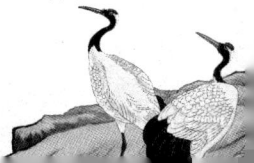

整用量，水煎，分2次服。本丸功能温补肾阳，填充精血，凡肾阳不足，久病出现气怯神疲、畏寒肢冷、阳痿、滑精、腰膝酸软等症者，均可服用，但选用时最好请中医师诊断一下，以舌淡、脉沉细为特点，确属肾阳不足者方为对症。

以上是从补气、补血、补阴、补阳四方面，介绍了中年人进补的代表方药。此外，何老曾按中医古方精神拟成平补养心方1则，药用炙甘草9克，淮小麦30克，大枣10枚，百合18克，干地黄15克。每日1剂，水煎，分2次服。功能补养心肾，安神和中，凡神情不安、易感易怒、心烦意乱、思虑过度、头昏失眠、心悸、脉促等心脏神经官能症，或妇女更年期综合征，均有明显效果。本方既有补益之功，又无任何毒副作用，中年男女均可采用。

除了复方外，可服食单味补药。补气药，如人参，有大补元气、健脾补肺、生津止渴、安神宁心功用。人参种类繁多，其中别直参、红参略偏热，吉林野山参、白人参、人参略偏温，生晒参、皮尾参、西洋参略偏凉，可以各自选用。补血药，如阿胶（驴皮胶）有止血、补血、安胎、治妇女崩漏等作用，可以适量黄酒浸溶隔水蒸服。

◎补法运用的几个注意点

进补贵在恰到好处，在于适时、适量，不恰当进补或过量就会适得其反。比如服用人参过多或不对症，也会有严重的副作用。国外也有滥用人参情况，出现"人参滥用综合征"的报道，这都应引起注意。从时令来说，冬令精气封藏，服补药易于吸收。

①补法的运用及程度的衡量：用补法总离不开"精气夺则虚""虚则补之"的用补纲领。邪正相搏而为病，因而邪实与正虚常可同时存在。何老治邪正相搏一类疾病，常扶正、祛邪一同使用，而关键是定其缓急，即察其虚实之缓急。原则上是无虚者急祛其邪，恐久留而生变；多虚者急培其本，恐临期则无济于事。小实小虚者，亦宜急祛其邪，可以早为扫除；大实大虚者，宜急顾其正，兼祛其邪，所谓"寓战于守"。一般说来，实而误补，固然不免助邪，但犹可解救，虚而误攻，正气忽去，则难挽回。这就是察其虚实缓急，首应注意。

凡见虚证，考虑用补法，脾虚补脾，肾虚补肾。具体处治时，在复杂见证中，为了正确用补，首先辨证要清楚。是何虚？虚在何处？虚的程度如何？然后考虑从何处入手，从何方面考虑用补，是直接补还是如何，乃至考虑到用补以后有什么症状。要做到这些，必须深入了解所见虚证的成因、证候、机制、影响等方面。有了这几方面和思考分析，用补就对证，程度也会比较恰当。

②不可当补不补：清代程国彭说："何谓当补不补？夫虚者，损之渐。损者，虚之积也。初时不觉，久则病成。假如阳虚不补，则气日消。阴虚不补，则血日耗。消且耗焉，则天真荣卫之气渐绝，而亏损成矣，虽欲补之，将何及矣？又有大虚之证，内实不足，外似有余。"从这段话里，可以体会到，虚证的出现往往是累进而成。起初无甚感觉，渐渐伤损阴阳，乃至耗及营卫。因而在虚证初起阶段即予适当的补法，可以阻止损伤累积发展。所谓"防微杜渐"，亦是"上工治未病"的原则。至于大虚之证，更是要详加诊察。因为大虚者，内在不足已深，而外面亦可见盛实征象。医生必须透过表象观察实质，否则诊断错差，治疗必误。古人有"至虚有盛候，反泻含冤"的告诫，就是指此。可见，用补要及时，不可在当补时，由于诊断不深不细而未能及时补，或为外象所迷糊，以虚为实，当补不补，这都应留意。

③补法的其他注意：补法就是扶正固本的治法。疾病常常是邪正交织，治标之时不能不顾其本。比如，当见到肠伤寒肠出血昏厥时，可以用别直参先顾其本，免其卒脱，然后祛其实邪。又比如妇人产后等病，虽有如瘀、热等实邪，但总在首顾气血，固其阴液，虽有它症，以次治之，或兼而理之。各证均有扶正固本一道，如杂病考虑养阴或助阳、小儿病考虑健脾胃等，都是用补的要诀。

何老指出，张介宾擅于补法，他的特点就是辨虚，认为疾病的实邪，固然可虑，而元气之虚，顾虑尤甚。大凡诊病之初，必当先察元气为主，所谓"养正积自除"，把补看得比泻更重。"若能预固元气……即大羸大溃尤可望生"，进而从"阳气者，若天与日，失其所则折寿而不彰"，悟出了温补之法。

补法也常有从先天、后天考虑的。有人认为补肾不如补脾，以饮食之精，自能下注于肾。须知脾弱而肾不虚者，则补脾为急；肾弱而脾不虚者，则补肾为先；如若脾肾两虚，则同时补之。

何老还说，综观补法点滴论述甚多，而民间谚语有"药补不如食补"，确

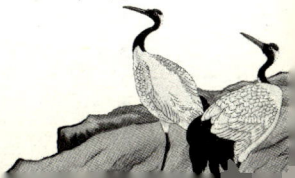

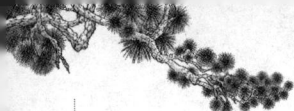

实值得参考。不过医生在用补法的同时，亦不可不注意病人的自我摄养，充足其精气。

◎补法的现代研究

用西医学对补法进行的研究探索较多。何老曾经告诉我们，若干年来，西医学对补法的研究大体是从以下几方面进行的：

补法与能量代谢有关。研究报道，用健脾益气的四君子汤，能使实验动物肝细胞糖元含量增加。从实验结果看，益气补气法可能对碳水化合物代谢的改善、能量供给的增强有关。

补法与免疫有关。如淋巴细胞是体液和细胞免疫的物质基础，人参、灵芝等补益药能提高其数量，助阳药仙灵脾更能增加胸腺依赖细胞（T细胞）的数值，促进正常人体淋巴母细胞转化的中药有人参、黄芪、地黄、芍药、五味子、菟丝子、旱莲草等。补益方药对体液免疫中的抗体也有影响，能促进抗体生成，显著延长抗体存在时间。

补法与内分泌有关。如有关研究资料说，观察若干例虚损病患者，发现他们的垂体前叶、肾上腺皮质、甲状腺、睾丸或卵巢均呈现不同程度的退行性改变，而常用的某些阳虚药中含有激素。如紫河车含有脑垂体激素，甘草、地黄含肾上腺皮质激素，人参、鹿茸、淫羊藿含性激素。这些资料说明，某些补方、补药的具体作用，可能与调整内分泌有关。

第 二 篇

司外揣内防治内科病

　　通过诊察机体外部的异常征象来推测与分析身体内部的相关状态，这种中医诊断方法，就叫司外揣内。司外揣内的逻辑起点是"有诸内必形之于外"，也就是说，凡是机体内部出现异常变化，就一定会以某种方式在人体表面暴露出来。中医的望闻问切和辨证论治，就是通过表露于外的征象，根据中医阴阳五行、藏象学说、气血津液学说、经络学说、三焦学说等理论，来揣测、判断人体内部五脏六腑所患疾病，进而采用适当的方法加以有效防治。司外揣内是中医的基本功，尤其是中医内科医生破解疾病难题的必由之路。本篇所述，即是何任教授在这方面的方法和策略。

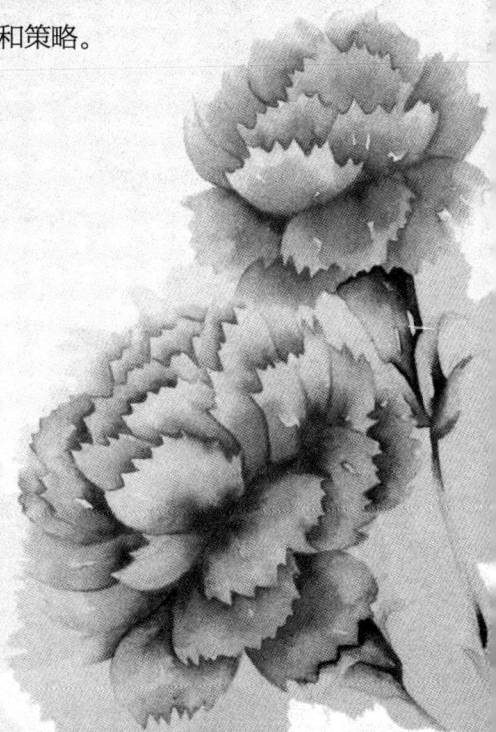

患者头痛，医生也头痛

症状：头部刺痛、胀痛、钝痛、隐痛等等。

方法：芎芷贞石汤加减。（何任验方）

凡前额、两太阳穴、两颊部、后枕、巅顶各部的疼痛，统称头痛。

头痛是中医的疾病名称，也是一种症状。很多人以为头痛是小毛病，一般不会有太大的问题。其实，病人的头痛症状，往往也是让医生头痛的事情。为什么？因为头痛的表现多端、原因各异、症情复杂，如果长期头痛或经常头痛，极可能是严重致命疾患的前兆。

中医认为："头为诸阳之会，清阳之府，五脏精华之血，六腑清阳之气，皆上注于头。平人则气血充盈，阴阳升降，外无非时之气，焉有头痛？若六淫之邪外袭，循经上干或直犯清空，或痰浊、瘀血痹阻，使经脉壅阻，或气虚清阳不升，血虚经脉失养，或肾阴不足，肝阳偏亢等，均可致头痛。"（《素问·平人气象论》）意思是说，头部是手阳明、太阳、少阳三经和足阳明、太阳、少阳三经会集的地方，是水谷化生的轻清阳气汇聚场所，五脏的精华之血、六腑的清阳之气都向上输注于头部。正常人气血充盈，阴阳升降有常，外界又无入侵人体的邪气，当然也就没有头痛病。但是，如果六淫邪气从外部入侵，循经络上犯头部，或者痰浊、瘀血闭阻头部，使头部的经脉壅塞阻滞，或者人体正气虚弱，清阳之气无法上升温煦大脑，或者血虚不足无法上注头部，使大脑经脉失养，或者肾阴亏虚髓不上荣，以致脑海空虚，或者肝阳上亢，循经上扰脑府等，均可导致头痛病的发生。尽管引发头痛的原因多种多样，但归纳起来，原因都离不了外感和内伤两类。

关于引发头痛的原因，不光中医认为多种多样，从西医的角度讲，也是纷繁复杂。凡内、外、精神、神经、五官等各科疾病，均可能出现头痛，主要可分为以下4个大类的数十种原因。

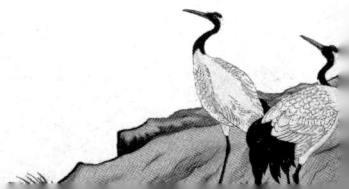

第一类是颅脑病变引起的头痛。具体包括：①脑膜炎、脑膜脑炎、脑炎、脑脓肿等感染性疾病；②蛛网膜下腔出血、脑出血、脑血栓形成、脑栓塞、高血压脑病、脑供血不足等血管病变引起的疾病；③脑肿瘤、颅内转移瘤、颅内囊虫病或包虫病等颅内占位病变；④脑震荡、脑挫伤、硬膜下血肿、颅内血肿、脑外伤后遗症等颅脑外伤引起的疾病；⑤偏头痛、丛集性头痛、头痛型癫痫、腰椎穿刺及腰椎麻醉后头痛等其他疾病。

第二类是颅外病变引起的头痛。主要包括：①颅底凹入症、颅骨肿瘤等颅骨疾病；②颈椎病及其他颈部疾病；③三叉神经、舌咽神经、枕神经痛等疾病；④眼、耳、鼻和齿等疾病。

第三类是全身性疾病引起的头痛。具体包括：①流感、伤寒、肺炎等发热性急性感染疾病；②高血压病、心力衰竭等心血管疾病；③铅、酒精、一氧化碳、有机磷、药物等引发的中毒性疾病；④贫血、中暑、尿毒症、低血糖、肺性脑病、系统性红斑狼疮、神经性头痛及绝经期前后头痛等其他全身性疾病。

第四类是神经症如神经衰弱及癔症性头痛。

临床上，何老强调，辨治头痛，首先要区分是外感头痛还是内伤头痛。一般来说，外感疾病属时病、热病（某些传染病）的头痛，必伴有一系列时病症状，如畏寒身热、头痛因病而新作等。而且外感头痛还有风、寒、湿、暑、热的不同。内伤头痛则疼痛反复发作，或轻或重，并有虚、实的区别，如血虚、气虚、肝虚、肾虚等虚，痰浊、瘀血等实证见症。这里需要强调的是，切脉对于头痛病的证型判断很有好处。头痛的脉象以浮脉见多，如由于风邪引发的头痛，常见的脉象为浮弦脉；由于热邪引发的头痛，常见的脉象为浮洪脉；由于痰阻引发的头痛，常见的脉象为浮滑脉；如头痛所见的脉象为短涩脉，大都是因为内伤虚证，一般都非常顽固难愈。

对头痛的治疗，何老认为《此事难知·诸经头痛》中的说法，虽略显笼统，但对临床处方用药很有参考价值。文中说："阳明头痛，自汗发热，白芷；少阳头痛，脉弦，往来寒热，柴胡；太阳头痛，恶风，恶寒，川芎；太阳头痛，痰实，体重，腹痛，半夏；少阴头痛，三阴三阳经不流行，足寒逆，为寒厥头痛，细辛；厥阴头痛项痛，脉微浮缓，欲入太阳，其疾痊矣，然而亦当用川芎；气虚头痛，黄芪；血虚头痛，当归；诸气血俱虚头痛，黄芪、当归；

伤寒头痛，无汗麻黄汤，有汗桂枝汤；太阳经所发阳明头痛，白虎汤；少阳头痛，柴胡汤；太阳头痛，脉浮桂枝汤，脉沉理中汤；少阴头痛，脉沉，微热，麻黄附子细辛汤。"此辨治条文，每句前面讲辨证，后面讲对应药物，既合经旨，又朴实无华。细细玩味，可以看出大致分证用药的原则、纲领，确实胜过繁琐的分型列方。

以下是何老在临床中治疗头痛的几个例案，谨录于下，以帮助大家对头痛的认识。

案例一　外感风热头痛

陈某，男，43岁，1978年4月14日初诊。感受风邪，头痛不已，牵及目眶，右侧为甚，身热声浊，脉浮弦而洪，苔微黄。治宜疏风清热，平肝镯痛。处方：桑叶9克，菊花9克，黄芩9克，薄荷6克，连翘12克，夏枯草9克，白芷9克，藁本6克。4剂。服药后，身热除，头痛亦愈。

按：此为外感头痛之属风热者，故以祛风散热解痛为主。桑、菊、薄荷散上焦之风热，以利头目，黄芩除中上焦之火邪，连翘解热清气分，夏枯草散结热，白芷通窍发散，藁本上达巅顶。何老常用此方治疗属于内热的偏正头痛，甚为应手。

案例二　厥阴头痛

秦某，女，38岁，1981年2月18日初诊。食后干呕，口干，心下痞满，脘腹痛。头痛甚剧，及于巅顶，作则四肢凉，面微赤，舌质淡苔白滑，脉细。治宜温中益虚，降逆止痛。处方：吴茱萸9克，党参9克，川芎15克，藁本9克，女贞子9克，白芷9克，石楠叶12克，生姜9克，大枣9克。3剂。服药后头痛减其大半，干呕痞满亦解。再服3剂痊愈。

按：此例出现脘有虚寒，心下痞满之象，而肢凉、面赤、口干，有寒热错杂之状，邪气上犯至巅，闭阻于厥阴而痛不止。乃以《伤寒论》吴茱萸汤为主，配以何老自拟之芎芷贞石汤（川芎、白芷、女贞子、石楠叶）加藁本，故得效颇捷。

案例三　血虚头痛

唐某，女，38岁，1979年11月4日初诊。夙患崩漏，近又产中出血过多，面色萎黄，神倦乏力，头痛颇甚，目眩时作，视力减退，大便干燥，时有微热，舌

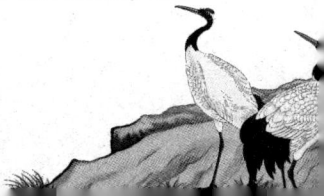

淡脉虚。治宜补气养血并润益之。处方：黄芪20克，酒炒当归9克，川芎12克，女贞子15克，白芷9克，炒谷芽15克，桑麻丸12克（分2次吞服）。7剂。服后头痛微热见轻，大便较润。又续服半个月，头痛目眩痊愈，乏倦好转。

按：本例为素有崩漏又产时大出血，所见症状均是气虚血少，肝肾不足，脏腑虚燥表现。血脱者，益其气，气能生血，故以当归补血汤为主，加芎芷贞石汤中3味以解痛，并以桑麻丸补益肝肾，清头目，润脏腑。

何老用以治疗头痛的芎芷贞石汤，有解表、祛风、止痛、行气、活血、滋阴、养肝、强筋的功用，对于外感、内伤各种头痛，辨证施治中适当加减配合，颇见效用（此汤4味药均用常用量，其中川芎在9～18克，视情而斟酌之）。

有人提出，头痛是人类仅次于感冒的第二种常见病，大约90%的人都有头痛的经历。下面是何老经常介绍给病人自疗头痛的几个小方法，非常简便易行，对一些轻度头痛有一定效果，不妨一试。

一是放松肌肉法。沿着头骨部位，放松颈部肌肉并使神经系统平静。做法：站立或坐下，放松身体，然后吸气并伸展双肩，尽量使双肩向耳部靠拢，保持两秒钟，呼气放松。重复做3次。

二是鼻嘴呼吸法。当感觉有压力时，身体中的二氧化碳水平会上升，这时深呼吸能扩张头部血管，从而缓解疼痛。做法：用鼻子吸气5秒钟，用嘴呼气5秒钟，重复做10次。

三是冷热敷法。将热水袋或冰袋放在前额或者任何疼痛部位，可以缓解痛苦。使用冷敷还是热敷，由个人自主选择，但是如果选择冷敷，应该先用毛巾包裹冰袋，然后再放在痛处。

四是步行法。轻松缓慢步行，能摆脱日常压力，这是预防、缓解和治疗头疼的关键。

漫话肺痈

症状：主要有骤起发热，咳嗽，胸痛，咯腥臭脓血痰。

方法：银花大贝汤加减。（何任验方）

肺痈是指由于热毒瘀结于肺，以致肺叶生疮，肉败血腐，形成脓疡的一种病证，临床以发热、咳嗽、胸痛、咯吐腥臭浊痰，甚则咯吐脓血痰为主要临床表现。肺痈类似人体表面的脓疡，无非一种生于体表，一种生于肺内。

何老诊治过的肺痈患者并不在少数，但初诊时一般并不能立即明确诊断。根据何老数十年的诊治经历，常见的肺化脓症，大约有由口腔分泌物（或血液异物）吸入支气管、昏迷时呕吐物吸入支气管、支气管癌瘤继发感染形成的肺脓肿；或因其他疾病所致者，如大叶性肺炎、支气管扩张症、吸入性肺炎等均可引起肺化脓之症。临床见证复杂，必须经一定时日，当病人出现高热、胸痛、咳嗽，初有黏痰，继则痰呈脓性或带血，甚而有秽臭之气，结合病史、致病原因，对照诊察，方可下明确诊断。

《素问》说："肺之壅（一作痈）喘而两胠满。"《金匮要略》谓："口中辟辟燥咳，即胸中隐隐痛，脉反滑数，此为肺痈，咳唾脓血。"肺痈常有口干、鼻塞涕出、形寒毛耸、喘满、胸满胀、咳唾痰浊、吐脓如米粥、振寒、喘不得卧、身面浮肿等症状，这些症状均在从起病到形成肺痈的过程中逐渐出现，并非每一肺痈病人都有以上症状。综观肺痈之证，总由于感受风寒未经发越，停留于肺蕴发为热，或由湿热痰浊蒸淫肺窍所成。肺痈的常见症状有咳嗽，胸痛，鼻塞（初始常有形寒），喘促，自汗，饮食减少，多见脉数盛。何老指出，中医认为肺痈为邪毒蕴结有形之血，所谓血结者，排其毒，此是治法概要。具体来说，《金匮要略》治肺痈的专方有桔梗汤（桔梗、甘草），用于脓已溃后或较轻的病症；葶苈大枣泻肺汤（葶苈、大枣），用于肺实壅塞、喘不得卧的重症。二方如应用恰当，自有治效。另千金苇茎汤（苇茎、薏苡仁、桃仁、冬瓜子），何老常用于肺痈初起，形寒身热，口干，咳嗽，胸痛，脉象滑数者，酌加连翘、炙百部、银花、桔梗等，可清热疏风，散结逐瘀，不使进一步成脓，疗效较好。至于症见高热、咳甚、气促、胸闷、痰中脓血、吐如米粥样的病人，则于上方中酌加清热解毒药物。热势稍缓或热退，咳减脓痰渐少，舌质红而苔微黄、脉虚数的病人，则为邪渐退而正虚之状，既需清余邪，并养阴液，可酌情参用《金匮要略》麦门冬汤（麦冬、半夏、人参、甘草、粳米、大枣）。

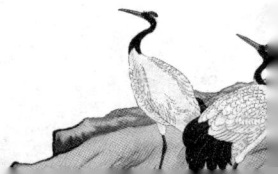

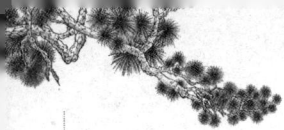

历来治肺痈的常用方，除有桔梗汤的开提、葶苈大枣汤的泻肺、千金苇茎汤的疏利气血、麦门冬汤的清养外，由于肺痈从初始到日久，症状各不相同，故应随证施方。何老常以千金苇茎汤为基本方制成银花大贝汤（冬瓜子、生甘草、沙参、苡仁、桃仁、干芦根、麦冬、玄参、浙贝、银花、桔梗、百部、连翘、蒲公英），并随症加减，每每有明显治效，并不比抗生素差。

案例一 1989年12月24日，25岁的女同志陈某来何老处就诊。四诊表现为身热咳嗽已久，咯痰大量如米粥状，黏稠，夹血色黯，胸闷而隐痛，旬前于某医院X线检查见肺部有炎症阴影，其中有圆形透亮区及液平面，苔白脉数实。何老予清热除痰解血结排邪毒。处方：炙百部15克，桔梗6克，玄参9克，麦冬12克，蒲公英20克，鲜芦根20克，薏苡仁12克，北沙参9克，银花12克，冬瓜子20克，生甘草9克，浙贝10克，5剂。服药后身热除，咯痰大有减少，咳嗽亦减。再在上方基础上略予加减，以清其邪、化痰浊、复其肺津而治愈。

治疗肺痈，民间流传的单方很多，如三七、芦根炖猪肺等。何老早年曾逐一试用，其中以陈年芥菜卤汁，较为易得，对肺热咳嗽最为相宜。此物为腌芥菜的盐卤汁水，以净磁瓮贮存封藏之，日久以后，澄清如泉水，取出煎沸，候温，缓缓呷一小盅，对于咯痰腥臭颇有效用。此物性咸凉，有清热、下痰、定嗽、治肺痈喘胀的效果。近时有用25%金荞麦溶液，每日3次每次40毫升以治肺脓肿，以及用苇芙鲜桔汤（芦根20克、苡仁20克、冬瓜仁20克、桃仁9克、桔梗10克、甘草6克、鱼腥草20克煎服，芙蓉花粉9克分3次吞服）治肺脓肿，或以鱼腥草、蒲公英为主治肺脓疡等等。何老强调，要反复实践方能得治效方药，即所谓"纸上得来终觉浅，须知此事要躬行"。

肺痈乃是痰热聚于肺、日久化脓而成，肺热而壅，热熬津液为痰，热蓄不解，血凝不通而成痈脓。肺痈本是实证，然缠绵不愈，正气耗损，亦可渐成损证。

案例二 1971年12月13日，28岁男青年金某，来何老处初诊，四诊表现为咯痰脓稠夹血，胸闷，晨起咳嗽较甚，咽喉有阻塞感，脉大无力，苔白，脉数而虚。何老以清解为治，略兼滋益。处方：麦冬12克，北沙参9克，炙百部6克，玄参9克，蒲公英15克，干芦根12克，苡仁12克，炒银花12克，冬瓜子12克，浙贝9克，甘草6克。4剂。12月20日复诊：痰量大有减少，仅夹血丝，咽喉阻塞感已消失，晨起咳嗽亦有减轻，续用原法为治。原方加炒谷芽15克，神曲9克。5剂。

按：该病人虽咳吐脓痰，但脉已见虚象，证系虚实相兼，实为蓄热未解，虚乃肺津不足。在治疗上何老根据多年临床治验，用自拟方银花大贝散，方中以千金苇茎汤去桃仁加银花、蒲公英清肺蠲痰，贝母、百部化痰散结止咳，佐以沙参、麦冬、玄参、甘草润肺生津解毒，合而成方，使蓄热清泄、浊痰蠲化、肺润津复而肺痈自愈。该例病人复诊后用原方调治而愈。

何老指出，肺痈病一般要经历初期、成痈期、溃脓期和恢复期4个阶段，一旦发病，则当及早治疗，力求在未成痈前得到消散，或减轻病情。预防方面，平素体虚或原有其他慢性疾患者，当注意寒温适度，起居有节，以防受邪致病，并禁烟酒及辛辣炙煿食物，以免燥热伤肺。调摄方面，应做到安静卧床休息，每天观察体温、脉象的变化，观察痰与脓的色、质、量、味的改变。注意室温的调节，做好防寒保暖，以防复感。在溃脓期可根据肺部病位，予以体位引流。如见大量咯血，应警惕血块阻塞气道。饮食宜清淡，多吃具有润肺生津化痰作用的水果，如梨、枇杷、萝卜、荸荠等，忌油腻厚味及辛辣刺激海腥发物，如大蒜、辣椒、韭菜、海虾等，严禁烟酒。

喘证漫语

症状：呼吸困难，喘息气促，甚至张口抬肩，鼻翼扇动，不能平卧。

方法：①实证：肺感风寒致喘，常用三拗汤；肺寒夹饮，肺脉水停，脉浮，则宜小青龙汤；肺热痰火证明显，则用麻杏石甘汤；肺气不降，浮肿而喘，则可以麻黄汤加桑白皮、茯苓之类；水病喘满，肾邪犯肺，则常以通阳泄浊法，用真武汤合四苓散。

②虚证：肺虚金燥者，多用生脉饮；肾阴亏虚，肺受其烁，则宜六味地黄汤加麦冬之类；肾阳虚，气脱而喘，参麦六味丸、金匮肾气丸酌情而用；肾不纳气，身动即喘，则加沉香、黑锡

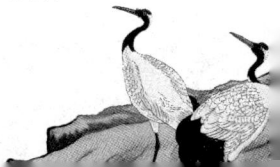

丹等以引火归原。

喘证指以呼吸急促为表现的临床常见病症。《说文》谓："喘，疾息也。"其意思是指一呼一吸极其快速，异于平人。喘证简称为喘，亦称喘逆、喘促、喘息、气喘等。古医籍论喘，常与短气、逆气、上气结合在一起。《金匮要略·肺痿肺痈咳嗽上气病》篇的"上气"，即是指气息急促、喘息。西医学认为，呼吸困难客观上可见病人呼吸幅度和（或）频率增加。究其原因，一是肺和支气管疾病。如大叶性肺炎、肺梗死、支气管哮喘、急性毛细支气管炎、喉或气管阻塞、急性肺不张等。二是胸膜疾病。如自发性气胸、胸膜炎大量积液等。三是心脏病，如各种原因引起的心衰、心肌炎和心肌梗死等。四是如休克晚期呼吸中枢障碍、酸中毒、糖尿病酮症、尿毒症、贫血、缺氧、颅压增加或呼吸中枢受损害、呼吸肌运动神经麻痹、癔病等其他疾病。

中医认为，喘证的发生，根源在于肺和肾。气的升降出入，也即呼吸，是通过肺脏和肾脏来实现的。气的呼出功能主要在于肺，气的吸纳功能根本在于肾，肺肾配合，人的呼吸才会平稳和顺。如果出纳升降失常，就会导致喘证的发作。所以就喘证的病机来说，一是外邪袭表犯肺，或它脏病气上干，使肺失宣降，二是肺气壅实，呼吸不利而喘，三是肺虚气失所主，少气不足以息而喘。另外，如果肾元亏虚，根本不固，摄纳失常，则气不归元，亦可导致气逆于肺而喘证发作。当然，除此之外，喘证往往还涉及肝、脾，这是因为脾经痰浊（饮）上干，中气虚弱，土不生金，肺气不足，或肝气上逆乘肺，升多降少，均可引发喘证。

喘的辨证，何老强调，首先当明辨虚实。《内经》所谓"邪入六腑，则身热，不时卧，上为喘呼"，以及"不得卧，卧则喘者，水气客之"，这是实喘。又说"秋脉不收，则令人喘"，以及"劳则喘息汗出"，这是虚喘。《医学心悟》云："外感之喘，多出于肺；内伤之喘，未有不由于肾者。"亦要言不繁。临诊较简易的辨虚实方法有实喘，气长而有余；虚喘，息促而不足。实喘，胸满声粗，这是邪客于肺，上焦气壅所致；虚喘，呼长吸短，这是肾不纳气、孤阳无根所致。何老在数十年的临诊中，常以"胸满声粗"与"呼长吸短"结合四诊来辨析喘的实虚，往往可得明确的诊断。首分喘的虚实固属重要，但病情错杂者，往往下虚上盛并见。实喘病久伤正，自肺及肾；虚喘复感外邪，或夹痰浊，则病情虚实错杂，常多见邪气壅阻于上、肾气亏虚于下的证候。亦有病情甚重的情况，不仅肺、肾俱虚，而且有孤阳欲脱牵累及心，使心气、心阳同呈衰竭。阳气亏虚不能鼓动血脉运行，血行瘀滞，可见面色、唇舌、指甲青紫，喘汗不已，而成脱象。此种亡阳亡阴的危候，亦非少见，不可不知。

临床上，何老治过的喘证患者，不计其数。

案例一 几十年前，何老曾治疗一位60岁的女同志朱某。四诊表现为素有水饮之证（西医诊为老慢支），近日复受表邪，喘而不得卧，小便少，脉浮，苔白。予以小青龙汤加茯苓治疗，未尽2剂而喘平。

按：此人原有水饮，复受外邪引动，表邪内饮，发而为喘。本方解表而行散水饮，表里之邪散，喘满即去。

案例二 何老还曾治过一位80岁的男同志谢某。四诊表现为气促痰多，胸满喘急，头部冷汗，四肢不温，舌淡，脉沉细，自购"平喘丸"久服无效。治以散寒温镇，乃投《局方》黑锡丹18克，每日6克，开水分次送吞，3日服完。

按：本例气促痰多，胸满喘急，一因痰浊上壅，肺气不能宣降，二因下元不固，气失摄纳。肾阳虚，卫外之阳不固，则头部冷冷，阳虚不能温养于外，则四肢不温；舌淡，脉沉细，都是阳气虚弱的证候表现。黑锡丹治元阳虚弱、不纳气的喘息，确具良效。

上述两个案例治疗效果极好，关键在于辨证准确，用药对路。当然，临床喘证证情复杂，其治疗方法也多有变化。何老认为，治喘大要，于实喘，总以疏利为是，如定喘汤。肺感风寒致喘，常用三拗汤；肺寒夹饮，肺脉水停，脉浮，则宜小青龙汤；肺热痰火证明显，则用麻杏石甘汤；肺气不降，浮肿而喘，则可以麻黄汤加桑白皮、茯苓之类；水病喘满，肾邪犯肺，则常以通阳泄浊法，用真武汤合四苓散。此外，痰喘必涤其源，气喘必平其气，前者温胆汤，后者用半夏厚朴汤等，均为治实喘的常法、常方。倘见吸气短促，遇动则剧，气弱脉微，定其外无客邪，内无实热，为虚候。肺虚金燥，多用生脉饮；肾阴亏虚，肺受其烁，则宜六味地黄汤加麦冬之类；肾阳虚，气脱而喘，则参麦六味丸、金匮肾气丸酌情而用；肾不纳气，身动即喘，则加沉香、黑锡丹等以导火归原；其重证气欲脱者，则急宜接续真元，用人参、紫河车、五味子、石英等药。

《金匮要略》所谓"上气"，即属喘证，并包括哮证，其证候为"上气喘

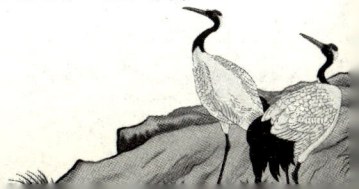

而躁，欲作风水"，或"上气面浮肿，肩息，脉浮大"。又在论肺痈肺实壅滞重证时指出："肺痈喘不得卧，葶苈大枣泻肺汤主之。"此外，曾以咳嗽与气喘合论。如提到浊痰壅滞时，谓"咳逆上气，时时吐浊，但坐不得眠，皂荚丸主之"；提到虚火咳逆时，说"火逆上气，咽喉不利，止逆下气，麦门冬汤主之"；再如提到"肺胀"，因于外邪内饮气壅证时说，"咳而上气，此为肺胀，其人喘，目如脱状（指两目外鼓，有如脱出之状），脉浮大者，越婢加半夏汤主之"；对"肺脉"外邪内饮水积证时说，"肺胀，咳而上气，烦躁而喘，脉浮者，心下有水，小青龙加石膏汤主之"等。《金匮要略》所指出的以上各条、各法、各方，亦多为何老诊治喘证采用，记之以供参考。

还值得一提的是，何老经常强调，由于冬季是喘证的多发季节，所以大家一定要注意调畅情志，多食清淡食物，忌辛辣刺激及甜黏肥腻之品；有烟酒嗜好者，应尽量戒除；加强体育锻炼，提高机体的抗病能力；加强防寒保暖，重视感冒的预防。

咳嗽的调治

症状：咳嗽，有痰或无痰。

方法：射干麻黄汤、止嗽散等加减。

咳嗽是人体清除呼吸道内分泌物或异物的保护性呼吸反射动作。中医通常称有声无痰者为咳，有痰无声者为嗽，但因一般多痰声并见，难以截然分开，故以咳嗽并称。西医学中的上呼吸道感染、支气管炎、支气管扩张、肺炎等疾病，若以咳嗽为主，均属于中医"咳嗽"病范畴。咳嗽病因有外感、内伤两大类。外感咳嗽是因人体卫外功能减退或失调，以致在天气冷热失常、气候突变时，风、寒、暑、湿、燥、火等一种或数种外邪，从口鼻或皮毛入侵所致。内伤咳嗽是因人体脏腑功能失调，内邪扰肺所致。如情志刺激，肝失条达，气郁化火，气火循经上逆犯肺，可致咳嗽；饮食不当，嗜好烟酒，熏灼肺胃，也可致咳嗽；过食肥厚辛辣，或脾失健运，痰浊内生，上干于肺，仍可致咳嗽。

下面，请看何老治疗咳嗽的案例。

案例一　1966年1月13日，38岁女同志程某，来何老处初诊。问之，咳嗽咯痰不爽，历时已久。宜润肺蠲痰为治。处方：麦门冬12克，天门冬15克，炙甘草4.5克，川贝母9克，陈皮4.5克，泡远志4.5克，炙百部4.5克，1剂。4月18日复诊：3个月前，咳嗽颇甚，曾进药1剂而愈。现在咳痰不多，夜寐盗汗，入暮喉中有水鸡声（形容喉中有声如蛙鸣），舌苔薄白。治以射干麻黄汤加减。处方：川贝母6克，麻黄6克，射干4.5克，稽豆衣12克，杏仁9克，瘪桃干6克，炙百部4.5克，生甘草6克，2剂。5月11日三诊的情况是：服药后喉中水鸡声消失，盗汗亦解。前几天在田间劳动，遇暴雨淋湿后即周身发热，轰灼难受，欲呕，不能站立，惟躺在地上感觉凉快，体温37℃。以化湿清热为治。处方：绵茵陈12克，生山栀9克，蒿梗9克，薏苡仁12克，薄荷4.5克，黄芩6克，淡竹叶9克，蔻仁2.4克，藿香梗6克，猪茯苓各9克，2剂。

按：本案的3个病程用3种处方，各有各的证情和治法。初次是痰热阻肺咳嗽，治以润肺化痰法而愈。复诊喉中有水鸡声，伴盗汗，正是《金匮要略》所谓"咳而上气，喉中水鸡声，射干麻黄汤法主之"，故选用射干麻黄汤法治疗。麻黄温肺化饮，射干化痰利咽，杏仁、百部、贝母化痰止咳，寒散饮化，故水鸡声随之而除。二诊方中稽豆衣、瘪桃干乃为盗汗而设。末次由于淋雨感湿，湿郁化热，留著于三焦，郁于肌肤则身热，蕴结于中焦则心烦而呕，停于下焦则足重而不能行，治以清热利湿，乃当务之急。按照"气化则湿化"之说，故理气不可偏废，处方以茵陈蒿汤意清热化湿，二苓、苡仁淡渗利湿，使湿热从小便而出，薄荷、藿香梗、蔻仁芳香化湿，淡竹叶一味清心火而利小便。因患者正值哺乳期，故加用蒿梗，既有化湿之能，又有通乳之功，一举两得，可谓配方精密，故2剂大瘥，后调理而愈。

临床所见，外感久咳治疗不愈的病人不少。日久不愈，痰多难咳，表邪仍未肃清，用程钟龄《医学心悟》止嗽散最为适宜。该方有疏有止，具有止咳化痰、疏风解表的功效。

案例二　1974年1月13日，何老曾治疗过一位43岁男性蔡某。初诊时四诊情况为：感冒以后，咳嗽痰多，呼出不爽，已历10余日，脉浮，苔白。治以化痰

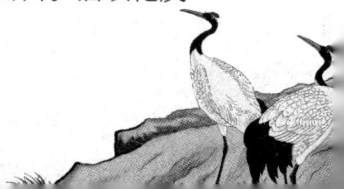

止咳，并解未尽之表邪。处方：桔梗4.5克，陈皮4.5克，白前6克，生甘草6克，炒荆芥4.5克，紫菀6克，百部6克，浙贝9克，杏仁9克。4剂。

按：本案以止嗽散加入杏仁、贝母增强宣肺止咳的作用。服药4剂，咳嗽即愈，可知奏效之捷。但止咳药物偏于温、燥，对于咳痰不爽的患者不甚适宜，加入杏、贝，更合病机。

临床何老也用单味枇杷叶来治疗咳嗽，非常简便，经常介绍给病人，大多反映不错。具体方法是：摘取新鲜枇杷叶10张，用刷子刷光枇杷叶背面的毛，加适量水，先用武火烧开，再用文火煎20分钟，然后加入少量冰糖和匀。每天2次，口服，愈即停服。此外，川贝炖鸭梨治疗热性久咳不愈者，亦常能取得较好疗效。具体方法是：取鸭梨一个，刨皮去核切片，放入砂锅，加入川贝5克，先用武火烧开，再用文火煎20分钟，然后加入少量冰糖和匀，吃梨喝汤，愈即停服。

俗话说"三分治，七分养"，对咳嗽的治疗，应加强饮食调护，注意食补养肺。可以适当进食一些养阴生津之品，如百合、蜂蜜、梨、莲子、银耳、葡萄及各种新鲜蔬菜等柔润食物，少吃辛辣燥热之品。银耳大米粥、莲藕大米粥、山药大米粥、大枣银耳羹，调入适量白糖或冰糖，可供选用。

由于绝大部分咳嗽是由于呼吸道疾病引起，因此预防呼吸道疾病是防止咳嗽的关键。预防的主要措施有：一是加强锻炼，多进行户外活动，提高机体抗病能力。二是气候转变时及时增减衣服，防止过冷或过热。三是少去拥挤的公共场所，减少感染机会。四是经常开窗，流通新鲜空气。家人有感冒时，室内可用醋熏蒸消毒，防止病毒感染。五是感冒流行期间可服中药预防。预防方为贯众12克，防风12克，荆芥10克，每日1剂煎服，连服2~3天。

胸闷莫小觑

症状：胸闷，心悸，胸痛等。

方法：参附丹桂汤（何任验方）或逍遥散、四逆散等。

何老指出，胸闷是一种主观感觉，即呼吸费力或气不够用。轻者若无其事，重者觉得似乎被石头压住胸膛，甚至发生呼吸困难。大家可千万别轻视胸闷，胸闷可以是许多疾病先兆，少数人甚至就只表现一点点胸闷的前兆，最后却到猝死的严重后果。

胸闷分为功能性胸闷和病理性胸闷。在空气不流通的房间内逗留较长时间，或遇到某些不愉快的事情，甚至与别人发生口角、争执，或处于气压偏低的气候中，都会产生胸闷、疲劳的感觉。有的经过短时间的休息，开窗通风或到室外呼吸新鲜空气，放松思想，调节情绪，很快就能恢复正常，像这类胸闷，一般都是功能性的。由于身体内某些器官发生疾病而引起，如气管支气管内长肿瘤、气管狭窄、气管受外压（甲状腺肿大、纵隔内长肿瘤）等呼吸道受阻情况所引起的胸闷，肺气肿、哮喘、肺不张、肺梗死、气胸等肺部疾病所引起的胸闷，某些先天性心脏病、风湿性心脏瓣膜病、冠心病等心脏疾病所引起的胸闷，膈肌膨升症、膈肌麻痹症等膈肌病变所引起的胸闷，以及体液代谢和酸碱平衡失调等引起的胸闷，都是病理性的胸闷。

病理性胸闷可以突然发生，也可以缓慢发生。突然发生的多数是由于外伤性或自发性气胸、急性哮喘、急性气管内异物、心脏病急性发作、急性肺梗塞等，缓慢性的胸闷则是随着病程的延长，症状逐渐加重。儿童发生胸闷多数提示患有先天性心脏病或纵隔肿瘤，青年人发生胸闷多数提示患有自发性气胸、纵隔肿瘤、风湿性心脏瓣膜病，老年人发生胸闷多数与肺气肿、冠心病等有关。正因如此，胸闷往往不单独出现，在很多情况下都与心悸、胸痛等其他多种症状同时并见。对于病理性胸闷必须引起重视，以免延误治疗。患者应该到医院去进行胸部透视、心电图、超声心动图、血液生化等检查以及肺功能测定，以便临床医师进一步明确诊断，对因治疗。

案例 1971年11月3日，何老曾经治疗过一位58岁男性钱某。初诊时得知患冠心病多年，血脂高，血压低，曾发心绞痛多次。昨晚饭后突感胸闷心慌，全身软乏，汗多，医院诊为急性心肌梗死，脉细欲绝。辨证为气阴两虚，治以益气敛阴为主。处方：别直参9克（浓煎），制附子6克，五味子4.5克，桂枝6克，麦冬12克，煅龙、牡各12克，远志4.5克，丹参12克，苏合香

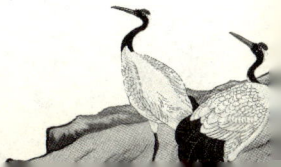

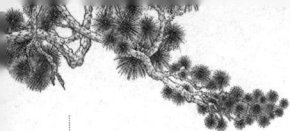

丸1粒（捣冲）。2剂。

　　按：本例突然胸闷心慌，全身软乏，乃心气不足，胸阳被痰浊所阻，血液流行障碍，心失所养。汗为心之液，气虚则肌腠不固，津液外泄，故汗多。心主血脉，血虚则脉细，今汗多，脉细欲绝，为气阴两虚、阳无所附而欲脱的危象，乃投以治胸闷验方参附丹桂汤。药用别直参、附子、桂枝甘辛而温，大补元气而固元阳，麦冬、五味子酸甘敛阴，龙、牡收摄敛汗，丹参、远志和血养心，苏合香丸芳香开郁。全方使正气固，汗止脉起，转危为安，其效颇验。

　　四季当中，寒冬季节是胸闷最好发的季节。这是因为寒冷刺激会导致机体交感神经系统兴奋性增高，体内儿茶酚胺分泌增多，后者可使人的肢体血管发生收缩，心率加快，心脏工作负荷增大，耗氧量增多。此时，心肌就会缺血缺氧，引起心绞痛发生。交感神经兴奋和儿茶酚胺本身都可导致冠状动脉痉挛，血液浓缩，使血小板易于凝聚，形成血栓，这也是导致心梗的重要原因。此外，由于环境温度低，血管收缩，血压容易升高，加重了心脏负担，这些都可能导致心梗发生。当你感到胸闷，胸骨后疼痛，有时还会向左肩部和背部放射时，一定要考虑是否为心绞痛，应及时去医院诊治。预防冬季胸闷的发生，一是要在气温变化时，适时加减衣物；二是有冠心病等疾病的同志，除了要按时服药，平时还应随身携带硝酸甘油，如突然发病，该药可有效舒张冠状动脉，缓解症状；三是要保持适当的活动量，不要因天气寒冷而懒于外出，使抗寒能力下降。

　　临床也有这样的情况，有的胸闷病人做遍各种各样的检查均是正常，但胸闷却反复不断，常在紧张、压力或疲劳时加重，虽曾服用一些镇静药物，但效果都不太明显。对于这种表现，中医的观点是"肝气郁结"。中医所言的肝脏与西医所谓的肝脏不同，前者是从功能的角度讲，后者是从器质的角度讲。中医肝的功能包含调节情绪、调畅气机、滋养筋膜、储存血液等等，紧张、烦躁、发怒等情绪都会影响肝脏的正常生理功能，造成气机郁滞，升降失常，从而导致胸闷、打嗝、腹胀气、头晕等不适症状。中医用逍遥散、四逆散、柴胡疏肝散等疏肝理气，往往有很好的治疗效果。

　　何老有一个经验，大家平时如果感到胸闷、心慌，可以试着按按内关穴。内关穴是心脏的保健要穴，属手厥阴心包经，具有宁心安神、理气解闷等作用。中医所言"心包"位于心脏外面，形象地比喻为心的围墙。当有外界邪气侵犯心脏时，心包能替心受邪。尤其老年人是心血管病的高发人群，经常按一按内关穴能起到很好的保健作用。

按揉内关穴力道要适当，不可太强，以酸胀为佳；以左手拇指螺纹面按右手内关，以右手拇指螺纹面按左手内关，交替进行，平时可以边走边按，也可以在工作之余进行揉按，2~3分钟就可以。

闪电般突发的中风病

症状：猝然昏仆，不省人事，口眼歪斜，舌强言謇，半身不遂，肢体不仁等。

方法：中经络用大、小活络丹，随证治之。中脏腑遇闭证可用苏合香丸，遇脱证亡阳可用参附汤，遇脱证亡阴可用生脉散。对属痰热内闭者，无论中经络或中腑脏者，常用清开灵注射液作静脉滴注。

何老认为，中风给人带来的影响相当于人体发生了一次"强烈地震"。中风又称"卒中"，是中医学对急性脑血管疾病的统称，是以猝然昏仆、不省人事、口眼歪斜、舌强言謇、半身不遂、肢体不仁为主要症状的一类疾病。中风多由忧思恼怒、饮食不节、劳累纵酒等原因导致阴阳失调、脏腑气偏、气血错乱而引起。本病起病急剧，变化迅速，风驰电掣如闪电一般。西医认为，中风是由脑血管病变引起的急性或亚急性脑局部血液循环障碍的一种病变，多见于老年人，尤其是高血压或动脉硬化者。中风可分缺血性中风和出血性中风两大类。缺血性中风又可分为动脉硬化性脑梗塞和脑栓塞，出血性中风又分为高血压脑出血和蛛网膜下腔出血。

中风的辨证，按病情轻重，分为中络、中经、中腑、中脏4个类型。《金匮要略》说："邪在于络，肌肤不仁；邪在于经，即重不胜；邪入于腑，即不识人；邪入于脏，舌即难言，口吐涎。"对猝然昏仆、不省人事者，又有闭证与脱

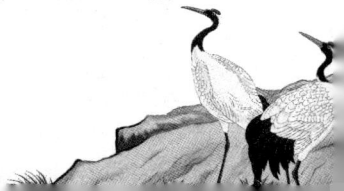

证的区别。

何老对中风的诊治体会：①中络是以肌肤麻木、口眼歪斜为主症，其麻木多偏于一侧手足，此中邪浅，病情轻。中经是半身不遂，口眼歪斜，身麻木，言语謇涩为主症，但无昏仆，比中络为重。两者均因病邪干扰经络，故统称中经络。中腑除半身不遂、口眼歪斜、身麻木、言语謇涩外，还有神志不清的主症，但并不严重，属一般意识蒙眬。中脏是猝然昏仆，半身不遂，神志障碍重，或完全昏迷不醒，此中邪深，病情重。中腑中脏均有神志障碍，故称中脏腑。中脏腑为重症。若邪闭于内，则牙关紧闭，口噤不开，两手握固，大小便闭结，肢体强痉，此为闭证，多属实邪；若目合口张，鼻鼾息微，手撒尿遗，此为脱证，多属虚证。②中经络是中风轻症，没有昏迷，宜用养血祛风、通经活络、平肝涤痰并去瘀阻之品，适当加大、小活络丹，随证治之。中脏腑是中风重症，昏迷不醒者，有的经过治疗可以逐渐苏醒，有的则持续昏迷乃至不治。遇闭证可用苏合香丸。腑气不通者用大黄、玄明粉；痰湿上蒙清窍，可酌用黄连温胆汤。遇脱证，若肢冷、汗出亡阳，脉微欲绝者，则大剂参附汤加龙骨、牡蛎；若身热、汗出唇干、舌红脉虚数之亡阴者，可以生脉散加味。对属痰热内闭者，无论中经络或中腑脏，常用清开灵注射液作静脉滴注。清开灵系按《温病条辨》安宫牛黄丸加减改剂而成，有抗炎、解热、护肝、改善脑循环、降低血黏度等作用。又另有以虫类药水蛭为主，治疗中风后遗症之半身不遂、言语不清者，可达到活血化瘀、破血散结的作用。

案例一　何老曾经治疗过一个病人，男，来诊时62岁，患有高血压，时有头目昏眩，近时言语謇涩，口喎流涎，肢麻行动不稳，舌苔微黄，脉微数。治以平肝息风，化浊通络。处方：秦艽10克，钩藤10克，决明子10克，豨莶草20克，生地黄20克，天麻10克，姜半夏10克，赤白芍各10克，杭白菊10克，僵蚕10克。7剂。药后症情有所缓解，原方加减调治渐愈。

中风后遗症，即偏枯，其最常见的症状是半身不遂。中医认为，半身不遂属气虚，舌现瘀点为血瘀，气因虚而滞，血因瘀转虚，故半身不遂患者的病机往往是气虚与血瘀并见，治疗通用王清任补阳还五汤，效果颇佳。

案例二　1971年12月20日，何老接诊了一位42岁的女同志陈某，初诊时表现为中风，右半身不遂，言语不利，脉迟，舌质微红，有瘀点。诊断为脑血栓形成，偏瘫。治以益气行瘀法。处方：黄芪12克，炒白芍9克，红花1.5克，地龙6

克，桑寄生9克，桃仁6克，甘菊6克，知母6壳，麻仁9克。5剂。

按：本案针对病机，补阳还五汤运用恰当，加桑寄生、甘菊、麻仁以养血息风，加知母清润以节制黄芪的温性，是张锡纯的经验方。药后症情减缓，以后续用本方增损而治愈。

由于本病存在发病率高、死亡率高、致残率高、复发率高以及并发症多的特点，所以医学界把它同冠心病、癌症并列为威胁人类健康的三大疾病之一。预防中风的重要性已经引起国内外医学界的重视，医学家们正从各个方面探索中风的预防措施。由于脑血管意外防不胜防，所以加强平时预防是远离中风威胁的根本方法。何老指出，预防中风的主要注意点是：一要及时治疗可能引起中风的疾病，如动脉硬化、糖尿病、冠心病、高血脂病、高黏滞血症、肥胖病、颈椎病等。高血压是中风发生的最危险因素，也是预防中风的一个中心环节，应有效地控制血压，坚持长期服药，并长期观察血压变化情况，以便及时处理。二要重视中风的先兆征象，如头晕、头痛、肢体麻木、昏沉嗜睡、性格反常。一旦小中风发作，应及时到医院诊治。三要消除中风的诱发因素，如情绪波动、过度疲劳、用力过猛等。要注意心理预防，保持精神愉快，情绪稳定。提倡健康生活方式，规律的生活作息，保持大便通畅，避免因用力排便而使血压急剧升高，引发脑血管病。四要饮食结构合理，以低盐、低脂肪、低胆固醇为宜，适当多食豆制品、蔬菜和水果，戒除吸烟、酗酒等不良习惯。每周至少吃3次鱼，尤其是富含 $\omega-3$ 脂肪酸的鱼类，或者服用深海鱼油。$\omega-3$ 脂肪酸能调节血液的状态，使血液不容易形成凝块，进而防止脑梗塞。五要注意做好保暖工作。户外活动（特别是老年人）应注意保暖，调节室内温度，避免从较高温度的环境突然转移到温度较低的地方。六要做好其他防范工作。中风患者平时外出时要注意防止跌跤；起床、低头系鞋带等日常生活动作要缓慢；洗澡时间不宜过长等。

蚕食般渐进的老年痴呆症

症状：轻者神情淡漠，寡言少语，反应迟钝，善忘；重者表现为终日不

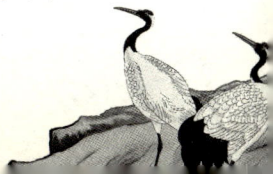

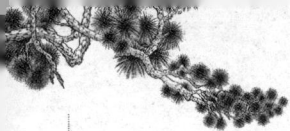

语，或独处而喃喃自语，言词颠倒，举动失常，或忽笑忽哭，

或不欲饮食，不知饥饿。

　　方法：辨证选用转呆丹、指迷汤、启心救胃汤、苏心汤等方。

　　何老指出，老年痴呆症不似中风一触即发，迅雷不及掩耳。而是脑力的逐步退化，患者的生命就如被蚕食一般，由量变而质变。

　　一般说来，人到了50岁大脑就开始慢慢地萎缩，到了60岁后，脑实质会逐渐缩小，重量减轻，脑血流量也明显减少。在大脑的不同区域，神经细胞的萎缩也不平衡，位于前额的神经细胞萎缩得最早，而位于枕部的神经细胞萎缩得最晚。到了70～80岁脑萎缩会加快。从CT或MRI可以看出，有的人是全脑弥漫性萎缩，有的人是局部，如大脑额部、颞部萎缩。老年人生理性萎缩很常见，如果程度轻，一般不会发生痴呆，但如果是严重脑萎缩，又是弥漫性萎缩（称为病理性萎缩），就可能会有痴呆的表现。

　　老年痴呆症，又称阿尔茨海默病，是一种发生在老年期及老年前期的原发性退行性脑病，主要表现为持续性高级神经功能活动障碍，即在没有意识障碍的状态下，记忆、思维、分析判断、视空间辨认、情绪等方面的障碍。其特征性病理变化为大脑皮层萎缩，并伴有β－淀粉样蛋白沉积，神经原纤维缠结，大量记忆性神经元数目减少，以及老年斑的形成。西医目前尚无特效治疗或逆转疾病进展的药物。

　　由于我国社会老龄化，老年痴呆症的发病率逐年增高。调查发现，我国北方患老年痴呆的平均年龄为75～76岁，血管性痴呆发病年龄多在68岁左右。65岁以上人群中患重度老年痴呆的比率达5％以上，而到80岁，此比率就上升到15％～20％。

　　老年痴呆患者的日常生活能力下降，他们甚至不认识配偶、子女，穿衣、吃饭、大小便均不能自理，有的还产生幻听幻觉，给自己和周围人带来无尽的痛苦和烦恼。老年痴呆病人的平均生存期为5.5年，是继心血管病、脑血管病和癌症之后，老人健康的"第四大杀手"。

　　前人以为本病多由肝气郁结、克伐脾胃，或起居失常、脾胃受伤、痰湿内生、蒙蔽心窍而生。治疗原则，一是调补脾胃精气，凡素体不足，有肾虚见证者，可以补肾填精，健脾益气，以期培补肾脾以冀脑髓得以充益，化源得以滋养；二是开郁化痰，气郁开，痰滞清，或健脾化痰，清心涤痰，泻火祛痰，或痰瘀同治。何老认为，肾虚是老年性痴呆发病的重要病理基础，痰凝血瘀是老年性痴呆发病的重要因素。痰瘀既是病理产物又是致病因素，痰凝血瘀推动了老年性痴呆的发生发展。正常衰老过程本身就有血瘀证存在的潜在性，故瘀血内停也是痴呆发病的重要原因，瘀阻心脑则可心神不安，心悸失眠，健忘痴呆，神昏谵语。《血证论·瘀血》也说："瘀血攻心，心痛，头晕，神气昏迷。"老年性痴呆所表现出的呆板、迟钝、寡言、傻哭傻笑、舌质暗淡或舌质淡、苔白腻等各种临床症状，正属于中医痰凝血瘀范畴。肾虚为本、痰凝血瘀为标是老年性痴呆的最重要病机。抓住了这一病机，也就抓住了老年性痴呆的本质和发展规律，临床治疗就可以取得较好的疗效。老年性痴呆如能早期积极治疗，部分症状可有改善，处方可选用清·陈士铎《辨证录》（托名岐伯、张仲景所传）中的转呆丹（人参1两，白芍3两，当归1两，半夏1两，柴胡8钱，生枣仁1两，附子1钱，菖蒲1两，神曲5钱，茯神1两，天花粉3钱，柏子仁5钱）、指迷汤（人参5钱，白术1两，半夏3钱，神曲3钱，南星1钱，甘草1钱，陈皮5分，菖蒲5分，附子3分，肉豆蔻1钱）、启心救胃汤（人参30克，茯苓30克，白芥子9克，菖蒲3克，神曲9克，半夏6克，南星6克，黄连3克，甘草3克，枳壳1.5克）、苏心汤（白芍，当归各90克，人参，茯苓各30克，半夏、炒栀子、柴胡各9克，附子0.9克，生枣仁15克，吴茱萸、黄连各1.5克）等方药。

　　尽管最常见的老年性痴呆症还没有找到原因，但是所有的痴呆都是有征兆可循的，而最初的征兆就是失忆。人入中年，看看你最近是不是特别爱忘事，如果只是偶尔忘了但事后能慢慢回忆起来，这都是正常现象，但如果经常忘事，且有些事刻意去记还会忘，事后还想不起来，甚至影响了工作和生活，最好到医院做个检查。据报道，现在四五十岁就患老年痴呆症的人逐年增加，所以大家最好能提早做好预防工作。何老指出，预防老年痴呆症的常见方法：一是避免过度喝酒、抽烟，适当参加体育运动；二是防止脑动脉硬化，积极治疗高血压、糖尿病、冠心病等；三是积极用脑，对事物常保持高度的兴趣及好奇心；四是保持良好的人际关系；五是乐观开朗，保持年轻的心。

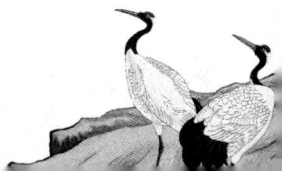

寻找腹痛的原因

腹痛是指由于各种原因引起的腹腔内外脏器病变，而表现为腹部的疼痛。腹痛可能是胃肠消化器官肝、胆、胰腺疾病，也可能是妇科疾病或泌尿生殖器官疾病。轻微的腹痛多半是消化不良等胃肠道疾病引起，持续严重的腹痛且无腹泻可能是十分严重的疾病。腹痛又有呕吐，吐之后腹痛并未减轻，腹部柔软而膨胀，或者病人昏昏欲睡，神志不清，很可能是由于下列各种十分严重的疾病：一是胃肠方面的疾病，包括胃溃疡、癌瘤、阑尾炎、肠梗阻、肠穿孔、肠套叠、急性肠溃疡、局部肠炎等；二是泌尿、生殖系统的疾病，包括肾结石或癌瘤引起的肾绞痛、肾盂肾炎、前列腺炎、膀胱炎等；三是多种妇科疾病，包括宫外孕破裂、卵巢囊肿蒂扭转等；四是肝胆疾病，包括胆囊炎、肝炎、胆石症等；五是不同原因引起的腹膜炎；六是血栓性的疾病。

何老认为，从中医来讲，腹痛有多种辨证方法。一是从经络言，因人身背为阳、腹为阴，腹痛在中脘属太阴，在小腹左右属厥阴，在脐腹正中属少阴、冲任；二是就性质言，则可区别为热痛、寒痛、寒热交杂痛、血虚痛等；三是就虚实言，虚痛喜按，实痛拒按，虽非绝对可据，也可大体区分。此外，尚有就气血、脏腑而分者。何老的经验是：凡腹痛通常多见弦脉，弦脉夹见细小，大多见于猝痛，而见沉伏脉者，则腹痛多夹气滞。当然，辨别腹痛，主要应以证象与脉候结合，包括细辨面色、舌色、唇色等，然后投治，方可适应。下面，让我们一起去感受何老先生防治以腹痛为主要表现的肠梗阻、肾结石、胆囊炎这3种疾病的方法。

◎肠梗阻

症状：腹痛，腹胀，呕吐（呕吐物开始为胃内容物，以后为肠内容物），排气与排便停止等。

方法：增液汤加味等。

顾名思义，肠梗阻指肠内容物在肠道中通过受阻。为常见急腹症，可因多种因素引起。起病初，梗阻肠段先有解剖和功能性改变，继则发生体液和电解质的丢失、肠壁循环障碍、坏死和继发感染，最后可致毒血症、休克、死亡。当然，如能及时诊断，积极治疗，大多能逆转病情的发展，以致治愈。肠梗阻可见于各种年龄患者，儿童以蛔虫症、肠套叠等引起的为多，成人以疝或肠粘连引起的为多，老人则可由结肠癌等引起。肠梗阻的疼痛多在脐周，呈阵发性绞痛，伴呕吐与停止排便、排气。体格检查时可见肠型，腹部压痛明显，肠鸣音亢进，甚至可闻及"气过水"声。如若腹痛呈持续性疼痛伴阵发性加剧，腹部压痛明显伴肌紧张及反跳痛，或更是发现腹水，并迅速呈现休克者，则提示为绞窄性肠梗阻。X线平片检查若发现肠腔充气，并有多数液平时，肠梗阻的诊断即可确立。

案例 1972年8月12日，何老接诊了一位17岁的男同志陈某，初诊时表现为：脐腹部疼痛如绞，阵作已数日，痛甚，拒按，恶心，呕吐不出，痛止能进饮食，汗多，口干，气促，大便5日未下，舌红，脉弦细。治予滋阴增液。处方：北沙参30克，玄参15克，生地30克，麦冬15克，天花粉15克。2剂。另真芝麻油90克，缓缓咽服(先服麻油，再进煎药)。服1剂而大便通下，腹痛解，诸症均减，再1剂而痊愈，未再复发。

按：本病人曾在当地检诊，初给解痉挛药，无效，乃诊断为肠梗阻，用抗生素及通便剂亦未效而来何老处就诊。何老认为，发于夏月盛暑之时，则多属肺气虚燥之故，因暑燥既泄肺气，汗多又伤津液，气促、舌红，肺气不足以下降，津液不足以润肠。何老视此病人主症为腹痛，大便秘结，乃属肺移燥于大肠，与东垣所谓"血中伏火"之通常便秘不同，故非一般硝、黄通下所宜，以沙参、麦冬、花粉、玄参、地黄以养肺增液。至于先服麻油，乃考虑即是肠梗阻，则以真净麻油呷饮缓解，以润通其梗滞。

◎肾结石

症状： 疼痛（钝痛、隐痛或绞痛），血尿。

方法： 蠲解排石汤（何任验方）。

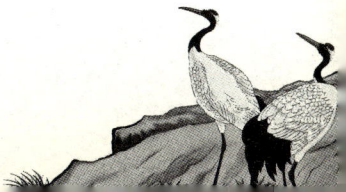

肾结石指发生于肾盏、肾盂及肾盂与输尿管连接部的结石，多数位于肾盂肾盏内，肾实质结石少见。平片显示肾区有单个或多个圆形、卵圆形或钝三角形致密影，密度高而均匀，边缘多光滑，但也有不光滑呈桑椹状。肾是泌尿系形成结石的主要部位，其他任何部位的结石都可以原发于肾脏，输尿管结石几乎均来自肾脏，而且肾结石比其他任何部位结石更易直接损伤肾脏，因此早期诊断和治疗非常重要。

血尿是肾结石的另一主要症状。疼痛时，往往伴发肉眼血尿或镜下血尿，以后者居多，大量肉眼血尿并不多见，体力活动后血尿可加重。肾结石患者尿中可排出沙石，特别在疼痛和血尿发作时，尿内混有沙粒或小结石。结石通过尿道时，发生阻塞或刺痛。肾结石的常见并发症是梗阻和感染，不少病例因尿路感染症状就医。梗阻则可引起肾积水，出现上腹部或腰部肿块。

案例 1989年3月24日，何老接诊了一位45岁的女同志刘某，初诊时表现为：腹痛已久，在左侧为甚，多次阵作，绞痛不已。有时呕吐，面色不华，小便黄褐，苔白脉细弦。先予调达蠲解（某医院B超诊为肾结石，曾住院治疗，服中药排石汤，未好转）。处方：当归12克，白芍15克，白术12克，茯苓15克，泽泻9克，川芎12克，延胡9克，金钱草18克，炙甘草9克。5剂。本方服5剂后，腹痛未再作。又自服5剂以期巩固。是否有结石排出，无法了解清楚。

按：此例妇女腹痛，并非妇科疾病，以腹绞痛为主症。《金匮要略》谓："妇人怀娠，腹中疞痛，当归芍药散主之"，"妇人腹中诸疾痛，当归芍药散主之"。病人腹痛已久，前医单纯用排石汤，未能见效，且面色不华，宜从调益气血为主，用当归芍药散，取其补血、健脾、缓急、止痛，并适当加入蠲解排石之品，其症乃解。

◎胆囊炎

症状：右上腹疼痛可放射至右肩胛部，可见身热、黄疸等症。

方法：黄连汤。

胆囊炎，常与胆石症同时存在，亦有因感染引起胆囊炎而无胆石者。其症常突然发作右上腹疼痛（胆石者则常为阵发性绞痛），放射至右肩胛部。其急性发作常有畏寒、发热、血中白细胞增高或出现黄疸等症状。慢性者常有右上腹疼痛，时作时止，虽无身热等症，但常因饮食不适而引起。

按中医辨证，胆囊炎的主要症状属"胁痛""脘痛""胆胀"一类证候。凡饮食失当，情绪不调，或受外感之邪传入肝胆，以致湿热蕴结，肝气郁滞，升降失司，胆汁滞阻，可见身热、胁痛、黄疸等症。或以热灼胆液，久而成石。其治疗原则：外感湿热多以祛邪为主，利湿清热解毒；内伤气滞血瘀，多以理气疏肝、祛瘀通络为主；肝血不足，则以滋养肝肾、养血柔肝为治。而各种治疗方法，亦往往相互交错参用。

何老治胆囊炎，除常选用以上各法各方药外，尚采用黄连汤，见效较理想。《伤寒论》谓："伤寒，胸中有热，胃中有邪气，腹中痛，欲呕吐者，黄连汤主之。"其方为"黄连三两，炙甘草三两，干姜三两，桂枝三两（去皮），人参二两，大枣十二枚（擘），半夏半升，七味煮去滓，温服，昼三夜二"。本方证是由胸中有热、胃中有寒、升降失司、表里失和所致，故立方以寒热并投，上下兼治。黄连汤为张仲景升降阴阳之方小柴胡汤的变方，以桂枝代柴胡，以黄连代黄芩，以干姜代生姜。

案例　1982年7月，何老接诊了一位54岁的女同志魏某，初诊时表现为：素有胸闷胁痛，曾住院治疗，B超诊断为胆囊炎伴胆石症，近来胃部疼痛，厌食油腻，思呕泛，曾吐苦绿水，大便较稀，次多，舌苔厚腻，脉弦。处方：黄连6克，姜半夏9克，炙甘草6克，干姜6克，桂枝9克，太子参9克，大枣12枚，姜竹茹12克。7剂。复诊谓服药后痛减，呕泛止，大便次数渐正常。再续服7剂，以资巩固。

疏通水道——便秘的中医治疗

症状：便秘，腹痛。

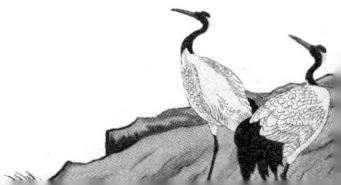

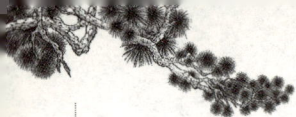

方法：调胃承气汤等。

中医常常用河流与船只来比喻大肠与粪便的关系。粪便在大肠中往前下行，就如船只在河流中行驶，一旦河水进入枯水期或者河道受到堵塞时，船只的前行就会变得非常困难。同样，当大肠中津液不足或者出现肿瘤等堵塞大肠时，粪便在大肠中的前行就会变得非常艰难，也就出现了我们通常所说的便秘。

便秘是指排便不顺利的状态，包括粪便干燥排出不畅和粪便不干亦难排出两种情况。西医学中凡属消化器官的功能性便秘，以及肠道激惹综合征、肠炎恢复期、直肠及肛门疾病等导致的便秘，均可按本病进行辨证论治。正常人的排便习惯差别很大，这与个体差异、生活习惯尤其是饮食习惯有关。一般情况下，正常人每天排便1~2次，有的2~3天1次(只要无排便困难及其他不适均属正常)，但大多数人(约占60%以上)为每天排便1次。

中医认为，便秘多由精气亏虚、大肠传运乏力所致，或由血虚津枯、肠道失润所致，或由阳虚体弱、肠道艰于传递所致，或由情志失和、气机郁滞、传导失职所致，或由素体阳盛、肠胃积热所致。其中气虚便秘的临床主要表现为：虽有便意，临厕努挣乏力，挣则汗出短气，便后疲乏，舌淡苔薄，脉虚。治宜益气通便，方用黄芪汤加减。血虚便秘的临床主要表现为：便秘，面色无华，头晕目眩，心悸多梦，舌淡苔薄，脉细。治宜养血通便，方用《尊生》润肠丸。阳虚便秘的临床主要表现为：便秘，形寒肢冷，喜热怕冷，腹中冷痛，或腰脊酸冷，舌淡苔白，脉沉迟。治宜温阳通便，方用济川煎加减。气滞便秘的临床主要表现为：大便秘结，欲便不得，嗳气频作，腹中胀痛，食少纳减，舌淡苔薄腻，脉弦。治宜顺气通便，方用六磨汤加减。热积便秘的临床主要表现为：大便干结，小便短赤，面红身热，口干口臭，舌红苔黄或黄燥，脉滑数。治宜泄热通便，方用调胃承气汤。

案例 1975年2月16日，何老接诊了一位17岁的男患者王某，初诊时表现为：大便5日未下，身热面红，咽痛鼻衄，口角破溃，胸闷心烦，苔黄脉数。治宜清热泻火通便。处方：生大黄4.5克，元明粉9克，白茅根12克，连翘9克，生甘草4.5克，焦山栀9克，郁金9克，板蓝根12克，黄芩9克，薄荷4.5克，竹叶6克。3剂。

按：本例由于肺胃热壅则而便闭不行，身热，面红，咽痛，鼻衄，口角溃烂，胸闷心烦，苔黄脉数等，均为内有邪热之征，此为中上焦积热，故以凉膈散清上通下为治。方中以调胃承气汤使邪热从大便清泄，亦即釜底抽薪之意，并以山栀、黄芩、薄荷清肺胃之热，郁金在清解之剂中有宽胸利膈的作用，药后便通热退，诸症尽解。

便秘是临床的常见病、多发病。国内发病率尚无确切数字，但据报道，天津地区便秘发病率为4.43％，与日本报道的发病率4％相近，上海报道老年人便秘占35.8％。在美国，每年住院病人中有92万人患有便秘，其中1％死于便秘或便秘相关疾病。随着人类生活质量的提高，便秘的危害越来越受到人们的重视，患者对便秘的诊治要求日趋迫切，便秘的门诊量在显著增加。因为人们目前更清楚地认识到，便秘对机体造成严重危害，直接引发肛肠疾病。例如，便秘患者因粪便干、硬，排便时引起肛管裂伤疼痛，可发生肛裂，进而引起肛窦炎、肛乳头肥大、肛周脓肿、肛瘘。粪便干硬还会引起痔疮出血，如出血量大，会引起失血性贫血等全身症状。便秘患者通排便困难，但不得久蹲强挤，否则易发生脱肛、直肠内脱垂、直肠前突、会阴下降等病变，这些病变又是加重便秘的因素，形成恶性循环，终致所谓"习惯性便秘"或"顽固性便秘"。便秘使直肠内压力增高，久之会导致上腹部饱胀、恶心、反胃、腹部不适及下腹疼痛等。粪便在直肠停留过久，局部可发生炎症，有下坠感和排便不尽感。所以，何老指出，日常除了注重入口的吃以外，还要重视出口的大便问题，尤其要防止便秘的发生。预防便秘的方法，以下4条十分重要。

一是足量饮水。特别是重体力劳动者，因出汗多，呼吸量大，水分消耗多，肠管内水分必然被大量吸收，所以要预防大便干燥就得多喝水。早饭前或起床后喝一杯水有轻度通便作用。足量饮水，有利于肠内容物的通过。此外，也要注意足量饮食，特别是早饭要吃饱，因为只有足够的饮食，才能刺激肠蠕动，使粪便正常通行和排出体外。

二是适量纤维。饮食宜粗，要注意吃些粗粮和杂粮，因为粗粮、杂粮消化后残渣多，可以增加肠管的刺激量，利于大便运行。副食要注意多食青菜、韭菜、芹菜等含纤维素多的蔬菜，因为纤维素不易被消化吸收，残渣量多，可增加肠管内的容积，提高肠管内压力，增加肠蠕动，有利于排便。另外可有意多食含脂肪

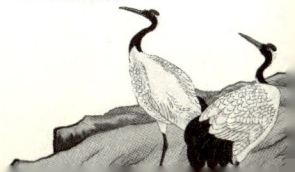

多的食品，如核桃仁、花生米、芝麻、菜籽油、花生油等，它们都有良好的通便作用。

三是定时排便。每个人都有各种生活习惯，大便也不例外，到一定的时间就要排便，如果经常拖延大便时间，破坏良好的排便习惯，可使排便反射减弱，引起便秘，所以不要人为地控制排便感。对经常容易发生便秘者，一定要注意把大便安排在合理时间，每到时间就去上厕所，养成良好的排便习惯。

四是加强锻炼。散步、跑步、做深呼吸运动、练气功、打太极拳、转腰抬腿、参加文体活动和体力劳动等，都可使胃肠活动加强，食欲增加，膈肌、腹肌、肛门肌得到锻炼，从而提高排便动力，预防便秘。经常劳动的农村老年人很少便秘，而懒于活动、养尊处优的城市老人便秘者较多，就说明了这个道理。

五是药膳食疗。如香蕉、蜂蜜等食物都具有一定的润肠通便功能，都能起到预防便秘的作用。下面介绍一个食疗方芝麻松子糊，它适用于各种原因引起的便秘。具体的组成、制法和饮食方法是：黑芝麻30克，松子10克，蜂蜜适量。先将黑芝麻、松子混合并研成细末，再加适量蜂蜜调成糊状，口服，每日2~3次。

让人惊讶的"牛肚子"——
消渴的中医治疗

症状：多饮，多尿，多食，消瘦，疲乏，尿甜等。

方法：上消以消渴方加减，中消以玉女煎加减，下消以六味地黄丸或金匮肾气丸加减。

案例　1975年初，何老接诊了一位35岁的女同志翁某，何老问她症情的时候，她无奈地说：我这个肚子啊，真像"牛肚子"，去年开始，有时甚至大碗大碗地喝水，算起来，每天喝的水啊，一天差不多得有4~5升，而成人的标准日饮水量一天2升也就足够。可见，翁某的日饮水量足足超出常人的一倍多，况且她的身形瘦小，这样的饮水量，确实让人惊讶。

翁某得的是典型的糖尿病，中医叫消渴，是以多饮、多尿、多食及消瘦、疲乏、尿甜为主要特征的一种综合病证，主要病变部位在肺、胃、肾，基本病机为阴津亏耗、燥热偏盛。翁某初诊时表现为：去年起渴欲饮水，尿多，近来入暮咽干，每天饮水5升左右，喜冷饮，大便干燥，二三日一次，心悸，自汗以颜面部为甚，脉微数，舌质红，苔黄厚。以滋阴为治。处方：党参18克，山萸肉9克，山药24克，干地黄15克，知母9克，生芪皮9克，天花粉12克，枸杞子15克，甘露消毒丹12克（包煎），天麦冬各12克。4剂。3月18日复诊：渴欲饮水，喜冷，自汗以颜面部为甚，大便干结，心悸泛呕，脉微数，苔黄厚。原意加减。处方：北沙参9克，麦冬12克，枸杞子9克，干地黄12克，麻仁9克，淮小麦30克，穭豆衣15克，山萸肉9克，五味子2.4克，乌梅炭4.5克，党参15克，左金丸3克（分吞）。4剂。4月1日三诊：药后饮水较减，颜面汗较少，大便间日下，泛呕已解，脉较有力，苔尚厚。仍守原法。处方：党参24克，乌梅6克，淡竹叶9克，北沙参12克，麦冬12克，干地黄12克，淮小麦30克，山萸肉9克，麻仁9克，玉泉散15克（包煎），五味子4.5克。4剂。

按：渴饮多尿，将有半载之久，舌红咽干，渴喜冷饮，心悸多汗，不仅肺胃热燥津伤，心阴亦受耗损。肠液失润，大便为艰。惟舌苔厚腻，间或泛呕，胃热夹湿浊壅阻，失于和降。在本则虚，在标则实，用六味地黄丸合生脉散益气滋阴以治本，甘露消毒丹清化湿浊以治标，标本兼顾，使肺胃热盛、肾阴受耗的消渴症状逐渐好转。

糖尿病是一种血液中葡萄糖堆积过多的疾病。国外给它的别名叫"沉默的杀手"。有专家指出，一旦患上糖尿病，人的寿命将会减少10年之多，且可能发生的并发症遍及全身。近期，国内一项全国性调查结果显示：从2008年至今，我国糖尿病患者总数已达9240万，居全球第一。此外，我国还有1.48亿进入糖尿病前期的高危人群，这一群体被称为"隐形糖尿病患者"。由于没有典型的前期表现，患者通常会因为没有及早诊断而错过最佳治疗时机。我国糖尿

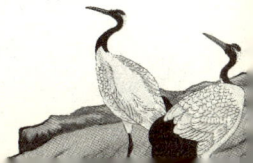

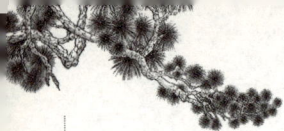

病患病率日益增加，主要的原因有：人们生活水平提高，导致一些人进食热量过多；受吸烟、过量饮酒、缺少运动、工作紧张、心理压力过大等不良生活方式的影响。

中医认为，消渴（即糖尿病）的产生，有的是因为饮食不节，长期过食肥甘、醇酒厚味，致脾胃运化失职，积热内蕴，化燥耗津所致；有的是因为长期精神刺激，导致气机郁结，进而化火，消烁肺胃阴津而发；有的是因为素体阴虚，复因房事不节，劳欲过度，损耗阴精，导致阴虚火旺，上蒸肺、胃所致。

根据症状偏重部位，消渴又分为上消、中消、下消。《证治准绳》云："渴而多饮为上消，消谷善饥为中消，渴而便数有膏为下消。"

上消辨证为肺热津伤型，症状主要表现为烦渴多饮，口干舌燥，尿频量多，舌边尖红，苔薄黄，脉洪数。治宜清热润肺，生津止渴，方用消渴方加减。

中消辨证为胃热炽盛型，症状主要表现为多食易饥，形体消瘦，苔黄，脉滑实有方。治宜清胃泻火，养阴增液，方用玉女煎加减。

下消辨证分为肾阴亏虚型和阴阳两虚型。肾阴亏虚型症状主要表现为尿频量多，混浊如脂膏，或尿甜，口干唇燥，舌红，脉沉细数。治宜滋阴固肾，方用六味地黄丸加减。阴阳两虚型症状主要表现为小便频数，混浊如膏，甚至饮一溲一，面色黧黑，耳轮焦干，腰膝酸软，形寒畏冷，阳痿不举，舌淡苔白，脉沉细无力。治宜温阳滋肾固摄，方用金匮肾气丸加减。

如果消渴得不到有效治疗，极易并发心血管、肾脏、神经、视网膜等病变，足溃疡（俗称糖尿病足）尤其多见。糖尿病足主要由下肢神经病变和血管病变加局部受压甚而损伤所致，与其他慢性并发症一样，预防重于治疗。患者要注意保护双足，每日以50℃～60℃温水洗脚，用软毛巾吸干趾缝间水分，防止发生嵌甲。如有胼胝，要及时处理，以免局部受压、损伤，继发感染。袜子要软而无破损或补丁，鞋子要宽松，穿鞋前要检查鞋内有无尖硬的异物等。也可采用特制鞋垫，使局部突出部位减少受压。

何老强调，对糖尿病而言，控制饮食十分重要。有时候美味可口的东西放在眼前，为了健康，你必须忍痛割爱，决不动心，这也是一件颇为折磨人的事情。

何老归纳了糖尿病的十六字饮食原则：饮食控制，定时定量，少糖多粗，少盐少油。也就是说，要注意控制进食量，防止能量过多摄入；吃东西要定时定量，每餐饮食按照计划的量进食，不可任意增减；要少吃含糖量高的食物，经常选用含纤维素高的食物；进食不可太咸，食盐摄入量以6克以下为宜，要少吃油煎炸、油酥及猪皮、鸡皮、鸭皮等含油脂高的食物。另外，由于苦瓜、洋葱、南瓜、紫菜、黑木耳、西葫芦等食物具有一定的降血糖作用，因而可作为糖尿病患者的理想食品。

豆浆样的小便——乳糜尿的中医治疗

症状：反复发作的乳白色尿，常在高脂肪餐或劳累后诱发或加重。

方法：补中益气丸、六味地黄丸、草薢分清饮等加减。

因乳糜液逆流进入尿中，尿液外观呈现出不同程度的乳白色，这种尿就是乳糜尿。乳糜尿的特征是小便混浊如乳汁，或似泔水、豆浆，故名，作尿乳糜试验为阳性。如含有较多的血液，则称为乳糜血尿。乳糜尿发病年龄以30~60岁为最高。复发率较高，据有关报道一般在20%~30%左右，其复发的原因为劳累过度、酗酒、进高脂肪餐、感冒发热、胎前产后等。

乳糜尿的发病原因，目前认为是胸导管阻塞，局部淋巴管炎症损害，致淋巴液进入尿路，发生乳糜尿。另外，有一部分患者与班氏血丝虫病流行有关，由于丝虫进入淋巴管，造成淋巴管损害而成。国内有资料证明，马来丝虫病亦可有乳糜尿与鞘膜积液、精索炎等阴囊内并发症，但为数极少。此外，结核、恶性肿瘤等广泛侵犯腹膜后淋巴管、淋巴结，造成破坏或阻塞，亦可导致乳糜尿，但较为罕见。

乳糜尿，或称尿浊，属于中医膏淋等范畴。中医认为，乳糜尿的发病，与脾肾二脏有密切关系。脾为生化之源，肾为藏精之所，脾虚则运化无权，肾亏则封藏失司，而致精微下泄，清浊不分，下经膀胱，故小便浑浊，如乳汁或如脂

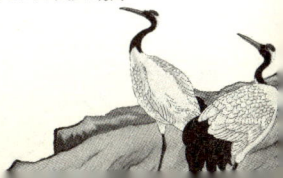

膏。所以，乳糜尿的病因有脾阳下陷，中气不足，湿热下注，肾阴亏虚。《丹溪心法》云："真元不足，下焦虚寒，小便白浊，凝如膏糊。"《医学心悟》曰："浊之因有二种，一由肾虚败精流注，一由湿热渗入膀胱。肾气虚，补肾之中必兼利水。盖肾经有二窍，溺窍开则精窍闭也。湿热者，导湿之中必兼利解，盖土旺则能胜湿，以土坚凝，则水自澄清也。"乳糜尿的治疗基本大法是补中益气，清热利湿，健脾益肾。在辨证上，早期以湿热标实为主，病久脾肾亏虚，后期为虚实互相夹杂。

案例 1972年9月6日，何老接诊了一位41岁的男同志沈某，初诊时表现为：乳糜尿已近三载，尿次不频，检血未见有血丝虫蚴。苔黄，腰酸，脉细数。治宜清固。处方：野百合12克，木通4.5克，藕节15克，糯稻根60克，车前子9克，黑山栀9克，芡实15克，山药15克，白茅根15克，六味地黄丸30克（包煎），加冰糖一小块。5剂。

按：乳糜尿，中医属于"膏淋"范畴，多因湿热下注，蕴结膀胱，以致气化不行，不能制约脂液而下流，故小便混浊如米泔。王肯堂《证治准绳》说："淋之为病，尝观《诸病源候论》，由肾虚而膀胱热也。"本例腰酸、脉细苔黄，而见乳糜尿，乃肾虚有热，故用六味地黄丸加芡实以补肾，佐以通利清热之品。据患者自述，服药15剂，未见再发。

1976年4月2日，何老还接诊过一位64岁的男同志朱某，初诊时表现为：腰酸，尿频数，入暮尤甚，尿时余沥不清，混浊有沉淀，如米泔样而黄。经医院检查诊为前列腺肥大。脉虚涩，苔白腻。治以温肾化气，分别清浊。处方：川萆薢9克，益智仁9克，乌药6克，滑石9克，补骨脂12克，茯苓12克，甘草梢6克，苍术4.5克，石菖蒲4.5克。5剂。4月7日复诊：腰酸、尿频较前减少，沉浊渐消。处方：川萆薢9克，补骨脂12克，乌药6克，益智仁9克，甘草梢6克，茯苓12克，石菖蒲4.5克。5剂。

按：肾虚湿浊下注，膀胱气化不利，用萆薢分清饮加减，温肾化气，分清别浊，气化和湿浊去，则病自愈。

乳糜尿极易在身体健康状况下降时复发，故日常应加强防范，避免过度疲劳，尽量减少或避免复发。此外，酒浊辛辣之品一定要少吃。临床上，何老曾遇到一位患者李某，他的工作经常要喝酒。他说他怕喝酒，最怕喝啤酒。为什么？

他跟何老说：每次喝啤酒以后，他就会犯乳糜尿。于是何老建议他换个岗位，客人来了要尽地主之谊，天天这样喝，喝出病也是难免。这个李某，听从了何老的建议，还经常吃些何老介绍的苡仁红枣粥（就是做粥时加点苡仁、红枣，苡仁、红枣的数量多点少点都没关系），后来乳糜尿犯的次数就很少了。

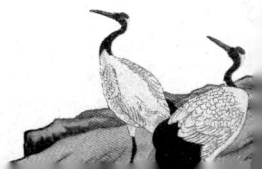

第 三 篇

妇女的养生防病

妇女疾病要多于男子。因为妇女的生理、病理特点与男子不同，还有经、带、胎、产等特有生理现象，所以无论在诊断、治疗、主方、遣药，乃至预防等方面，都有不同的处理法则。何老读书、临诊时，每遇妇科的认识、体会，均依自己所见所闻勤加记录。积半个多世纪的医学实践经验，何老认为：运用中医中药增强对妇女同胞的养生防病，实为中医的一大特色和优势。今以科普的名义，择要予以介绍，希望何老这些防治妇科病的经验，能有益于女性同胞。

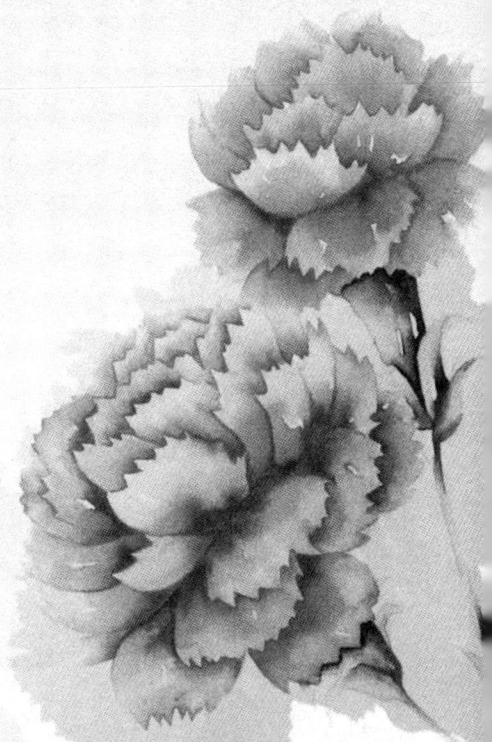

纷繁复杂的月经不调病——
以月经先后不定期案为例

症状：月经或提前或错后。

方法：月经不调方。（何任验方）

月经又称月事、月水、月信、月汛等，是女性进入青春期后以一定规律如期而至的子宫出血现象。经，常也，因循乎常道而行时似月之盈亏，故称月经。月经多在女子14～49岁期间发生，形成这种现象的生理基础在于育龄妇女卵巢内规律分泌的荷尔蒙（即性激素）。育龄妇女卵巢分泌的荷尔蒙使子宫内膜发生周期性变化，每月脱落一次，脱落的黏膜和血液经阴道排出体外，即所谓月经。

少女第一次来月经称为月经初潮，它是青春期到来的重要标志之一。初潮年龄约在10～16岁。每次月经从月经第一天到下次月经开始前的这段时间，叫作月经周期。正常月经周期为28天，周期长短可因人而异，提前或错后7天均视为正常。月经来潮的持续时间一般为3～7天，出血量在100毫升之内，以第2～3天为最多。经血一般呈暗红色，不凝固，除血液外，还含有子宫内膜碎片、宫颈黏液及阴道上皮细胞。

常有女同志感叹，月经真恼人。其实，月经作为女性的一种生理现象，好处是不少的。不仅能够促进造血功能，加快新陈代谢，增加血液循环，还能大大降低患癌概率。有研究表明，月经使女性的得癌概率比男性小40%左右。此外，月经的周期、经量、伴随症状等的变化，还可为发现和诊断许多疾病提供重要线索。

女性月经期通常无不适症状，少数同志可有下腹或腰骶部下坠感、乳房胀痛、便秘或腹泻、头痛等不适，一般不影响日常的工作、学习及生活。但由于

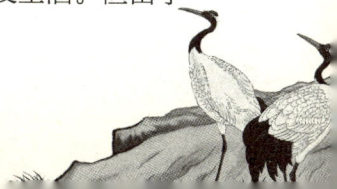

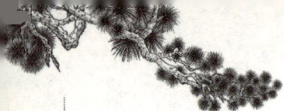

内分泌失调、子宫疾病、妇科炎症、精神因素、情绪波动、环境改变、药物影响、劳累、压力过大及营养状况等原因，一些育龄妇女会出现月经的周期、经色、经量、经质的异常改变，这就是月经病，俗称月经不调。月经不调的种类挺多，包括月经提前、错后或前后不定期，月经量过多、过少或闭经等，可谓纷繁复杂。

中医诊治月经不调，首先在于辨证准确，其次还需用药得当，有是证如是方可疗效卓著。对于月经不调的辨证大法和治疗方药，清·程钟龄《医学心悟》谓："方书以趱前为热，退后为寒，其理近似，然亦不可拘也。假如脏腑空虚，经水淋漓不断，频频数见，岂可便断为热？又如内热血枯，经脉迟滞不来，岂可便断为寒？必须察其兼症。如果脉数内热，唇焦口燥，畏热喜冷，斯为有热；如果脉迟腹冷，唇淡、口和，喜热畏寒，斯为有寒。阳脏、阴脏，于斯而别。再问其经来。血多色鲜者，血有余也；血少色淡者，血不足也。将行而腹痛，拒按者，气滞血凝也；即行而腹痛，喜手按者，气虚血少也。予以益母胜金丹及四物汤加减主之，应手取效。"文中"趱前"，乃提前之义。用现在的话说就是，医书说月经先期的原因是有热，月经后期的原因是有寒，这种说法基本正确，但也不能拘泥于此。如果人体脏腑亏虚，月经淋漓不断，而且经常出现这种情况，怎么能简单地判断它是由于热呢？又如身有内热而血液枯少，经脉中血液流动迟缓凝滞不畅，难道就可以断定这是因为寒吗？这种情况下，医生必须诊察病人的兼症。如果表现为脉数内热，唇焦口燥，畏热喜冷，就是有热；如果表现为脉迟腹冷，唇淡口和，喜热畏寒，就是有寒。脏腑到底是阳热还是阴寒，这样就能辨别清楚。接下来，就要问病人月经来时的情况。凡是月经量多而颜色鲜红，那是因为病人的血过剩有余；凡是月经量少而颜色黯淡，那是因为病人的血亏虚不足；凡是月经快来的时候出现腹痛拒按，那是因为病人有气滞血瘀的情况；凡是月经快来的时候有腹痛且喜欢用手按摩，那是因为病人气虚血少。常用益母胜金丹以及四物汤加减治疗月经不调，多能应手取效。

对于一个育龄妇女而言，调理好月经至关重要。既要确保月经能按一定规律来去，又要确保月经量多少有度，还要保证月经的色质正常（正常经色为暗红，经质稍带黏性）。反之，如果月经先期，或者后期，或者先后无定期，月经的量过多或者过少，月经的颜色鲜红、紫红或清黄，月经的质地又黏又稠、清利如水或血块大而坚，都是有病的表现。月经出现异常，若不及时诊治，迁延日久，不仅会使妇科病变得顽固，还可影响其他脏器变生他病。所以明朝著名妇科大家傅青主论月经不调时谓："盖经调则无病，不调则百病丛生。"

何老认为，程钟龄的论述朴质无华，且合乎辨治大旨，治疗月经不调，多以四物汤为基本方加减，意在和血。清·王子接说："四物汤，物，类也，四物相类，而仍各具一性，各建一功，并行不悖。芎、归入少阳主升，芍、地入厥阴主降。芎劳郁者达之，当归虚者补之，芍药实者泻之，地黄急者缓之，能使肝胆血调，阴阳气畅，故为妇人专剂。"故无论肝郁血热、血脉虚寒、气滞血瘀等原因导致血脉不和，均可按方加减治愈。何老临床治疗月经不调常以四物汤为基本方，兼采益母胜金丹（大熟地、当归、白芍、川芎、丹参、茺蔚子、香附、白术8味，以益母草、水酒各半熬膏，制蜜丸），视辨治需要随证投用。逍遥散加减亦为其常用效方。但对于经水先后无定期，往往先用定经汤（菟丝子、白芍、当归、大熟地、白茯苓、山药、荆芥穗、柴胡）以定经并疏肝肾之气，往往有明显效果。傅青主论定经汤，谓："此方疏肝肾之气，非通经之药也；补肝肾之经，非利水之品也。肝肾之气舒而经通，肝肾之经旺而水利，不治之治，正妙于治也。"

何老临床治疗月经不调的成功案例很多，在何老的医学专著中也记载了不少。

案例 1986年10月20日，26岁的俞某就因月经先后无定期前来何老诊室求治。其主要临床症状和治疗方法如下。

俞某性格偏于内向，初诊时，月经或提前10余日，或推后10余日，少有定时，经行轻度腹痛，经色经量均正常，除略感咽喉干燥外，余无不适，苔薄舌质微红，脉微数。中医辨证为肝郁血热、气滞血瘀，治予月经不调方加丹皮、丹参。处方：当归9克，干地黄12克，砂仁（杵）3克，丹皮6克，白芍12克，川芎6克，丹参12克，益母草15克，制香附9克，白术9克。7剂。1986年11月20日复诊：上方服7剂后，本次月经周期为29天，腹不痛，经量色泽均正常，苔薄脉长，再予调治，以期巩固。药用当归9克，干地黄12克，砂仁（杵）3克，白芍12克，川芎6克，丹参12克，益母草12克，制香附9克，白术9克。7剂。

按：月经不调方原为程钟龄《医学心悟》的益母胜金丹，何老对用量及个

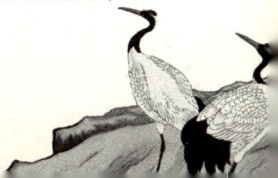

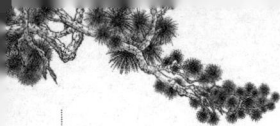

別药味做些加减。程氏谓月经不调"予以益母胜金丹及四物汤加减主之，应手取效"，月经不调方平稳而有效，一般月经不调均适宜。其药物组成为：当归9~15克，熟地黄12~15克，白芍9~12克，川芎6~9克，砂仁（杵）3克，益母草12~18克，制香附12克，白术9克。本方通常以汤剂形式煎服，亦可配成丸剂（益母草膏和上药药粉加水酒适量为蜜丸），每日早上服9～12克。随证加减：血热者配加丹皮，熟地改生地；血寒者加肉桂；经行腹痛拒按者加川楝子、延胡索、木香；经行腹痛喜按者加党参、白术等。案中俞某月经先后无定期数年，前曾服过中药，未能准期而行，用本方7剂后，周期已准，似较他药为有效。

痛经确实不好受

症状：妇女在经期及其前后，出现小腹或腰部疼痛，甚至痛及腰骶。每随月经周期而发，严重者可伴恶心呕吐、冷汗淋漓、手足厥冷，甚至昏厥，给工作及生活带来影响。

方法：治痛经基本方为《金匮要略》当归芍药散加减，以当归、白芍、延胡索、制香附为主，视其寒、热、虚、实适当加味。虚者加黄芪、川断，实者加木香、川楝子、川芎，寒者加木香、小茴香、苏梗，热者加丹皮，白芍易赤芍，血瘀者加蒲黄、五灵脂。因瘀明显而喜热者，则以《医林改错》少腹逐瘀汤（小茴香、干姜、延胡索、没药、当归、川芎、桂心、赤芍、生蒲黄、五灵脂）为主，多能收到明显的温经、止痛、逐瘀效果。较轻的痛经，或因学习、工作等关系煎药不方便的，可冲服益母膏，亦能调达气血而止痛。

痛经又称经行腹痛，是指妇女经期或行经前后出现周期性的小腹疼痛，或痛引腰骶，甚则剧痛昏厥的病证。妇女痛经，主要与情志不畅、起居不慎、寒热邪气、体质虚弱等有关，实者多为气滞血瘀寒凝，不通则痛，虚者多为气虚血少，肝肾不足，胞宫失养，不荣则痛。西医认为，临床痛经可分为原发性和继发性两种。原发性痛经多指生殖器官无明显病变者，故又称功能性痛经，多见于青春期、未婚及已婚未育者，此种痛经在正常分娩后多可缓解或消失。继发性痛经多因生殖器官的器质性病变所致。

西医研究表明，对于痛经的发病机理，原发性痛经的发生除体质、精神因素外，主要与病人分泌期子宫内膜内前列腺素（PG)F2α含量过高有关，故痛经经常发生在有排卵的月经周期。PGF2α在孕激素作用下于分泌期子宫内膜内合成，其受体在子宫肌壁，月经期子宫内膜破碎，PGF2α被释放出来，刺激子宫肌肉强烈收缩，使子宫内压力增高，局部血流量减少，缺血、缺氧，从而引起疼痛。另外，子宫颈管狭窄、子宫过度倾屈，导致经血外流不畅，亦可引起痛经。继发性痛经多由盆腔炎、子宫内膜异位症等生殖器官器质性病变引起。

数千年来，一代代中医学家对痛经的防治进行了有益探索，从理论到实践，有很多值得后人继承效法的方略。宋·陈素庵谓："妇女经欲来而腹痛者，气滞也。法当行气和血，宜调气饮……妇人经正来而腹痛者，血滞也。法当行血和气，宜服大玄胡索散……妇人经行后腹痛者，是气血两虚也。法当大补气血。以固脾胃为主，或余血未尽，加行滞药一二味，可服三才大补丸。"清·林义桐论经痛谓："有经前身痛拘急者，散其风；有经前腹痛晨冷者，温其寒；气滞者，行其滞；血瘀者，逐其瘀；气血瘀结者，理其络；癥瘕痞胀者，调其气血；虚寒急痛者，温其里；痛在经后者，补其虚；一切心腹攻筑，胁肋刺痛，月水失调者，和其肝；经滞脐腹，痛不可忍者，导其壅。"何老治疗痛经，不主张分型太繁，认为辨证时关键要辨明虚、实、寒、热。就临床体会而言，虚证痛经大多属于功能性，中药的治愈率较高；实证痛经多有器质性改变，如子宫过于前屈或后倾、子宫颈管狭窄等。中药治疗的有效率相对较低。何老治疗该病的医案列举如下。

案例 1971年12月30日，22岁的未婚女工人王某来何老诊室初诊，表现为：经行腹痛，腰酸，畏寒尤以背部为甚，苔光脉弦。中医辨证为寒凝、气滞、血瘀，治宜活血化瘀、温经止痛，方以少腹逐瘀汤加减。处方：蒲黄6克，五灵

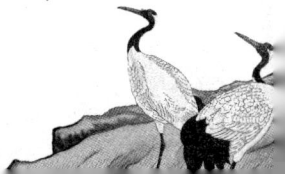

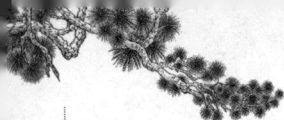

脂6克，干姜3克，当归9克，小茴香1.5克，白芍9克，川芎4.5克，制香附9克，没药3克，延胡9克，桂枝4.5克。5剂。

按：痛经发作的时候确实很难受。本案王某到何老诊室时，表情痛楚无比，四诊后以少腹逐瘀汤加制香附，5剂而寒散、瘀去、痛止。虽苔光而未投滋阴生津之品，瘀去而气机条达，血行畅通，津液上承，苔渐复生，其效如神。

民间一些同志存有一种错误的观念，认为痛经会自动痊愈。许多女性婚前发生过原发性痛经，婚后自然好转甚至消失，于是当她们再次遭遇痛经袭击时，就认为这无关紧要，忍一忍就能过去，过段时间自然会好。如果是原发性痛经且没有器质性病变，大部分可能会自然好转、消失，因为经血与剥脱的子宫内膜不能顺利地经子宫颈口流出，是引起痛经的主要原因之一，妇女分娩后，子宫口变得松弛，经血和剥脱的子宫内膜容易排出，因而痛经就会消失。但是，引起痛经的原因较多，如子宫过度后倾后屈、子宫发育不良或畸形(如双角子宫、子宫纵隔等)、阴道畸形、处女膜狭小、骨盆肿块、附件炎及子宫内膜异位症等，这些继发性痛经因素多有明显的器质性病变，不医治原发疾病，痛经不但不会好转，还会逐渐加重，甚至引起严重的并发症。正因为这样，婚后发生痛经的患者并不鲜见。即使对未婚女性而言，也不能等待结婚和生育后痛经自愈，而应该请医生全面地检查，对因施治。这不仅是为了治疗痛经，更需要早期发现和治疗引起痛经的疾病，也是结婚和生育的需要。为了防止痛经的发生，何老强调应该特别注意经期的心理卫生，保持稳定和良好的情绪，避免剧烈运动和过度劳累，避免盆浴和游泳，忌生冷食物等。

另外，何老指出，有些同志在对待痛经这一疾病时，还存在以下的误区：一是凭经验吃药。痛经分为原发性痛经和继发性痛经，前者是生理上不通畅造成，后者是由生殖器官病变引起，无论哪种痛经，都应该在医生指导下用药。特别是继发性痛经，如果用药不当，可能酿成大害。二是摘除病变器官会一劳永逸。一些患有子宫内膜异位症、子宫腺肌症、盆腔瘀血综合征等难治病症的女性，因痛经严重或经久不愈，就想去动手术摘除病变器官，认为这样一劳永逸。可是人体每一个器官都有它的作用，生殖器官尤其有不可替代的功能，过早摘除，可能会带来一些隐性问题。

得了崩漏怎么办

症状：崩漏是妇女月经病中较为严重复杂的一个症状，失血过多者，还会出现面色苍白、唇色淡白、头晕目眩、精神倦怠、气短无力、心悸怔忡、失眠多梦、脉象细弱等一系列贫血征象。崩漏病如果来势凶猛，出血量多，崩下不止，常可引起虚脱，出现神昏面白、四肢冰冷、汗出淋漓、气短喘促、脉浮大无根或沉伏不见的危重证候，如不及时抢救则有生命危险。此外，还易引起邪毒感染，表现为下腹疼痛拒按，腰痛，带下稠黏，色黄气秽或五色并见，伴有烦躁口渴、小便黄、大便干、舌苔黄腻、脉象细滑等。

方法：1. 西医一般先用黄体酮等孕酮类药物止血，血止后再进一步调整月经周期。

2. 中医治疗崩漏以"急则治其标，缓则治其本"为原则，根据病程新久、证型虚实等分别采取塞流、澄源、复旧三法，方剂可用黑蒲黄散、通补奇经丸等。

崩漏是妇女非行经期间阴道出血的总称。《诸病源候论》论崩漏说，"忽然暴下，谓之崩中"，"非时而下，淋漓不断，谓之漏下"，妇女在非行经期阴道大量出血，称之为血崩或崩中，出血量虽不多而持续淋漓不止的，称为漏下。笼统地说，发病急骤，暴下如注，大量出血者为"崩"；病势缓，出血量少，淋漓不绝者为"漏"。崩与漏虽出血量不同，但在发病过程中两者常互相转化，如崩者血量渐少，可能转化为漏，漏势发展又可能变为崩，故临床多以崩漏并称。崩漏是妇科中的常见病，亦是疑难重症之一。西医的功能性子宫出血、女性生殖器炎症、肿瘤等导致的阴道出血均属崩漏范畴。该病的主要临床症状和防治方法如下。

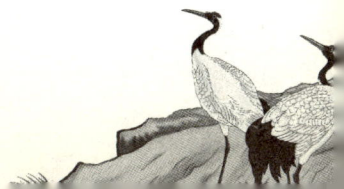

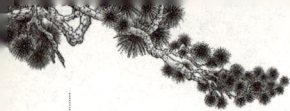

崩漏多由情志抑郁、操劳过度、产后或流产后起居饮食不慎、房事不节等，导致冲任二脉功能失调引起。《素问》谓："阴虚阳搏，谓之崩。"其意指火迫血妄行，说明崩的原因是阴虚血热。《金匮要略》谓："虚寒相持，此名为革，妇人则半产漏下。"这说明虚寒也可引起崩漏。《丹溪心法》则说："妇人崩中者，由脏腑伤损，冲任二脉、血气俱虚故也。"认为脏腑虚弱，冲任不能制约经血，也可以导致崩漏。其他如李东垣、张景岳等医家对崩漏的成因，或谓脾虚，或谓气郁，或谓血瘀等。而崩漏的主要病机则为冲任损伤，不能制约经血。导致冲任损伤的原因，一般有血热、血瘀、脾气虚、肝肾不足等。本病多发于青春期及更年期妇女。青春期女子，因其肾气初盛，未臻完善，发为崩漏，往往为冲任失固所致；育龄妇人，常以肝脾失调、冲任紊乱而见崩漏；更年期妇女，多以肾气渐衰、阴阳偏颇、冲任失约而致崩漏。另如血热、肝郁等导致的崩漏，则各种年龄均可发生。

在辨证方面，有虚、实、寒、热的区别。临床常以量多、色黯红稠厚为实热，以量少、色鲜红质薄为虚热，以量多、色淡质清稀为虚。同时分析其伴随症状。伴有腹痛、瘀块的为实，不痛而色较红的为虚。至于治疗，其基本法则是"急则治其标，缓则治其本"，根据病程新久、证型虚实等分别采取塞流、澄源、复旧三法。"塞流"，就是用止涩的方法制止崩血，即是"急则治其标"；"澄源"，就是探求病因，寒者温之，热者清之，虚者补之，实者行之，以正其本，清其源；"复旧"，就是指崩止以后须用益气血、补冲任的方法，来恢复患者的精血。

何老指出，治崩漏的步骤，若仅塞流而不澄源，则病因不明，邪患不除；若仅澄源而不复旧，则正气不复，必将再崩。不遗其本末，不紊其步骤，此乃治崩原则，运用得当，必获显效。治崩漏止血，须求快速见功，与此同时或稍后投药澄源。崩止以后的复旧是治本的重要一招。复旧不仅可以调益善后，更重要的是防止崩漏止而复作。这一措施，也就是"上工治未病"的手段，自宜掌握。

◎治崩漏首当塞流，塞流必期显效

塞流的基本方法，是以黑蒲黄散（炒黑蒲黄、炒阿胶、当归、川芎、炒白芍、炒生地、丹皮、炒黑荆芥、炒黑地榆、醋炒香附、棕灰、血余炭）为主，再辨清寒、热、虚、实，酌情加减，效果明显。本方有补血止血之功。徐灵胎谓："崩漏必用补血大剂，而兼黑色之药，大概轻剂不能中病。"何老治崩漏证愈后复发，或经人工流产后月经量多，其势如崩，或淋漓不已的，常用补益奇经的方法，每有显著的防治效果。清·吴瑭的通补奇经丸（当归、鹿茸、潼蒺藜、小茴香、党参、杜仲、茯苓、鹿角胶、龟板、紫石英、杞子、补骨脂），据证情辨证加减，颇有效用，为止血同时澄源复旧。下面是何老曾经治疗的两个案例。

案例一 刘某，女，35岁，初诊1984年4月9日，月经过期未行，昨日突然排红，量多色鲜，心悸倦乏，脉软苔白薄，宜先止崩。处方：炒黑蒲黄12克，炒黑当归6克，丹皮6克，棕榈炭12克，炒黑荆芥穗6克，生地15克，炒阿胶珠12克，血余炭9克，炒黑地榆12克，制香附9克，炒白芍12克。5剂。服2剂以后，崩中已止，服完5剂则体力渐复而愈。

按：黑蒲黄散中的当归、川芎，如未见腹痛有瘀血，当减用或不用，免再动血。

案例二 张某，女，34岁，1976年3月14日初诊。人工流产以后经血量多，迁延日久，悸忡，寐欠安，脉软舌淡红，以补益奇经为治（血象、血压均偏低）。处方：小茴1.2克，当归9克，鹿角霜4.5克，潼蒺藜9克，党参12克，淡苁蓉6克，炙龟板12克，杜仲9克，紫石英12克，杞子12克，川断6克，补骨脂12克，二至丸15克（包煎）。15剂。1977年2月22日复诊：去岁服药15剂后，月经期缩短，经量正常。今续服10剂，以资巩固。

按：人流刮宫以后，月经量多，而月经净后又有阴道出血，月二三次，证属漏下。此奇经损伤，乃以通补奇经丸作汤剂酌证加减，日服或隔一二日服1剂，常能收显效。对某些子宫内膜异位证之崩漏者，本方也有疗效。

◎治崩漏当重治本，治本贵在益冲任

治本，就是使崩漏病治后不再发作。何老从某些就诊患者中发现，崩漏患者（或月经过多者）往往在大量出血时才求医，血止以后认为已经痊愈，不再就诊，及至崩漏再作或下次月经又大量出血，方再求治，如此往复循环，数月乃至数年，常导致虚衰难复。这不仅是治疗而不彻底的表现，更是不明白崩漏

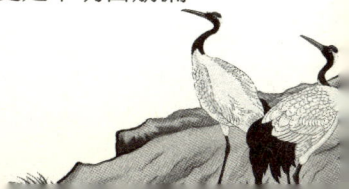

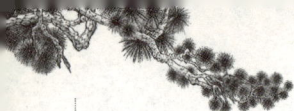

贵在治本这一要领的表现。医生务必谆切向病人阐明道理，血止后继续调理。

治本的方法，就是益冲任。冲任是奇经八脉中的两脉。冲是冲要，脏腑经络的血都归于冲脉。冲脉不仅是十二经之冲要，更是经络之海。"任主胞胎"，任脉担负妊养的职责，为一身阴脉的要处。冲任两脉的病变对经、带、胎、产关系最为紧密。冲任和脾胃、肝肾的关系均十分密切，这是因为"冲为血海"，主经水，经水源于血，而血为脾胃所生化，而冲脉隶于阳明，阳明胃和太阴脾相表里，都与血之生化有关，可见冲、任与脾胃关系至为密切。肝藏血，冲为血海，所以肝的旺衰亦能影响血海之盈亏。肝喜条达，肝郁则气滞血凝，影响任脉，导致胞宫癥瘕。《难经·二十九难》说："任之为病，其内若结，男子为七疝，女子为瘕聚。"所以冲任与肝关系甚为紧密。《素问》谓："女子七岁肾气盛，月事以时下，故有子。"《续名医类案》说："经本于肾，旺于冲任二脉。"《女科经纶》说："八脉属于肾。"可见冲任与肾的关系更是密切。妇科病与冲任有如此密切的关系，就崩漏而言，若冲任功能正常，肝、脾、肾各有所司，则病证自然痊愈。

《临证医案指南》治崩漏朱案："崩漏二年。先有带下，始而半月发病，今夏季每交申酉，其漏必至。思下午为阳中之阴，阴虚阳动，冲脉任脉皆动，下无提防约束。夫奇经，肝肾主司为多，而冲脉隶于阳明，阳明久虚，脉不固摄，有开无合矣。医但以涩剂图且夕苟安，未及按经论病，宜毫无一效矣。"可见此老治崩漏，着重冲任。对崩漏2年的病人何以久治不愈，指出是"医但以涩剂图且夕苟安，未及按经论病"，所以毫无治效。叶天士还针对更年期妇女崩漏一案写道："产孕频多，冲任脉虚，天癸当止之年，有紫黑血如豚肝，暴下之后，黄水绵绵不断，三年来所服归脾、益气，但调脾胃补虚，未尝齿及奇经为病，论女科冲脉即是血海……此属奇经络病，与脏腑无关。"明确这类病人更要着眼于奇经这一根本，不光是补脾益气所能治愈。

"治病必求其本"，崩漏治本在于补奇经益冲任。补益奇经用什么方药？有几种见解：一说"古无专属奇经之剂，亦无专入奇经之药"，一说"并无别有治奇经之药也"，"补奇经即补肝肾也"。但是，也可以举出很多治奇经、益冲任的医家记录。《本草纲目》指出巴戟补血海，《女科要旨》说"鹿茸入冲、任、督三脉，大能补血"，《傅青主女科》有"用巴戟、白果以通任脉"等等。至于方剂，亦有很多。《济阴纲目》治妇人病方中注明治冲任病证的有四物汤、茸附汤、断下汤、伏龙肝散、神仙聚宝丹等，《王氏医案译注》有温养奇经方（用龟板、鹿角霜、当归、苓、杞、菟、甘、芍、乌鰂骨、苁蓉、蒲桃），《温病条辨》则有通补奇经丸（当归、鹿茸、沙苑子、小茴、参、苁蓉、鹿角胶、龟板、紫石英、杞子、补骨脂等），而《临证医案指南》治奇经益冲任的药则有参、海螵蛸、鲍鱼、茜草、菟丝子、苁蓉、枸杞子、紫石英、鹿角霜、归身、生杜仲、生沙苑、小茴、紫河车、阿胶、龟甲等等。此外，如龟鹿二仙胶更是冲任双补的名方。

何老治崩漏（包括经西医妇科诊为功能性子宫出血或经人工流产后月经量大，或疑似子宫内膜异位症等），初则塞流止血，澄源以后，即以补益冲任以复其正，连用一二个月，一般多采王孟英、吴鞠通、叶天士用药法。经治以后，崩漏不再复作，体力转佳。一般月经过多，经期过长，淋漓不断，其症虽不同于崩漏，但其治方亦可适用，且效用十分明显，绝非一般补脾益气药可比拟。李时珍说："八脉散在群书，略而不悉，医不知此，罔探病机。"治奇经的临床价值由此可知，故何老曾谓："崩漏选塞流，治本益冲任。"

以阴道出血为表现的病症很多，大致一与卵巢功能失调有关，二与妊娠有关，三与局部病变如肿瘤、炎症、损伤有关，四与全身性疾病中的血液病等有关。总之，不同年龄的阴道出血，所因疾病有所不同。青春期阴道出血，大多为月经失调；育龄妇女异常阴道出血，常有流产、异常妊娠、前置胎盘、急性局部炎症等有关，当然也可能是月经失调和子宫肌瘤等引起；更年期不规则出血，则多见于功能性子宫出血，当然亦有癌肿的可能。至于绝经期以后的阴道出血，多数是癌瘤。何老指出，在诊治崩漏中，以上这些情况应该加以分辨。

月经前后的奇异表现

症状：经行乳房胀痛，经行情志异常，经行头痛，经行身痛，经行眩晕，经行泄泻，经行浮肿，经行发热，经行口糜，经行风疹块等。

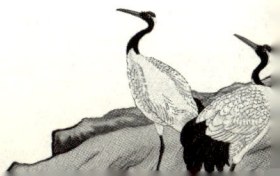

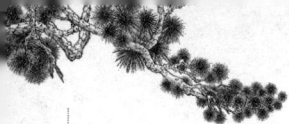

方法：逍遥散，或经行鼻衄验方（何任验方），或经行肢麻验方（何任验方）等加减。

月经前后诸症又称经前期紧张综合征，是指在行经前后和行经期间所出现的一系列症状，主要表现为经期或行经前后乳房胀痛、烦躁易怒或抑郁忧虑、心悸失眠、头痛身痛、头目眩晕、视物昏花、泄泻、头面四肢浮肿，偶见身热、口糜或皮肤红疹瘙痒等。按其不同表现，可诊为经行乳房胀痛、经行情志异常、经行头痛、经行身痛、经行眩晕、经行泄泻、经行浮肿、经行发热、经行口糜、经行风疹块等。一般说来，妇女在行经期间或行经前后稍有不适，属正常生理现象，不需治疗，但如影响工作和生活，则属本病范畴。中医认为，经前期或行经期由于阴血下注冲任，血海充盈，而全身阴血相对不足，脏腑功能不平衡，以致出现一系列症状；经后由于失血，血虚肝旺或血虚气弱，抵抗力下降，导致某些症状的出现。月经前后临床所见症状奇异多端，但治疗之法无外辨证论治。若能辨证准确，用方恰当，则必可药到病除。下面例举何老诊治过的3个案例。

◎经行呕泛——逍遥散治疗案例1则

案例 汪某，女，31岁，1964年3月23日初诊。症见经期尚准，然临经前烦躁易怒，呕恶厌油腻，经后疲乏，平素带多，病已五载。以疏肝解郁为治。处方：当归6克，黄芩4.5克，焦栀子9克，白芍9克，丹皮4.5克，生姜2片，白术6克，薄荷4.5克，生甘草4.5克，醋炒柴胡4.5克，绿萼梅4.5克，砂、蔻仁各2.4克。3剂。4月20日复诊。药后余症皆减，带下仍有。续以疏理为进。上方去薄荷、生姜、砂仁、蔻仁，加玫瑰花5朵。3剂。5月11日三诊：经汛已届，无何不适，苔微黄，脉弦。原意再续。当归9克，黄芩4.5克，制香附9克，白芍9克，白术6克，茺蔚子6克，柴胡3克，炙甘草3克，绿萼梅4.5克。2剂。5月18日四诊：诸证均愈，再以丸剂巩固。逍遥丸60克，每日早晚各1次，每次吞服6克。

按： 月经病临床表现甚为复杂，既有月经本身在周期及经量方面的改变，也有临经前后出现的各种不适，如经前鼻衄、经行呕泛、经前头痛、关节痛等等。本例表现为临经前烦躁易怒、呕恶、厌油腻物，分析病机与肝有关。因肝郁气滞久而化火，肝胃不和，经至则热随血散，诸症暂缓。前后四诊以逍遥散为主方，柴胡疏肝解郁，当归、白芍养血和肝，白术、茯苓、甘草健脾和胃，薄荷协助柴胡醒脾和胃。初诊加丹皮、山栀清肝，绿萼梅、砂蔻仁同用理气解郁而不燥。复诊去薄荷、生姜、砂仁、蔻仁，加玫瑰花疏肝和胃调中。这进一步说明王孟英提出的"理气不可徒以香燥，盖郁怒为情志之火，频服香燥则营阴暗耗矣"理论，在临床上应予重视。

◎经行鼻衄——经行鼻衄验方治疗案例1则

案例 赵某，女，1974年10月9日初诊。症见经行衄血，胸胁作胀，并有早搏，夜寐欠安。以调达为治。处方：当归12克，丹皮6克，白芍9克，黄芩9克，白术9克，炙甘草6克，绿梅花6克，白茅根30克，焦山栀9克，夜交藤9克，合欢皮6克。6剂。10月18日复诊：经行鼻衄已解，胁痛未除，夜寐欠安。宜安益之。处方：焦枣仁12克，柏子仁9克，党参12克，当归9克，黄芪9克，绿梅花9克，炙甘草6克，延胡索6克，白芍9克，川楝子9克，沉香曲9克，夜交藤12克。7剂。11月8日三诊：经行诸症未作。拟养血调肝，以杜复发。处方：当归12克，丹参9克，茺蔚草12克，延胡索9克，赤、白芍各6克，炙甘草6克，太子参12克，麦冬12克，白茅根30克，夜交藤12克，逍遥散（包煎）15克。7剂。

按：经行鼻衄，胸胁作胀，显系肝郁化火，使冲脉之血不得下注，而反循经上逆，阳络伤则血上溢。足厥阴之脉，属肝络胆，上入膈膜，分布于胁肋，因肝气郁结，则经脉之气不能宣行，故胸胁作胀。心血不足，心神少藏，故心悸而寐不安。本例用清热凉血、疏肝理气、养心安神的治法。方中黄芩苦寒，清热凉血，治热迫血溢的吐衄，丹皮配山栀则清肝泄热，配茅根则凉血止血，绿梅花清疏肝郁，当归补血活血，并以调经，白芍养血敛阴，柔肝而调经，夜交藤、合欢皮养心安神，治心烦失眠，白术、甘草健脾和胃。药后衄已止，胁痛未蠲，夜寐不安，因出血之后气血两虚，故用参、芪益气补中，归、芍养阴补血，枣仁、柏子仁、夜交藤加强养心安神之功，沉香曲、延胡索、川楝子、绿梅花加强疏肝解郁、利气止痛的作用。最后以归、芍、丹参、茺蔚草养血和血调经，太子参、甘草和中培脾，茅根清热凉血，夜交藤宁心安神，加逍遥散养血调肝，为善后调

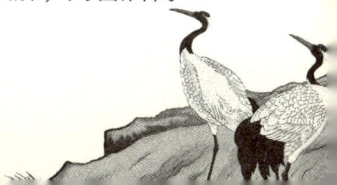

理，以杜复发。

◎经行肢麻——经行肢麻验方治疗案例1则

案例 赵某，女，27岁，1962年9月11日初诊。自述本年7月下旬，经行后两天，突然手足麻木战，烦躁眩晕，欲吐不出，心悸不宁。9月4日亦1次，至今未愈。血虚不能养筋，宜予滋益。处方：紫丹参9克，煅牡蛎12克，党参9克，炒白芍9克，远志4.5克，杜仲9克，石决明12克，白术4.5克，归身9克，陈皮3克。3剂。9月14日复诊：药后手脚麻战等未再发，睡眠较前好，胃纳每餐已可两小碗（3至4两），腿酸疲乏仍有，饭后尚有呕泛感，噫嗳后即舒。继循原意调理。处方：白芍9克，北秫米9克，桑叶6克，党参9克，淡竹茹6克，远志3克，丹参9克，焦枣仁6克，陈皮4.5克，半夏4.5克，炒枳壳4.5克，煅石决明12克。3剂。9月18日三诊：药后呕泛瘥，纳可（3至4两），脉象舌苔正常，睡眠尚安，腿软。仍循原意，并嘱咐于下次经行前多加休息，以防复作。处方：白芍6克，北秫米12克，炙甘草2.5克，丹参6克，生白术6克，广木香3克，黄芪6克，焦枣仁9克，炒党参9克，归身6克，泡远志4.5克，姜半夏4.5克。5剂。

按：妇女病一般以血、以肝为主。本例阴血不足，不能濡养筋脉，致内风暗动，突然手脚麻战，肝阳过激犯胃，烦躁而晕，且欲呕泛；肝血虚则心血亦虚，故出现心悸、夜寐欠安等症状。方用丹参、归、芍养血，参、芪、术、草益气，以血属阴，气属阳，用益气药物，为取其阳生阴长之义，牡蛎、石决明、桑叶平肝潜阳，远志、枣仁养心安神，陈、夏、竹茹、枳壳、秫米有和胃止呕安神之功，亦即温胆汤之意。药证相投，疗效满意，并嘱下次经行前注意休息，以防复作，病前调摄，也作了说明。

话说带下病

症状：白带增多，绵绵不断，腰痛，神疲等，或见赤白相兼，或五色杂下，或脓浊样，有臭气。若腐臭难闻，当警惕是否有癌变。

方法：中医多以完带汤为主加减。

带下一词，有广义、狭义之分。广义带下泛指妇产科疾病，由于这些疾病都发生在带脉之下，故称为"带下"。如《金匮要略心典》说："带下者，带脉之下，古人列经脉为病，凡三十六种，皆谓之带下病，非今人所谓赤白带下也。"又如《史记·扁鹊仓公列传》记载："扁鹊名闻天下，过邯郸，闻贵妇人，即为带下医。"所谓带下医，即妇科医生。

狭义的带下指白带，是指从阴道里流出来的少量黏性液体，由阴道黏膜渗出液、脱落的上皮细胞、宫颈黏液、白细胞和少量的前庭大腺分泌液组成。正常情况下，白带是女性生殖器官有益的"防御线"，正常的白带不仅对健康没有损害，而且有益。平时阴道内寄生着大批"阴道杆菌"，这类细菌能分解阴道上皮细胞中的糖原，使阴道液变成酸性，使外来的致病菌在这里没有生存之地。但阴道杆菌必须在湿润的环境里才能生长旺盛，而白带液可使阴道保持一定湿度，有效防止致病菌的入侵。而子宫颈口平时糊着的一层稠厚碱性液也是预防感染的一道"关卡"，有些不怕酸的病菌即使侥幸通过了阴道，也会在这里遭到杀灭。

白带有生理性带下与病理性带下之分。生理性带下为乳白色，无气味，无刺激性，呈蛋清样或稀糊状，内含有一种乳酸，可以抑制部分细菌的生长繁殖，对生殖器官有保护作用。正如王孟英所言："女子生而即有，津津常润，本非病也。"病理性带下，指阴道内分泌物异常增多，颜色及性状发生改变，甚至有很重的腥臭味，即所谓带下病。古有"十女九带"之说，这是因为带下病是妇女的常见病和多发病。病理性白带增多可以根据带下的色、质、量及伴有症状等特点初步推测病因。妇女可以根据白带的性状进行自我观察，以便及早发现病理性白带，及时检查、治疗。为了便于白带的自我观察，建议不要穿着颜色深的内裤，特别是深红色、紫色内裤，而应穿着浅色或白色内裤，这样不仅能反映白带的量，还能显示出白带的颜色变化。常见的几种病理性白带性状特点主要如下：

1. 蛋清样或白色水样白带。此种白带与正常阴道分泌物较难区别，但白带量很多时，常提示子宫颈糜烂、卵巢功能失调。在应用口服避孕药等性激素类药

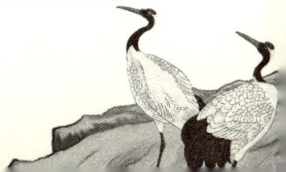

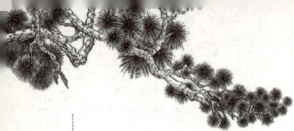

物后，也会出现这类情况。此外，凡能使盆腔及子宫充血的情况，如子宫后倾、盆腔肿瘤、盆腔充血症，以及某些全身性疾病如心力衰竭、肺结核、贫血、糖尿病，或是身体虚弱的妇女，也可以出现这种白带增多。

2. 血水样白带。也称洗肉水样白带，有恶臭味，量多，往往由于病变组织的坏死或变性所致，常发生于子宫黏膜下肌瘤脱出阴道合并感染者，或晚期子宫颈癌、子宫体癌有宫腔积脓者，少数也可因输卵管癌引起。

3. 乳白色豆渣性白带。这种白带量不一定很多，呈白色厚糊状或凝乳状，是真菌性阴道炎特有的一种白带，常伴有严重的外阴瘙痒或灼痛感。多见于孕妇、糖尿病或长期应用抗生素的患者，一些有手足癣的患者也会并发。

4. 血性白带。一般常见的原因为重度子宫糜烂、子宫颈息肉、老年性阴道炎及恶性子宫肿瘤（如子宫颈癌、子宫体癌等），有时阴道异物刺激也可出现血性白带，并伴有恶臭。

5. 黄色或黄绿色稀薄脓性白带。这种白带大多为化脓性细菌感染引起，伴有臭味和外阴瘙痒，常见于滴虫性阴道炎、老年性阴道炎、阴道异物感染、慢性子宫颈炎、子宫内膜炎及子宫腔积脓患者。

"带下"之名，首见于《内经》。《素问·骨空论》说："任脉为病……女子带下瘕聚。"历代医家有"五色带"之叙述，而临床以白带、黄带为常见。若有赤白带、多色杂下的带病，就应警惕恶性病变。带下的病机，与脾有关，脾失健运为内在原因，其治多以健脾、升阳、除湿为主，结合证情则可配以疏肝、固肾、清热、解毒。若带下清冷如水，则当温补肾元，并重固涩。

清代傅青主论白带谓："虽无疼痛之苦，而有暗耗之害……加以脾气之虚，肝气之郁，湿气之侵，热气之逼，安得不成带下之病哉？故妇人有终年累月，下流白物，如涕如唾，不能禁止，甚则臭秽者，所谓白带也。夫白带乃湿盛而火衰，肝郁而气弱……治法宜大补脾之气，稍佐以疏肝之品，使风木不闭塞于地中……方用完带汤。"清代林羲桐论带下谓："带下，系湿热浊气，流注于带脉，连绵而下，故名带下，妇女多有之。赤带属热，因血虚而多火；白带属湿，因气虚而多痰；亦五色带下者，多六淫、七情所伤，滑泄不止，则腰痛膝酸，宜调脾肾，或用升提，或以摄固。"

临床何老治疗带下病，宗傅青主以健脾胃稍佐疏肝为常法。这是因为初病多由脾虚湿盛，积久则湿郁化热，其兼痰者亦多为湿化。如单纯白带，或兼便溏足软者，均以完带汤（白术、山药、人参、白芍、车前子、苍术、甘草、陈皮、黑芥穗、柴胡）为主加减之。如湿热偏甚，带下色黄，兼有秽气，则宜泻其湿热，易黄汤（山药、芡实、黄柏、车前子、白果）为基本方。据临床所见，确如傅青主所说："本方不独治黄带也，凡有带病者均可治之。"凡见带下量多，如脓状有秽臭，并有下腹胀堕、腰骶酸痛等类盆腔炎症状者，则常以清肝经湿热的龙胆泻肝汤获功。带下日久者，宜酌投固涩。若过用清热燥湿之品，易伤阴液，亦不可过用滋腻之药，以防滞湿。素有癥瘕而带下频繁者，必须消散其癥瘕，以正本清源，才能根治。

带下的发生，主要由于带脉不约，任脉失固，加上脾虚、肝郁等因素，湿浊、湿热之邪下注。辨证施治，重在带下的颜色、气味、清浊等方面。

案例 1974年11月24日，何老曾接诊过一位中年妇女王某。初诊时，王某症见潮热盗汗，带下频繁，为时已久。治疗以健摄进。处方：党参12克，炒白芍9克，平地木12克，炙甘草6克，车前子9克，白槿花9克，柴胡4.5克，山药30克，炒荆芥4.5克，白术30克，苍术4.5克，陈皮4.5克，白鸡冠花12克。7剂。12月4日复诊：潮热盗汗未见，惟口有臭味，带下频繁，曾在妇院检为宫颈糜烂。宜益理之。处方：党参12克，炙甘草9克，柴胡4.5克，黄柏6克，白槿花9克，白术30克，山药30克，车前子9克，神曲9克，川断12克，白鸡冠花12克，千金止带丸15克（分吞）。7剂。12月17日三诊：药后带下显见好转，潮热盗汗亦瘥，惟略有口臭。续予巩固。处方：党参12克，炙甘草4.5克，炒荆芥4.5克，黄柏6克，柴胡4.5克，车前子9克，苍术4.5克，白术30克，山药30克，鸡内金9克，神曲9克，白槿花9克，白鸡冠花12克，千金止带丸18克（分吞）。7剂。1975年1月14日四诊：症情稳定，原方加减。处方：党参9克，椿根皮30克，黄柏9克，苍术6克，白槿花9克，白术15克，山药30克，平地木15克，神曲9克，白鸡冠花12克，龙胆草2.4克，千金止带丸18克（分吞）。15剂。

按：本例王某，何老以傅青主完带汤加平地木、白槿花、鸡冠花清肝理脾，佐以治带。方药的配伍有补有疏，药量的斟酌有轻有重，轻的只用4.5克，重的用到30克，值得探索。后3方为了根治其宫糜，故用川柏清肝肾之热，加千金止带丸及椿根皮以助止带之功。整个方子，健脾、化湿、清热、止带，兼筹并顾，

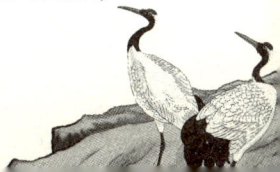

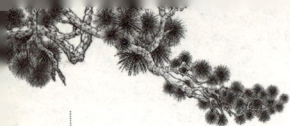

方意周密。

妊娠恶阻的应对

症状：怀孕之初，出现恶心头晕，倦乏思卧，嗜酸厌食，食入即吐。一
　　　般于停经40天左右开始，孕12周以内反应消退。

方法：顺肝益气汤或泰山磐石饮为主加减。

在这个世界上，母亲是最伟大的。当人们兴奋地迎来一个新的生命，是母亲
无私地独自承载了孕育这个新生命的一切疼痛和磨难。除了分娩的剧痛，还有妊
娠恶阻煎熬。

妊娠恶阻，中医称为"子病""病食""阻病"等，也即西医所谓的妊娠
呕吐，是指妊娠初期，即妇女怀孕1~3个月期间，出现恶心、呕吐、眩晕、胸
闷，甚至恶闻食味，或食入即吐等症状，也称为早孕反应。一般对生活、工作
影响不大，不需特殊处理。但有少数孕妇会出现频繁呕吐，不能进食，导致体
重下降，脱水，酸碱平衡失调，以及水、电解质代谢紊乱，严重者危及生命。
这种情况的发生率为0.1%~2%，且多见于初孕妇，早孕时多见，极少数症状严
重，可持续到妊娠中、晚期，预后多不良。恶性呕吐是指极为严重的妊娠剧吐，
这种情况不仅会影响胎儿发育，还可导致孕妇因酸中毒、电解质紊乱、肝肾功能
衰竭而死亡。

出现妊娠恶阻的原因，西医认为本病多见于精神过度紧张、神经系统功能
不稳定的年轻初孕妇。另外，胃酸降低、胃肠道蠕动减弱、绒毛膜促性腺激素
增多及肾上腺皮质激素减少等，与妊娠呕吐也有一定关系。中医则认为主要是
由于孕妇平素胃气虚弱或肝热气逆，受孕后冲脉之气上逆，致使胃失和降，或
引动肝热气火上冲所致。故治恶阻，应本着胃气以和降为顺、胎元以和降为安
之义，宜以调气和中、和胃降逆、止呕安胎为主。夹痰者，则豁痰降逆；夹热
者，则清热止呕。

隋代巢元方论妊娠恶阻谓："恶阻病者，心中愦闷，头眩四肢烦痛，懈惰不欲执作，恶闻食气，欲啖咸酸果实，多睡少起。世云恶食，又云恶字是也。乃至三四月日以上，大剧者，不能自胜举也。此由妇人本元虚赢，血气不足，肾气又弱，兼当风饮冷太过，心下有痰水，夹之而有娠也。经血既闭，水渍于脏，脏气不宣通，故心烦，愦闷，气逆而呕吐也。血脉不通，经络痞塞，则四肢沉重。夹风则头目眩。"傅青主则谓："不知妊娠恶阻，其逆不甚，且逆是因虚而逆，非因邪而逆也。因邪而逆者，助其气则逆增，因虚而逆者，补其气则逆转。况补气于补血之中，则阴足以制阳，又何虑其增逆乎？宜用顺肝益气汤。"

何老则认为，对于妊娠病，治疗的原则应着重养胎。妊娠期诸种疾病，治疗均需一面治疗，一面养胎、安胎。而恶阻重剧者，尤须注意。顺肝益气汤（人参、当归、苏子、白术、茯苓、熟地、白芍、麦冬、陈皮、砂仁、神曲）为常用方，也可用泰山磐石饮加减。在使用顺肝益气汤时，因妊娠恶阻多见有形寒，故用苏梗易苏子，以黄芩易归、地，去茯苓酌加姜竹茹、姜半夏、生姜。此兼采《金匮》橘皮汤、橘皮竹茹汤意，效果尤著。下面是何老治疗妊娠恶阻的2个案例。

案例一 沈某，女，26岁，1975年8月14日初诊。停经3月余，脉滑，纳滞，尿意频，时有呕泛形寒，以安养和中为治。处方：党参12克，砂仁壳2.4克，白术9克，石决明12克，苏梗6克，黄芩6克，淡竹茹9克，姜半夏6克，陈皮4.5克。3剂。

按：本例恶阻为中虚胃逆，以和胃、降逆、止呕、安胎，进顺肝益气汤3剂后瘥痊。

案例二 俞某，女，1976年6月21日初诊。早期妊娠2个月，初有呕恶乏力，形寒，上周曾卒倒2次，带下，傍晚足肿。以养血安胎为治。处方：党参12克，苏梗4.5克，杜仲9克，白术12克，黄芩6克，砂仁2.4克，川断6克，红枣30克，桑寄生9克。7剂。6月28日复诊：药后形寒呕恶均解，带下尚见，前曾卒倒，形体瘦弱，面色不华，脉细。首宜养血，则胎有所资。处方：党参12克，砂仁壳4.5克，当归9克，白芍12克，炙甘草6克，熟地12克，阿胶9克，炙黄芪12克，川断6克，白术9克，红枣30克。7剂。

按：恶阻，为妊娠早期症状之一，足肿则系妊娠后期症，本例同时出现，

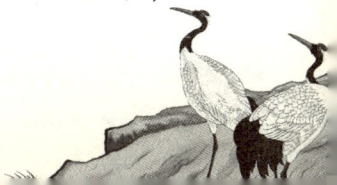

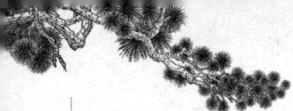

可见气血不足，特别是脾气失升，胃气失降。在治疗恶阻的同时，着重益气、养血、安胎确是必要。第一方以参、术、红枣健脾益气，苏梗、砂仁理气和胃，杜仲、桑寄生以安胎。复诊方药力更充足，是泰山磐石饮加减，特别加阿胶以养血安胎。鉴于脉细而面色不华，可知血虚，因人施治，防患未然。案中提出"养血则胎有所资"，点出本案的治疗法则。

由于妊娠恶阻重笃者难受万分，且可造成严重后果，故何老强调对于初孕妇尤其要加强预防。预防主要从以下几方面入手。一是正确认识早孕反应。妊娠是一个正常的生理过程，在妊娠早期出现的轻微恶心呕吐属于正常反应，不久即可消失，不应有过重的思想负担，保持情志安定与舒畅。二是减少诱发因素。如应尽量避免烟、酒、厨房油烟的刺激，居室尽量布置得清洁、安静、舒适，避免油漆、涂料、杀虫剂等化学异味。呕吐后应立即清除呕吐物，以避免恶性刺激，并用温开水漱口，保持口腔清洁。三是注意饮食卫生。饮食除注意营养及易消化之外，还应避免进食不洁、腐败、过期的食物，以免损伤肠胃。四是保持大便通畅。妊娠后容易出现大便秘结，应多饮水，或适当喝些蜂蜜水及香蕉、生梨、甘蔗等水果。

先兆流产与保胎

症状：阴道有少量出血，有时伴有轻微下腹痛，胎动有下坠感，腰酸腹胀。

方法：胎漏以陈念祖所以载丸合张景岳泰山磐石散加减；滑胎选傅青主安奠二天汤加减。

顾名思义，保胎即通过医疗手段等，保护孕妇腹中胎儿健康发育，避免流产。什么情况下要进行保胎以避免流产呢？那就是在孕妇出现先兆流产的时候。

妊娠不满28周内凡出现阴道有少量出血，有时伴有轻微下腹痛，胎动有下坠感，腰酸腹胀，这就是先兆流产。先兆流产的主要依据就是"见红"。就目前来说，有先兆流产状况的孕妇还是比较多。这多数与孕妇的个人体质有关。尤其是那些有多次流产史的人，她们身体可能本来就存在一些问题，所以常会出现先兆流产的情况。此外，一些高危、高龄孕妇，有时也会遇到同样的情况。究其原因，大体可分为孕妇或胎儿两大方面。孕妇方面包括内分泌功能失调，如黄体功能不健、甲状腺功能不足等，孕妇感染性疾病，高热，严重贫血，严重营养不良，放射性、毒性物质接触及生殖道畸形如双子宫、子宫肌瘤等。胎儿方面的因素，最突出的是受精卵的染色体异常，约占所有流产儿的25％左右。据统计，孕4周前的流产中100％是畸形，其中75％为染色体异常，孕12周前的流产中畸形约占12％，其中5.3％是染色体异常。

保胎的目的是尽可能地使妊娠继续，但随着遗传学的迅速发展，我们知道了流产和染色体异常有极明显的关系。很多妊娠早期的自然流产，是因为在怀孕期间，胚胎发育出现异常，是自然界对不良胚胎、不良胎儿的自然淘汰，是人类自我保护的一项明智之举。强行保胎，从优生的角度看并不足取。一个健康的胎儿，也不像某些人想象的那么脆弱，容易发生流产。真正由于冲、撞、挤压等引起的流产比例其实很少。一位权威产科大夫曾经说过："你无法把人的健康受精卵震落下来，就像你不可能把一个未成熟的好苹果从树上摇下来一样。"所以出现先兆流产症状的时候，最好先请医师查清原因，特别是排除有否遗传学上的原因后，再由医师决定是否保胎。盲目保胎还可能对母体本身不利，因为死亡的妊娠物在宫内停滞过久，会引起严重的凝血功能障碍、阴道出血增多等麻烦。

对于想要孩子的夫妇来说，总想将得之不易的受孕机会抓住，这就是保胎的来由。保胎必须是在胚胎存活的情况下方可进行。胚胎存活的指征，是早期妊娠反应存在，尿妊娠试验阳性，血绒毛膜促性腺激素阳性，患者症状好转或消失，如腹疼减轻，阴道流血减少或停止，早期B超检查有胎芽发育及胎心反射，子宫随妊娠月份增大，妊娠12周后可观察到胎动，羊水平面随妊娠月份增高，并要多次连续检查后，才能确定胎儿存活。

在中医学上，妊娠以后阴道下血，量不甚多，名为胎漏，亦称"漏胎"。胎漏一般无腹痛，倘有腹痛腰酸而阴道下血，则为"胎动不安"，如不及时治疗，

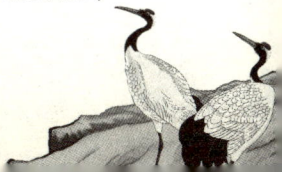

则有演进为堕胎、小产的可能。胎漏的病机，主要为冲任不固，不能摄血养胎。导致冲任不固的原因，有肾虚、气血虚弱、血热、虚寒、癥瘕等。胎漏下血的治疗原则以止血安胎为主。亦有连续堕胎、小产数次或多次者，称为"滑胎"，即所谓的习惯性流产。其病机为脾肾两亏，冲任损伤，胎元不固，亦有因气血两虚，不能摄血养胎，或血热扰动胎元所致。

张仲景论妇人妊娠病谓："妇人有漏下者，有半产后因续下血不绝者，有妊娠下血者。假令妊娠腹中痛，为胞阻，胶艾汤主之。"以胶艾汤温摄冲任。傅青主论胎漏谓："妊妇有胎不动，腹不痛，而小便中时常有血流出者，人以为血虚胎漏也，谁知气虚不能摄血乎……治法宜补其气之不足，而泄其火之有余，则血不必止而自无不止矣。方用助气补漏汤。"

何老认为对于胎漏或胎动不安的治疗，应着重视保护胎气。不论胎漏有无腹痛腰坠，均以陈念祖所以载丸（白术、杜仲、桑寄生、人参、茯苓、大枣）为主来益气助肝肾，合张景岳泰山磐石散（人参、黄芪、当归、川断、黄芩、熟地、川芎、白芍、白术、炙甘草、砂仁、糯米）加减应用。见红多者则去川芎、当归加陈棕炭摄止。至于滑胎，则常选用傅青主安奠二天汤（人参、熟地、白术、山药、炙甘草、杜仲、枸杞、山萸、扁豆）。傅青主认为："脾肾亏则带脉急，胞胎所以有下坠之状……脾为后天，肾为先天……补先后二天之脾与肾，正所以固胞胎之气与血，脾肾可不均补乎？"

案例 1977年5月26日，何老曾接诊过一位25岁的孕妇孔某。初诊时，孔某表现为末次月经3月17日，尿检妊娠试验阳性，漏红已第4天，腰不酸，腹不痛，排出物中有块状物，初形寒呕恶，脉右滑，左不显。以安益为治。处方：党参12克，生甘草4.5克，白术15克，川断9克，黄芪9克，黄芩15克，桑寄生12克，砂仁壳1.5克，熟地12克，白芍12克，苎麻根60克，陈棕炭12克，糯米1匙。5剂。6月4日复诊：因5月26日方未能续服，红未净止，腹不痛，脉濡苔薄，疲倦，以安益为续。党参12克，补骨脂15克，黄芪9克，山萸肉9克，炒阿胶12克，生侧柏9克，陈棕炭9克，白术12克，黄芩6克，旱莲草9克，十灰丸15克（包煎）。7剂。

按：本例胎漏患者孔某，服药不及时，漏红已久，气虚冲任不固，有堕胎之虞。复诊服药后，血止胎安。后告足月顺产。

乳汁的化与通——论产后缺乳

症状：产后乳汁过少。

方法：乳汁通化方。（何任验方）

这些年来，奶粉安全事件频发。其实，母乳是这个世界上婴儿最好的食品，如果孩子们都能吃上自己母亲的乳汁，既经济又健康还科学。然而，现实生活中，很多母亲生下孩子后，就把孩子的健康和营养交给了奶牛以及孩子与奶牛之间的中间商。试想异类的奶牛妈妈"烹饪"出来的乳汁，怎么可能敌得上人类母亲"亲手制作"出来的乳汁？又试想，利益驱动下的不良乳商用伪劣添加剂调制出来的奶粉，不仅营养成分不足，而且还有毒性物质，这岂不是对孩子的摧残？当然，这一点，大多数母亲都知道，有的是因为生计所迫怕喂奶耽误工作，有的是因为爱美心切怕喂奶影响身材，有的则确确实实是因为产后缺乳情有可原。对于前面两种情况，何老认为，为孩子着想，还是应该尽量把孩子的事放在首位，对于产后缺乳，其实大多数情况下，及时请医生治疗都能得到改善。

我们先来了解一下乳汁是怎么产生的？乳汁的产生包括泌乳和排乳两个过程，二者受神经内分泌调节，人脑中的垂体是参与泌乳和排乳最主要的内分泌腺。在妊娠期，卵巢和胎盘产生的雌激素和孕激素刺激腺泡和乳腺腺管的发育，但对脑垂体前叶分泌的泌乳素有抑制作用，因此在孕期乳房不分泌乳汁。当胎儿娩出、胎盘剥离后，雌激素和孕激素水平骤然下降，脑垂体开始分泌泌乳素，促使腺泡分泌乳汁。这时产妇开始有乳房胀满感，但乳汁不会自动排出，要使哺乳成功还需通过泌乳反射和排乳反射来完成。

这两个反射如何建立呢？关键在于婴儿吸吮乳头的刺激。婴儿出生后第一次吸吮乳头时，吸吮动作刺激了乳头和乳晕区丰富的感觉神经末梢，刺激冲动传至脑垂体后叶，使之分泌催产素。该激素随血循环作用于乳腺管周围的肌上皮细胞，使之收缩而将乳汁排出，形成排乳反射。吸吮刺激引起另一部分神经冲动直

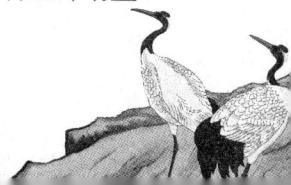

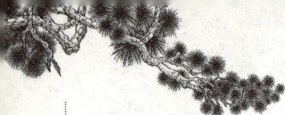

接传到脑垂体前叶，使之分泌泌乳素，刺激腺泡继续分泌乳汁。一般在婴儿每次吸吮的数分钟内，血中泌乳素量会增高10倍，为婴儿下次哺乳做准备。因此只要婴儿不断吸吮，奶水就会持续不断源源不绝。

如果产后不及时给婴儿哺乳，母亲乳头得不到吸吮刺激，上述两个反射不能建立，乳汁不能排出，继续泌乳将受到抑制，乳汁的产生也将受阻。因此，婴儿吸吮乳头的刺激是促使乳汁产生的关键，吸吮刺激越多，乳汁产生也越多。

产妇在哺乳时乳汁甚少或全无，不够甚至不能喂养婴儿者，称为产后缺乳。缺乳的程度和情况各不相同，有的开始哺乳时缺乏，以后稍多但仍不充足；有的全无乳汁，完全不能喂乳；有的正常哺乳，遇突然高热或七情过极后，乳汁骤少，不足于喂养婴儿。

中医认为，产后缺乳，关键在虚与壅。一是气血虚弱。《傅青主女科》云："夫乳乃气血之所化而成也，无血固不能生乳汁，无气亦不能生乳汁。然二者之中，血之化乳，又不若气之所化为尤速。"又云："乳全赖气之力，以行血而化之也。"气血来源于水谷精微，由水谷精微所化生，若素体脾胃虚弱，中气不足，或产后失血过多，气血亏虚，则致产后乳汁不行，或行而甚少。二是肝郁气滞。《三因极一病证方论》记载："乳脉不行，有气血盛而壅闭不行者，盛当疏之。"产后情志抑郁，肝失条达，气机不畅，以致经脉涩滞，阻碍乳汁运行，因而乳汁不行。针对这两个原因，中医在治疗产后缺乳时十分注重化与通。所谓化，就是生化，从源头上下功夫，使产妇化生有源；所谓通，就是乳汁流出的通道畅通，顺畅前行。

案例 1964年12月23日，何老曾接诊过一位25岁的产妇王某。初诊时，王某产后半月无乳。以疏补为治。处以何任验方乳汁通化方：通草4.5克，山甲片9克，当归6克，王不留行9克。另外，猪脚爪汤冲药汁服。3剂。

按：上述方中，通草、王不留行、山甲片和血通乳，辅以当归、猪脚爪养血而化乳。本案王某药进1剂，乳即见出，3剂后乳汁满盈，配伍得当，疗效甚彰。

当然，值得注意的是，治疗产后缺乳，除了使用中药方剂以外，何老认为，以下一些措施也应同时配合进行。

一是母婴同室，及早开乳。一般认为，早期母乳有无及泌乳量多少，在很大程度上与哺乳开始的时间及泌乳反射建立的迟早有关。有人通过比较，发现产后

1小时内即予哺乳，产妇的泌乳量较多，哺乳期也较长。

二是养成良好的哺乳习惯。按需哺乳，勤哺乳，一侧乳房吸空后再吸另一侧。若乳儿未吸空，应将多余乳汁挤出。

三是注意产妇的营养和休息。要保证产妇充分的睡眠和足够的营养，但不要滋腻太过。应鼓励产妇少食多餐，多食新鲜蔬菜、水果，多饮汤水，多食催乳食品，如花生米、黄花菜、木耳、香菇等。

四是调节产妇情志。产妇宜保持乐观、舒畅的心情，避免过度的精神刺激，以致乳汁泌泄发生异常。

五是发现产后缺乳时要及早治疗。产后缺乳一般在产后15日内治疗效果较好。时间过长，乳腺腺上皮细胞萎缩，此时用药往往疗效不佳。

产后急性乳腺炎的调理

症状： 乳房疼痛，局部皮肤发烫，红肿等。
方法： 连翘金贝散加减。（张景岳方）

坚持母乳喂养宝宝，特别是对新妈妈来说，往往是个不小的考验。因为在母乳喂养过程中，可能会遇到很多意想不到的困难。急性乳腺炎就是其中之一。急性乳腺炎是致病菌侵入乳腺并在其中生长繁殖所引起的乳腺急性化脓性感染。这种病证在第一次做妈妈的女性中更为多见，往往发生在产后3~4周。急性乳腺炎产生的原因主要有两方面：一方面，乳汁淤积很可能导致入侵细菌的繁殖生长，而乳汁淤积的原因主要有乳头发育不好（过小或内陷），妨碍哺乳，而乳汁分泌过多或婴儿吸乳少、哺乳姿势不正确、乳腺管不通畅等也会造成乳汁淤积；另一方面，细菌也可能常由乳头破损、皲裂处入侵，沿淋巴管入侵是感染的主要途径。婴儿口含乳头睡觉或婴儿患有口腔炎时吸乳，细菌可直接侵入乳腺管，上行至腺小叶而发生感染。

产后1个月内是急性乳腺炎的高发期，6个月后的婴儿开始长牙，这个阶段

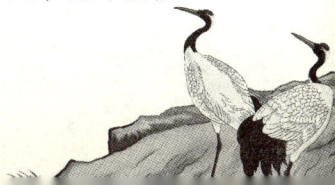

乳头也容易受到损伤而发病，应该小心预防，而断奶期更要警惕急性乳腺炎的发生。开始时患侧乳房胀满、疼痛，哺乳时尤甚，乳汁分泌不畅，乳房结块或有或无，全身症状可不明显，或伴有全身不适、食欲欠佳、胸闷烦躁等。然后局部乳房变硬，肿块逐渐增大，此时可伴有明显的全身症状，如高烧、寒战、全身无力、大便干燥等。常可在4～5日内形成脓肿，出现乳房搏动性疼痛，局部皮肤红肿、透亮。成脓时肿块中央变软，按之有波动感。若为乳房深部脓肿，可出现全乳房肿胀、疼痛，高热，但局部皮肤红肿及波动不明显，需经穿刺方可明确诊断。有时脓肿可有数个，或先后不同时期形成，或穿破皮肤，或穿入乳管，使脓液从乳头溢出。破溃出脓后，脓液引流通畅，可肿消痛减而愈。若治疗不善，失时失治，脓肿就有可能穿破胸大肌筋膜前疏松结缔组织，形成乳房后脓肿，或乳汁自创口处溢出而形成乳漏，严重者可发生脓毒败血症。急性乳腺炎常伴有患侧腋窝淋巴结肿大，有触痛。如果到医院查血常规，会显示出白细胞数量明显增高。

产后急性乳腺炎属于中医乳痈范畴。《诸病源候论》云："此由新产后儿未能饮之，及饮不泄，或断儿乳，捻其乳汁不尽，皆令乳汁蓄积，与气血相搏，即壮热大渴引饮，牵强掣痛，手不得近也。"根据发病时期的不同，又有几种名称：发生于哺乳期者，称外吹乳痈；发生于怀孕期者，名内吹乳痈；在非哺乳期和非怀孕期发生者，名非哺乳期乳痈。乳痈多因乳头破损继发感染而成，中医学分内外二因。内因多为精神刺激而致肝气郁结，乳头为厥阴肝经所属，肝郁气滞乳腺不通而为痈；外因多为热食汗出，露乳伤风，或哺乳之时，乳儿口含所吹，乳汁不通形成乳痈。何老指出，本病初起，以红肿焮痛为特征，此时邪热正盛，治宜清热消散。处方以张景岳连翘金贝散加减，往往颇有良效。

案例 1963年12月10日，何老曾接诊过一位初产16天的26岁产妇杨某。初诊时，杨某右乳房焮红肿胀，乳头左侧有块，按之痛剧，脉数，苔薄白。先予清解为治。处方：连翘9克，银花9克，蒲公英9克，红藤6克，夏枯草9克，土贝母9克，天花粉9克，橘叶、核各9克，柴胡3克，露蜂房4.5克（煅存性研末，分两次冲）。3剂。

按：上述方中，银花、连翘、蒲公英、红藤清解热毒，乳胀火盛故加天花粉，救其津液，露蜂房既能祛风解毒又可散肿止痛，夏枯草、橘叶、橘核清肝热而散结，贝母助散结、软坚之力，柴胡作为引经药。本案杨某药进3剂即瘥，足见疗效显著。

有一点必须引起患者的注意，那就是发生急性乳腺炎时，一般不要停止母乳喂养，因为停止哺乳不仅影响婴儿喂养，而且还增加了乳汁淤积的机会。所以，在感到乳房疼痛、肿胀甚至局部皮肤发红时，不但不要停止母乳喂养，还要勤给孩子喂奶，让孩子尽量把乳房里的乳汁吸吮干净。

不过，急性乳腺炎的症状也会因人而异，有不同的表现。正在服用抗菌药物的妈妈如果出现局部发炎，症状可能被掩盖，此时如果得不到及时处理、治疗，患病的乳房很可能会化脓，甚至内部组织受到破坏，严重的还会发生乳瘘。当乳腺局部化脓时，患侧乳房应停止哺乳，并以常用挤奶手法或吸奶器将乳汁排尽，促使乳汁通畅排出。与此同时，仍可让孩子吃另一侧健康乳房的母乳。只有在感染严重或脓肿切开引流后，或发生乳瘘时，才应完全停止哺乳，并按照医嘱积极采取回奶措施。

何老认为，预防哺乳期急性乳腺炎的关键在于避免乳汁淤积，防止乳头损伤，并保持乳头清洁。哺乳后应及时清洗乳头，加强孕期卫生保健。如有乳头内陷，可经常挤捏、提拉进行矫正。产后养成定时哺乳的习惯，不让宝宝含着乳头睡觉。每次哺乳后尽量让宝宝把乳汁吸空，如有淤积，可按摩或用吸奶器排尽乳汁。同时，注意宝宝的口腔卫生。而当乳头有破损或皲裂时，需要及时治疗。

别被乳腺增生吓倒

症状：两侧乳房内同时或相继出现多个大小不一、圆形、质韧的结节，
　　　以及乳房疼痛、肿块和溢液等。

方法：一般以逍遥散加减。

乳腺增生症是指乳腺导管囊性扩张形成的囊性肿块、乳腺导管上皮不同程度的乳头状增生和（或）乳腺小叶内及小叶周围的纤维组织不同程度的增生。乳腺

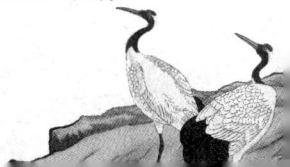

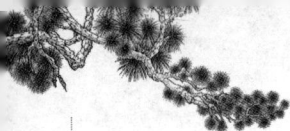

增生是女性最常见的乳房疾病，其发病率占乳腺疾病的首位。近些年来该病发病率呈逐年上升的趋势，年龄也越来越低龄化。据调查，约有70%～80%的女性都有不同程度的乳腺增生，多见于25～45岁的女性。其主要症状表现为两侧乳房内同时或相继出现多个大小不一、圆形、质韧的结节，以及乳房疼痛、肿块和溢液等。有的患者在治疗后又反复发作，不知道是什么原因，因此很是苦恼，甚至总觉得自己得了癌症，思想包袱很重。其实乳腺增生的癌变几率很小，只要发现的时候及时对症治疗，大多数效果良好，完全不用担心会转变为乳腺癌。

乳腺增生的发生、发展和转归，完全是由于妇女体内激素的周期性变化所导致。当卵巢分泌的雌激素水平过高，黄体孕激素过少，或者这两者分泌不协调，就会引起乳房中的乳腺导管上皮细胞和纤维组织增生。正常情况下，每一个进入青春期的妇女乳房腺泡、腺管和纤维组织，在每一个月经周期里，都要经历增生和复原的过程。由于这种改变，每个妇女在每次月经前，都有可能出现一侧或两侧乳房或轻或重的胀痛，月经过后胀痛又自然消失，这完全不妨碍生活、学习和工作，是正常的生理现象。但是，当机体在某些应激因素的作用下（如工作过于紧张、情绪过于激动、高龄未婚、产后不哺乳及患某些慢性疾病等），就有可能导致乳房本来应该复原的乳腺增生组织得不到复原或复原不全，久而久之，便形成乳腺增生。

一般来说，女性多愁善感，一不顺心则心肝之火勃然而起，而肝经又通乳循行两胁，导致气郁痰凝于乳。所以，预防乳腺增生的最好办法，是保持心情的舒畅。此外，由于胸罩过小，尤其是下围钢圈又硬又紧的话，就会影响血液循环，造成乳房缺血、痉挛，压迫乳房中的淋巴腺，使得此处产生的毒素不易排出，引起乳腺增生。胸罩小了不好，过大同样不利。胸罩过大，乳房在里面可以上下活动，同样也会导致乳腺增生。所以，胸罩的选择一定要仔细，如果胸罩的质量太差，脱落的纤维堵塞乳头，时间长也会出现乳腺导管增生。胸罩的主要作用是支撑和保护乳房，因此在选购和佩戴时，一定要以合体、舒适为原则。另外，戴胸罩的时间最好不要超过8个小时，一般情况下下班回到家后，要尽量释放胸部，保证淋巴液的正常流动。

中医把乳腺增生唤作乳癖、乳核，多由思虑伤脾，郁怒伤肝，以致气滞痰凝而成。乳癖的诊治，常见辨证分型甚多。何老认为，其病因病机主要为肝郁气滞、痰凝血瘀、冲任不调等，故总在从肝从脾调冲任为主，治宜疏肝解郁、化痰消核，一般遣逍遥散加青橘叶、娑罗子、郁金、路路通等均能见效。当时日较久，增生结块较坚者，则常以土贝母、炮山甲、山慈菇、红花、柴胡、法半夏、蚤休、鹿角霜、青橘叶、郁金、王不留行、夏枯草加小金丹，多能见效。

案例 1975年4月21日，何老曾接诊过一位35岁的产妇黄某。初诊时，黄某两侧乳房胀痛有块样物已半载，疼痛甚，时有灼热感，右侧乳头较左侧为大，有黄色液汁外泄，能挤出。当时因人流未满月，以消解先进。处方：蒲公英30克，露蜂房9克，连翘12克，皂角刺4.5克，银花12克，郁金6克，鹿角霜6克，地骨皮6克，生甘草9克，橘核、叶各12克，炒赤芍6克。5剂。5月1日复诊：药后乳房疼痛已解，灼热亦除，人流适满月，今汛行。以调经疏解为续。处方：当归12克，蒲公英15克，连翘9克，川芎4.5克，赤、白芍各9克，茺蔚子9克，郁金6克，橘核、叶各12克，制香附9克，延胡索9克，川楝子9克，稽豆衣15克。5剂。5月11日三诊：汛已净，近日尚感乳房疼痛，左侧为甚，并偶有灼热，夜寐不安。处方：蒲公英24克，皂角刺4.5克，连翘9克，鹿角霜4.5克，生甘草6克，银花9克，露蜂房9克，赤、白芍各6克，郁金6克，逍遥散15克（包煎），延胡索9克，橘核、叶各12克。7剂。5月20日四诊：乳部疼痛已消解，夜卧不能入睡，疲乏感已瘥。处方：蒲公英30克，连翘9克，鹿角霜4.5克，北沙参9克，茯神12克，焦枣仁12克，生甘草6克，党参9克，银花9克，稽豆衣30克，当归9克，生黄芪12克，赤、白芍各6克，逍遥散15克（包煎），橘核、叶各12克。7剂。

按：乳癖大都由于肝胃不和、气滞痰郁而成，一般无灼热感。本例黄某硬块疼痛，甚至有灼热感，病势有化热倾向。药用连翘饮子加减，重用蒲公英以清热解毒。前两方疗效已见，第三方复入逍遥散疏肝解郁，第四方加参、芪、归、芍补益气血，枣仁、茯神养心安神，是乳癖解除后的调理方。如此，标本缓急，治疗有序，故获良效。

盼子盼到梦里头

病情：婚后同居，有正常性生活，且未避孕，1年以上而未能怀孕。

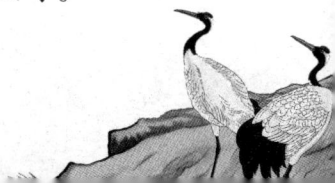

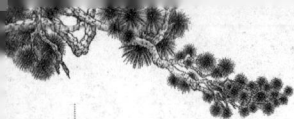

方法：多用不孕乳胀汤加减。（何任经验方）

受孕是一个复杂的生理过程，必须具备下列条件：卵巢排出正常的卵子，精液中含有正常活动的精子，卵子和精子能够在输卵管内相遇并结合成为受精卵，受精卵被输送入子宫腔，子宫内膜适合孕卵着床。也就是说，生育必备的三个条件：一是要有正常的生殖细胞（精子和卵子），二是精子和卵子经正常结合而构成受精卵，三是受精卵顺利着床和发育。这些条件中，任何一个环节出现故障，都能阻碍受孕，导致不孕症的发生。现代生殖医学已经阐明，来自男性的精子经女性阴道、子宫到达输卵管壶腹部，在此处与来自女性卵巢经输卵管伞而至的卵子相遇，精卵结合形成受精卵，受精卵经输卵管运输到达子宫，种植于子宫内膜，形成胎儿。

婚后同居有正常性生活，且未避孕达1年以上而未能怀孕者，称为不孕。根据婚后是否受过孕又可分为原发性不孕和继发性不孕。其中从未妊娠者为原发性不孕，曾有过妊娠，以后1年以上未避孕而未再妊娠者为继发性不孕。此外，根据不孕的原因可分为相对不孕和绝对不孕。相对不孕是指夫妇一方因某种原因阻碍受孕或使生育力降低，导致暂时性不孕，如该因素得到纠正，仍有可能怀孕。近些年来，世界各地不孕症发病率呈明显上升趋势，发生率占生育年龄妇女的8%～17%，平均为10%左右。其原因可能与晚婚晚育、人工流产、性传播疾病、生活压力大、作息不规律、环境污染等相关。有统计资料显示，不孕症的原因有1/3在于男方，2/3在于女方。依靠医学科学的进展，不孕不育夫妇的怀孕率可达30%～50%，因此对不孕症应有一个正确的认识，积极诊治。

引起女性不孕的原因很多，主要包括排卵障碍或不排卵、输卵管不通或功能不良、炎症、结核或子宫内膜异位症、免疫因素等。反复人流药流，往往容易造成继发不孕症或习惯性流产，所以要尽量减少未婚先孕。

中医古籍称不孕症为"无子""断绪""绝产"等，其病因一般除先天缺陷外，后天常见的有因肝郁、血虚、痰湿、肾虚、胞寒、血瘀等引起冲任失调，摄精困难。由于妇女不孕多因肝气郁滞引发，此即为辨证重点，故何老治疗不孕症多用自制"不孕乳胀汤"（乌药、制香附、枳实、青橘叶、白术、娑罗子、路路通、郁金、合欢皮）加减。若有卵巢囊肿等妇科癥瘕者，可先用或同时用《金匮要略》桂枝茯苓丸为治，如是往往颇有良效。

案例　1986年1月18日，何老曾接诊过一位32岁的女干部蒋某。初诊时，蒋某自述：婚后多年不育，月经34天一行，行经期短而量多。曾患宫外孕，有慢性阑尾炎，此前曾作过输卵管通液。1986年1月16日在某医院B超诊断："子宫平位，正常大，形态正常，宫区回声均匀。于子宫右上方可见鹅蛋大包块，边界清，内侧可见一分隔，房内见回声。左侧亦可见一桂圆大包块，低回声。提示：双附件囊性块，输卵管、卵巢积水或卵巢囊肿不能排除。建议输卵管造影。"患者无子多年，要求治疗好囊肿，并望得子。四诊见患者神情、面色无异常，月经于本月9日行，量较多，3天而净，苔白脉涩。先予消癥。处方：桂枝9克，茯苓15克，丹参12克，桃仁9克，牛膝9克，丹皮9克，白芍12克，红枣6克。10剂。1986年3月3日二诊：1月18日方服10剂，无任何不良反应。又自行服20剂，苔白脉涩。仍予原方加川楝子9克，嘱再服10剂。1986年4月24日三诊；谓3月3日方连服20剂。10剂后，1986年3月18日又于当地某县人民医院B超检查："两侧附件扫查见右侧23mm×28mm，左侧见17mm×26mm之透声暗区，暗区边界清楚。诊断为子宫未见肌瘤，两侧卵巢小囊肿。"该病人因囊肿较前明显缩小而续服上药，以后又将前方连续服用若干剂，于1986年4月14日再作B超复查，谓："两侧附件，右侧见19mm×27mm暗区，左侧见17mm×26mm暗区。"一侧囊肿又见缩小。诊其月经周期渐准，每月26天一行，腹不痛，经前乳胀渐解，苔净。仍原方续进。服20剂。

尔后，该患者因工作，停止服药一段时期。直延至1986年6月7日始将原方改制成丸剂，每日随带，于出差时连续服用。于1986年8月15日又于当地B超复查，谓："两侧附件扫查，见右侧附件18mm×22mm之暗区，边界清（右侧附件小囊肿）。"1986年8月20日复诊，左侧囊肿消失，右侧囊肿又见缩小。经行准期，但见经前乳胀明显。于是嘱其继续服用前桂枝茯苓丸加味制成的丸剂不可间断外，再处汤剂疏调。处方：当归9克，川楝子9克，白芍12克，乌药6克，娑罗子9克，延胡索6克，八月札9克，越鞠丸15克（包煎）。服法为每月经行前1周服7剂，经行即停。但患者又因出差而只服丸剂，停服汤剂。于1987年4月20日于当地某县人民医院复查B超，诊断谓："子宫正常大小；两侧卵巢可见正常大小。"治疗至此，卵巢囊肿全消，随即停服丸剂。

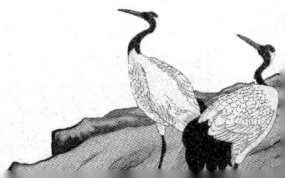

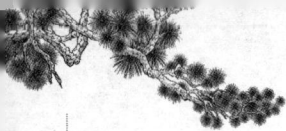

　　1987年4月24日来诊，癥瘕解后，月经如期而行，色初黯后鲜，经前乳胀，基础体温双相不明显，苔白滑，脉涩，宜疏肝解结。处方：枳实9克，娑罗子9克，当归9克，白术9克，郁金9克，路路通9克，乌药6克，制香附9克，合欢皮9克，青橘叶30克。7剂。服14剂后，经前乳胀已消。又服若干剂后，一度测基础体温已呈双相。但患者又因工作出差，未能继续服药，亦不测基础体温，停药较长时间。因其家人督促，患者基于对卵巢囊肿治愈的信心，自1987年6月自行配服前4月24日方若干剂。以后为求子心切，又来求治。因考虑到该同志不时出差，在家时服前方汤药，出差则随带丸剂，不停止治疗。诊其癥瘕净后，月事已调，奔波疲劳，脾虚气血亏，乃处方如下：制香附40克，制苍术40克，藿香40克，防风40克，前胡40克，苏叶40克，薄荷40克，川朴40克，草果仁20克，姜夏40克，乌药40克，陈皮40克，焦麦芽80克，春砂壳20克，炒枳壳40克，焦山楂40克，白蔻仁10克，广木香30克，茯苓50克，川芎20克，羌活20克，白芷粉20克，甘草20克，当归40克。制法：以上各药研细，和匀再研极细，水泛为丸。每日服2次，每次服12克，温开水吞送。处本方后，未见病人再来，直至1989年来信致谢，略谓："我于今年3月底怀孕，一切正常。"至此肠蕈、无子均告治愈。

　　按：本例患者蒋某身患卵巢囊肿与不孕，治疗时须全面考虑，设计恰当的治疗步骤和方案，方可缩短疗程，提高疗效。卵巢囊肿是一种生长于下腹部的肿物，属中医"肠蕈"范畴，《灵枢·水胀》谓"寒气客于肠外"，乃气阻血瘀癖结所致。西医妇科对于本病的治疗，除略小者可予随访视察外，一般均采取手术治疗，视情摘除，而本例患者蒋某初诊时囊肿大者如鹅蛋，直径超过5厘米，因而医院嘱其手术，但病者不愿接受，经人介绍在何老处诊治。病者再三要求先治好卵巢囊肿，故根据"癥瘕尽而营卫昌"之说，先治其囊肿。此即张从正《儒门事亲》"凡在下者，皆可下"之谓。按病史分析，该患者曾得宫外孕，其不孕也非原发性，更当先去其瘀滞癖结，故决然第一步就用《金匮要略》桂枝茯苓丸攻坚散寒，行气活血，将丸剂改汤剂投用。本丸原治"癥痼害"，作下癥之用，桂枝通阳，芍药滋阴，茯苓益心气，丹皮运血，桃仁攻癥痼。何老多年用此丸治疗癥瘕，包括用治肠蕈（卵巢囊肿）、石瘕（子宫肌瘤），均能满意收功。处方中加丹参和血祛瘀，牛膝活血散血以下行，红枣以调护。二诊加川楝子，《本草逢原》谓"疝瘕则寒束热邪"，以川楝子合而成有制之师，故亦所宜。在消除卵巢囊肿中，自初诊至治愈，约共服汤药60余剂、丸剂1料左右而收功，避免了手术摘除之苦。第二步自1987年4月24日开始，为治疗不孕症阶段。分析由肝气郁滞导致不孕，故处方用何老自制的"不孕乳胀汤"（乌药、制香附、枳实、青橘叶、白术、娑罗子、路路通、郁金、合欢皮）适当加减以疏肝散结。服14剂后，有所转机，乳胀渐消，基础体温出现双相，可惜未能乘胜继续再服药。因该患者系当地干部，工作出差整年不断，无法专心治疗。服10余剂药后又去外地学习，乃致辍药若干月。为了适应患者经常出差的特殊情况，故认真为其考虑不停止治疗的丸剂，让患者能与汤剂间隔或交替服用。因视其症状，兼有脾虚气血欠调，乃给丸方。此丸方为《萧山竹林寺妇科秘方考》的"秘制太和丸"原方，而略调整其药、量。该方治妇女月经不调，经行腹痛，腰酸带下，骨节疼痛，胸闷食少，停经腹胀，脾虚泄滞，积年不孕等症。本丸用药24味，有祛表邪者，有温益健脾者，有和胃理气者，有益气调经者，由调整阴阳表里虚实多种药物组成。其总体有调整阴阳、疏表达里、理气和血的效果，故于"积年不孕"尤见功效。

脏躁是什么

病情：妇女情志不宁，变幻不定。

方法：甘麦大枣汤加减。

妇女情志不宁，变幻不定，无故悲伤哭泣，或喜笑无常，不能自制，频作呵欠，称为"脏躁"。发生于妊娠期者，则称"孕悲"；发生于产后者，则名"产后脏躁"。行经前后及停经前后诸证中的精神异常表现，其证大致与此相同。其病机，主要为阴血亏耗，五脏失于濡养，五志之火内动，尤以心肝火旺为主。心肝之阴不足，则神不守舍，其因多为情志内伤引发。

张仲景首论本病，谓："妇人脏躁，喜悲伤欲哭，像如神灵所作，数欠伸，

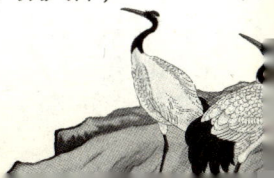

甘麦大枣汤主之。"张氏立方，系据《灵枢·本神》所谓"肝藏血，血舍魂，肝气虚则恐，实则怒"，"心主脉，脉舍神，心气虚则悲，实则笑不休"，结合临床实践而来。《医宗金鉴》释注脏躁谓："脏，心脏也。心静则神藏，若为七情所伤则心不得静，而神躁扰不宁也。故喜悲伤欲哭，是神不能主情也，象如神灵所凭，是心不能神明也，即今之失态癫狂病也。"

何老治妇女脏躁，案例甚多，自青年至老妇均有，认为主要系原本血虚，复受七情所伤者最多。沈金鳌论妇女发病谓："妇女之病，难治于男子数倍也……妇女之病，多由伤血……喜恶爱憎，入之深，著之固，情不自抑，不知解脱。由阴凝之气，郁结专滞，一时不得离散……故其为病根深也。"虽然如此，但脏躁之治，还是可以得心应手，主方当为甘麦大枣汤（甘草、小麦、大枣）。偏于郁滞或阳证厥逆者，配合四逆散（柴胡、芍药、甘草、枳实）；偏于热郁或阴虚有热者，配合百合地黄汤（百合、地黄）。虽然药物简单，药性和平，但收效颇为理想。

案例 1974年3月31日，何老曾接诊一位40岁妇女沈某。初诊时，沈某脏躁烦躁，郁闷失眠，源于焦急，带下频频。处方：炙甘草6克，淮小麦30克，白术15克，山药30克，枳实6克，白芍9克，柴胡4.5克，焦枣仁12克，大枣15克。7剂。4月10日二诊：3月21日方7剂后，郁闷已解，睡眠安好，自感舒如，以完带法为续。处方：党参9克，甘草4.5克，柴胡4.5克，炒白芍9克，车前子9克，苍术6克，炒荆芥4.5克，山药30克，陈皮6克，焦枣仁12克，白术30克。6剂。

按：本病在药物治疗过程中可配合精神心理疗法，要注意摄生，避免紧张和情绪过激，保证充足的睡眠时间，心情要开朗、愉悦。案中沈某初诊以甘麦大枣汤养心气、安脏气，甘缓之品润脏躁，治血虚内火，颇有效果，而结合四逆散解郁，对缓和神经急迫紧张亦是有效。

妇女年事渐高，四十八九岁前后，值七七之年，就会出现月经闭绝，亦多有脏躁征象，均可结合而治。此即《内经》所谓："七七任脉虚，太冲脉衰少，天癸竭，地道不通，故形坏而无子。"经绝前后几年，一般称为更年期。妇女到了更年期，有些人并无异常，有些人则出现烦躁，易怒，心悸，失眠，自汗，面红，腰肢酸乏，头眩耳鸣，月经闭止或月经紊乱，饮食减少，特别是烦恚郁悒等精神不安更为多见，此为"更年期综合征"，或称"更年期症候群"。其症状可以延续数月乃至一二年之久。常影响工作和情绪，或减弱体力。

更年期综合征的形成，多为阴血亏耗，阴阳失调，总以肾元虚乏或心肝火旺并痰火交织为常见。大体可作如下辨证：一为肾阴虚。值经断之年，肾气渐衰，冲任亏损，阴血不足。复以平时劳心过度，营阴暗耗，则肾阴更亏，阳失潜藏。其症多见经行周期紊乱，经量或多或少，头眩头疼，烦热，忧郁易怒，失眠心悸，腰酸口干，苔薄舌质红，脉多细数。何老对此种类型，常以知柏地黄丸合逍遥散加减投治，症状减轻稳好后，再予六味地黄丸合甘麦大枣汤续服，以巩固效果。二为肾阳虚。七七之期，冲任亏损，肾气不足，倘素体阳虚者，值此期间，不能温煦他脏，乃致肾阳虚而阴阳失调。其见症往往经行量多，经色较淡，平时带下清稀，肢体畏寒，精神萎靡沉郁，腰软无力，头目眩晕，尿多便溏，苔白舌质淡，脉沉弱。何老对此种类型，常以《金匮》肾气丸酌加枸杞子、补骨脂、淡苁蓉等合甘麦大枣汤投治，常有较好效果。三为心肝火旺，阴血不足，复有痰火交织。常见易怒多烦，坐卧不宁，多梦易惊，口干咽燥，尿黄便坚，月经或闭而不行，或行而紊乱，舌红苔黄，脉弦数或滑。遇此类型，何老常以温胆汤合百合地黄汤加知母、黄柏、淮小麦、红枣治之，颇能应手。

对更年期综合征，虽于临诊时常作如上辨证分型，但何老也不尽拘泥于此。何老认为，经绝期妇女往往以上证候表现为多见，亦常有见症较上述为轻者，症状仅见精神不安、情绪不宁、烦躁易怒而已。此主要为原本血虚，水亏木旺，复以七情所伤最为常见。对此，何老常以《金匮要略》甘麦大枣汤为主治疗。偏阳证郁滞者，配合四逆散，偏于阴虚有热者，配以百合地黄汤，药物简单，性能和平，既有显效，又不伤正。如何老曾以百合地黄汤与甘麦大枣汤合用，治疗一位48岁女医生陈某。表现烦躁，心悸，头痛，失眠，微热，长期不愈，服谷维素、五味子糖浆久未获效，口苦，咽干，唇燥，脉微数。处方：百合12克，干地黄15克，生甘草6克，淮小麦30克，大枣9克，焦枣仁2克。服4剂后头痛减，胃纳展，睡眠安，郁闷解。续服14剂后痊愈。

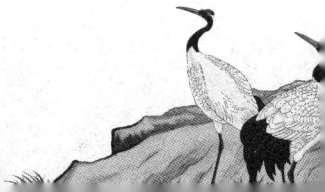

第 四 篇

其实癌症没那么可怕

　　谈癌色变，乃是人们的正常心理反应。得了被世人称为"不治之症"的癌症，是不是真的就没得救？肯定不是。在70多年的行医生涯中，在癌症的防治过程中，何老始终秉承中医与西医并重、扶正与祛邪兼顾、食疗与药疗齐用的原则，不仅增强了治疗效果，提高了生存质量，延长了患者寿命，而且奇迹般地治好了一些被西医判为"死刑"的病人，甚至瘤体都消失得无影无踪，这是医学的神奇！这是中医的魅力！这是生命的玄妙！癌症，其实真的没那么可怕。本篇将与读者一同分享何老在这方面的独到经验。

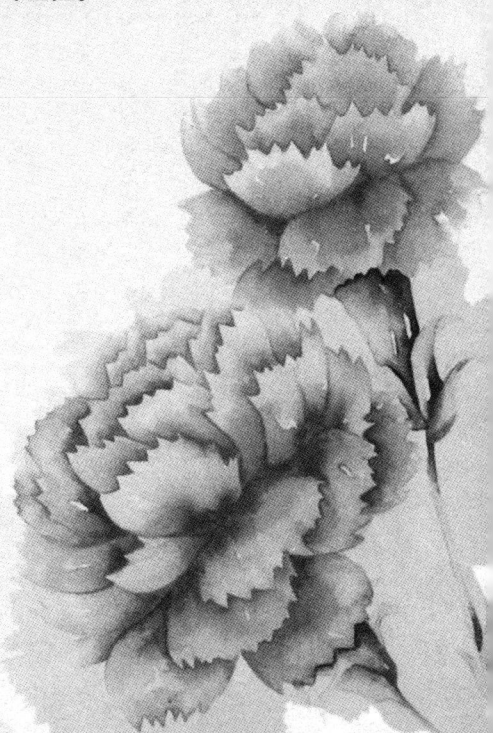

癌症治疗的"十二字"法则

肿瘤是肌体的异生物，可分为良性肿瘤和恶性肿瘤，其中的恶性肿瘤，又叫癌症。对人体而言，肿瘤不仅"画蛇添足"，而且危害严重，一直被认为无法治愈，所以大家普遍谈瘤色变、谈癌色变。

肿瘤病不是现代才发现的病。早在《说文》《尔雅》等书中就有类似肿瘤的记载。《灵枢·痈疽》所描述的某些症状，很多与现在某些肿瘤相似。《诸病源候论》描述"石痈"时说："折于血气，结聚所成，其肿结确实，至牢有根，核皮相亲。"后世医籍中的噎膈、积聚、癥瘕、反胃、肺积、肠蕈、石瘕等，都可能包含肿瘤的相关症状。在国外，早在公元前2500年的埃及文献中，就有关于肿瘤的描述。公元前250年，希腊的希波拉底已把肿瘤分成良性和恶性。

近些年来，在何老的临床病例中，肿瘤患者越来越多。何老认为，目前肿瘤病人比较多见的原因，一方面与废气、射线、农药、化肥等各种污染有关，另一方面，现代检查诊断技术的不断提高，也帮助医生早期发现了很多肿瘤疾病。

何老认为，肿瘤的治疗要尽量采取综合治疗的方法。也就是说，既要重视西医手术、放疗、化疗，也要重视中医中药、针灸、气功等方法。如果在稳定期，还应注意适度锻炼。如此开展"联合作战"，标本兼治。

现在，寻求中医师治疗的癌症病人往往有以下两个特点：一是这些病人多以中、晚期肿瘤为多，二是这些病人多数已采用手术、化疗、放疗等方法进行治疗。基于上述特点，何老根据有关文献报道和个人多年的临床实践，提出扶正治疗癌症这一重要方法，这对控制肿瘤发展、提高生存质量、延长生存时间确实能起较好的作用。除了扶正，中医治肿瘤还可攻邪，或扶正与祛邪并进，但当视症情而辨证施治。扶正可以提高祛邪的能力，祛邪能够促进正气的恢复。对患者同时进行"扶正"和"祛邪"时，其中的主次关系当视患者整体状况而定，但无论

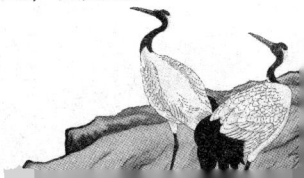

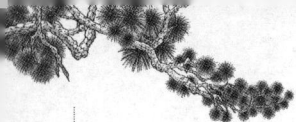

如何，"扶正"总是必须一以贯之的原则。这里讲的"扶正"也好，"祛邪"也好，实际上都是治本。在中医治疗肿瘤的过程中，除了要重视治本，也不能忘了治标。基于这些认识，何老提出了"不断扶正，适时祛邪，随证治之"的十二字治癌法则。

◎不断扶正

"不断扶正"，指在癌症的中医治疗中，要自始至终坚持调整正气，培益本元，提高病人抗病能力。

中医学对疾病发生的认识，都是在"邪之所凑，其气必虚"，"正气存内，邪不可干"的基本理论上加以发挥的。何老讲的扶正祛邪，也是立足于这一基本观点。所谓"扶正"，是扶助提高人体对"邪"的防御能力，使人体达到正常功能，即所谓培"本"。明·李士材根据《内经》治病必求于本的说法提出，"善为医者，必责根本。而本有先后天之辨，先天之本在肾，后天之本在脾"，这样就明确地使"扶正"的具体措施在一定程度上落实在培补脾、肾这个方面。"正"得到扶助，就能防御病邪，因而"祛邪"一方面是从"扶正"间接得到，另一方面是用药直接抗病制邪。

在中医五脏之中，肾为先天之本，脾为后天之本。肾者，"作强之官，伎巧出焉"，意味着肾是一种作用很强的器官，人体的很多精巧功能都是由肾脏产生的。《难经·三十六难》说："肾两者，非皆肾也，其左者为肾，右者为命门。"强调了肾中阳气的重要性。明·张介宾说："命门为精血之海，脾胃为元气之根、水火之宅，五脏之阳气非此不能滋，五脏之阳气非此不能发。命门有火候，即元阳之谓也，即生物之火也。"这说明"命门"是生命关键之处，是先天之气蕴藏之所在，是人体生化的来源，是生命的根本。就整个肾的概念来看，它还具备"藏精""主水""纳气""主骨""生髓""开窍于耳及二阴"的广泛功能。精是构成人体的基本物质，也是人体多种机能活动的物质基础。肾精化生肾气，它包含"元阴""元阳""真阴""真阳"，提示肾是节制人体生长、成熟、防御、应激、平衡、代谢等各项重大作用的所在。由此可以看出肾具有极为重要的作用。

脾为后天之本。《内经》说："脾为仓廪之官，五味出焉，能化糟粕，转味，而出入者也。"又谓："脾与胃，以膜相连，而能以胃行其津液。"脾、胃、肝、胆、小肠、大肠都属消化系统。脾主运化，主肌肉，主升清降浊，主四肢，开窍于口，其华在面，脾又有统血之功，故脾有运化水谷精微和水湿，统摄血液，使其能正常循行于经脉而不外溢的作用，主四肢、肌肉的濡养和活动。脾与胃既相为表里，又为营血生化之源，故为后天之本。这足以说明脾对全身的协调活动，特别是对饮食物的消化、吸收、合成、代谢都有着十分重要的作用，同时还对全身气血的充盈和虚衰、肌肉四肢之健旺和怠乏、面色唇口的润泽和萎枯有极大的影响。

从上面的认识可以看出，中医视脾肾为本是有根有据的。扶正祛邪的治则，总的就是以扶脾、扶肾为重点。脾肾二者没有衰败，则抗病祛邪就有基础。何老对防治肿瘤，按其不同病情或以补脾为主，或以补肾为主，或脾肾双补。当然，这中间包括对气、血、阴、阳的扶助补益。在扶正的同时，并配以有针对性的祛邪（抗癌）药物，将扶正的补益药与抗病（癌）药同用，比单纯应用抗癌药更为有益，副作用更少。

不论何种癌症，不断扶正都是必须坚持。扶正的目的是补益脾肾、补益气血。临床处方扶正时，何老常从四君子汤、四物汤、六味地黄汤等方剂中适当选用。一般扶正药，黄芪必不可少，至于参，有生晒参（人参）、西洋参、红参、别直参（人参），视病情区别选用。四君子汤用全方，四物则以当归、赤芍药、地黄为主。另如猪苓、制黄精、女贞子、枸杞子、制首乌等，常不可缺少。近年也常选用绞股蓝等。归脾丸也是扶正的首选方剂。

◎适时攻邪

"适时攻邪"，即适时使用中药抗癌药。所谓适时，是说在化疗或放疗，即其他医生攻邪的同时，就不一定再用攻癌中药，如果化疗等暂停或结束期间，可以适时多用些抗癌中药。

何老说，他在临床工作中见到过各种肿瘤病人，绝大多数是动过手术切除了肿瘤病灶，或者是不具备手术指征，不能行手术而采用放疗、化疗的病

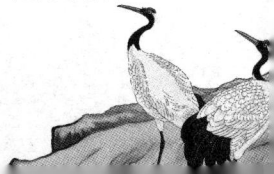

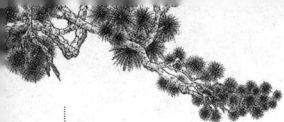

人。从中医的角度来说，手术已为病人做了极为重要的"祛邪"工作。从目前的医疗水平来看，癌症的早期手术还是很有效果的。必要的手术切除一定要做，而且要做得早些。手术切除后，如果病人体内尚有残存的癌细胞，通过病人自身正气的作用，也可使这些残存的癌细胞消失或逆转，这样恶性肿瘤就算治愈了。

何老认为，以攻邪为主的方法，值得推广采用，也是无数案例证实有效的做法。如果邪实明显，正气不衰，为防止复发转移，攻坚散结宜急，药量可适当用重；若一般肿瘤手术、放疗、化疗以后，病邪趋于缓解，正气有恢复倾向，但气阴损伤还明显存在时则攻邪之药宜适当减量，并逐渐配合一些扶正培本之品为妥。此外，面对邪正的矛盾，要做到"祛邪不伤正，扶正助祛邪"。至于扶正与祛邪以何者为主，二者虽有区别，但也不能截然分隔。机体情况差异很大，邪正力量对比亦各不相同，不能笼统说以何为主。大体早中期，体力未衰，气血未损，可偏重攻邪。若晚期，气血衰败，应以扶正为主，但也不能疏忽攻邪。像肿瘤这样比较复杂而病程又迂回曲折的病证，要摸出一个精确平稳而又有效的治疗方法，确实要细致体味和探索。"玉石俱焚"的做法并不可取，要做到既不伤正，又不助邪，探讨恰当的扶正祛邪方案就要以"无虚虚""无实实"为根据，从而不至于"故疾未已，新病复起"，肿瘤铲动而病人已奄奄一息，这是医生病人都不希望的事，因而用药要视病证而施，当用峻猛就用峻猛。如病人能承受，且有所见效，就得坚持守方，不可辍药；若是药后病人明显出现副作用，就应该调换措施，"粗工凶凶，以为可攻"的蛮干，并不妥当。扶正祛邪同时进行，可减少或者避免这种不足。在我国目前的医疗条件下，明确诊断为肿瘤而又可做手术的病人还是应尽量先进行手术，力争做得早、做得好。手术切摘后，结合中医治疗，这样比较妥当。对于化疗、放疗十分敏感且效果肯定的肿瘤，应该及时进行化疗或放疗，或化疗与放疗并用，同时结合中药治疗。有些病人畏惧手术、化疗、放疗，或不具备手术、化疗、放疗指征，要求单独用中医中药治疗，都要慎重对待。何老曾治疗2例老年妇人子宫癌，畏惧手术而坚决要求服中药，虽然用扶正祛邪治疗多年，至今存活，但是癌毕竟是癌，在现代医学条件下，单纯应用一种治法能延缓多久，很难估计，需要加倍注意，严密观察，定期检查，果断处理，决不能掉以轻心。

至于祛邪的抗癌中药，何老常用的有猫人参、白花蛇舌草、半枝莲、七叶一枝花、八月札、鳖甲、冬凌草、急性子、威灵仙、黄药子、藤梨根、鱼腥草、石见穿、蒲公英、白英、山慈姑、山海螺、守宫、薏仁、干蟾皮、野葡萄根、大黄等等。不过，很多中药都具有扶正祛邪双重功效，如白术等扶正药也有祛邪作用，而如鳖甲、薏苡仁等的祛邪药也有扶正作用。

◎随证治之

"随证治之"，是指在癌症治疗过程中，由于症状的轻重、病程的短长，以及年龄、性别的差异，饮食、环境的不同，出现的症情多种多样，不尽相同，治疗时视症情而选择不同方药。如出现疼痛、发热、出血等症状，就要随时补入如解痛、清热、止血等等。有些轻的合并症状，如化疗后的胃口不开甚或呕吐等，就要针对症状用药。一般随症常用清、解、和、渗以及消导、开胃、调达和营、解热止痛、消肿利尿和安脏气（癌症患者失寐者不少）药。

多数"证"都是癌症本身在发展过程中出现的症状，这些不可不知，不可不辨。以肺癌为例。周围型肺癌，病位于肺的边缘部，早期可无症状；中心型肺癌，发生于较大的支气管，症状常较明显，最初出现支气管黏膜刺激症状，常有干咳。肿瘤增大，支气管腔变狭，呼吸时可有哮鸣声。支气管远端淤积痰液，继发感染，可见发热、咳唾脓痰，亦能出现肺炎或肺脓疡的症状。癌症本身糜烂或侵及肺血管，则可咯血。癌瘤完全阻塞支气管，出现肺不张，病人常感胸闷。癌症侵及胸膜，常见胸痛，且可发生血性胸水（所谓癌性胸水）。大量胸水压迫心肺，可以出现气急。癌瘤压迫喉返神经，可出现声哑；压迫膈神经，可出现膈麻痹；压迫上腔静脉，静脉回流受阻，头面部和上半身可见浮肿。部分肺癌病人还可以出现杵状指（趾）、四肢关节疼痛和男性乳房增大等等。这些都是我们在临床上常常见到的症状，而这些症状反映了肺癌从早期到晚期的各个阶段。针对这些症状，应按照中医理论辨别清楚，仔细选方用药，"随证治之"。肺癌如此，其他各种癌症也同样如此。在"不断扶正，适时攻邪"的原则下，掌握好"随证治之"，既有助于早期发现并了解癌症的好、坏、进、退，而且在施治效果上也明显能够提高。

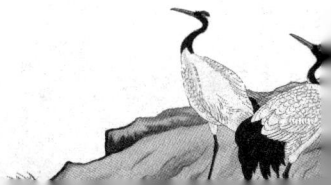

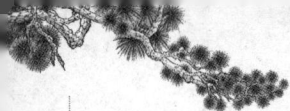

有些情况常常因人们不明症状产生的原因而忽视。比如的鼻咽癌病人大都接受过放疗。一般说来，经过放疗，原病灶得到控制，但在这类病人中有较多出现口腔干燥、牙龈红肿、牙齿摇落、重听等等。有些病人不了解这是放疗后的正常反应，只当是病情在发展，就急切要求医生给他加大用药剂量。有实践经验的医生，此时就会依据"随证治之"的原则，用生津、泻火、消解等方法，逐渐使病人恢复。若不明白这点，或缺乏经验的医生，听了病人的诉说，往往无所适从或者再投抗癌药，结果既减轻不了病人的痛苦，还往往造成"虚虚"（意思是使虚的更虚）之弊，无益于病，反增其苦。

何老指出，治疗肿瘤疾病的十二字原则，说起来简单，但作为医生，要真能够把它领会透彻并应用到诊疗实践当中，也不是一件容易的事。什么时候该怎么把握，又该把握到什么程度，这些都要针对病情实际。何老在这一原则指导下运用中药辨证施治治疗癌症已经多年，不过癌症的辨证施治，无外乎正、邪、虚、实，并进一步分气、血、阴、阳，如此辨别，已大致可行，不宜分"型"过细，主要在于随证治之。有人主张治癌症要用软坚散结法，因为癌症一般都有癌块存在，这确是癌症的共性，也是临床上用软坚散结法的依据，但癌症同时也有它的个性，有的癌就不宜用，不可不察。

薏苡仁——药食皆宜的抗癌佳品

防治肿瘤，对何老来说，除了医生这一角色，还曾是罹患癌症的病人角色。1973年的某个夏天，何老突然发现自己小便带红色，尽管当时没有其他明显的症状，但根据经验判断，这次病情来者不善。何老赶紧去做了全面检查，结果是膀胱癌。怎么办？何老考虑到自己的身体底子还不错，就根据西医的建议，做了肿瘤摘除并膀胱部分切除。按照何老的理论，手术就是祛邪，是一种武力的祛邪手段，动的是真刀真枪。何老说，打个比方，手术是一场战争。是战争，就会有破坏性，所以战后重建、休养生息很重要。这个战后重建、休养生息，回到中医上讲，就是扶正，可采用中药、针灸、气功等方法。

膀胱癌手术后，何老就自己给自己开药调理，所以他摸索出来中医治疗肿瘤关键就是前面已经讲过的那十二字法则，就是不断扶正，适时攻邪，随证治之。扶正是为了祛邪，祛邪也是为了正复，扶正祛邪才能把自身的气血补好，免疫功能调整好。不过，对待肿瘤患者，也要因人而异。中医药的治癌效果，不一定像有的医生说的那么神奇，何老主张"带病延年"。何老说："带病延年，你说我治好了癌症，我不敢夸口，但是这个病没有症状了，也可以说症状上是好了。带病延年，就是跟肿瘤一起生存。所以，很多情况下，只要肿瘤不活动，就已经很好。当然，如果能够让它消失，那自然更好。"

所谓因祸得福，倒真是有些道理。何老因为患癌这场祸，使自己对肿瘤的防治有了更多的关注、实践和研究，并总结出了一套行之有效的防癌治癌方法，不仅利己，而且给无数的患者带去了生的希望，这就是福。这其中，进食薏苡仁的独特疗法，效果肯定，众多患者已经广受其益。

薏苡仁，是禾本科植物薏苡的种仁，又称米仁。薏苡仁为我国特产，全国各地均有栽培，福建、江苏、河北、辽宁产量较大，多生长于河边、溪边或阴湿山谷中。秋末果实成熟时，割取植株，晒干，打下果实，碾去外壳，除去外皮，收集种仁。

薏苡仁颗粒饱满，色白质净，入口软糯，含有丰富的淀粉、蛋白质、脂肪、钙、磷、铁及维生素等营养成分。薏苡仁可作羹、煮粥、烧饭，为滋补美食。除食用外，薏苡仁又是药中佳品。在中医治疗中，薏苡仁的适用范围非常广泛，既可治疗小便不利、水肿、脚气、脾虚泄泻，也可用于风湿痹痛、筋脉挛急，还可用于肺痈、肠痈等病的治疗。中药典籍《神农本草经》中把薏苡仁列为上品，指出其味甘微寒，具有"主筋急，拘挛不可屈伸，风湿痹，下气"的功效，并且久服能够"轻身益气"。《本草纲目》上说，日日食薏苡仁，可治久风湿痹，补正气，利肠胃，消水肿，除胸中邪气，治筋脉拘挛。现代药理研究证实，薏苡仁具有一定的抑菌、抗病毒功效。何老的经验是，对肿瘤病人而言，薏苡仁是一味具有抗肿瘤作用的好药。薏苡仁对改善癌症患者在放疗、化疗时出现的白细胞下降、食欲不振、腹水、浮肿等病情，均有较好的效果。

何老治疗癌症病人，处方中最大特点就是用薏苡仁这味中药，剂量多为每日30～100克。应用时薏苡仁应该选用粒大、色白、饱满的国产薏苡仁。具体制法

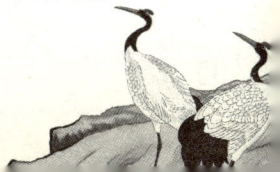

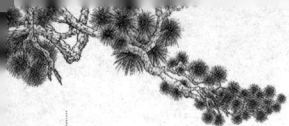

为：薏苡仁洗净后加水在砂锅里煮成稀饭，也可以加少量红枣同煮，并加入少许白糖或食盐调味，于每晨空腹时食用半碗至一碗，或以之代早餐，也可下午空腹时服用。必须坚持，不可间断。这个食疗的方子，对体虚容易感冒的人和患有高血脂的病人都有很好的效果。尤其是对动过手术、做过放疗或化疗的肿瘤患者，只要坚持服用薏苡仁，就能促进体力逐渐恢复，抗病能力提高，病情稳定。可见，服用薏苡仁对养生保健、扶正抗癌是很有好处的。

何老从1973年罹患膀胱癌，到2012年去世，整整41年。对大多数肿瘤患者而言，别说41年，哪怕4年、10年，都已经是漫漫长征路，能挺过来的，真可谓凤毛麟角。而何老除去心态平和、勤于工作之外，就是长期坚持食用薏苡仁，几十年从未间断。薏苡仁每天吃一碗，能够多吃就吃多点，其他东西可以少吃点。但孕妇不宜多吃，就连小孩也可以吃。吃薏苡仁确实好处多多，除了抗肿瘤，还有养颜。现在，每天喝一碗薏苡仁粥，这个药食妙方已经不是秘密，何老的很多学生、病人都是其中的受益者和传播者，而且确实效果明显，令人欣慰。但薏苡仁再好，也不能代替药物。

判了"死刑"的售货员——
谈谈纵隔恶性淋巴瘤术后的中医调理

症状：淋巴结肿大为本病特征。浅表淋巴结的无痛性、进行性肿大常是首发表现，尤以颈部淋巴结为多见，首发于腹股沟或滑车上的较少。锁骨上淋巴结肿大提示病灶已有播散，右侧来自纵隔或两肺，左侧常来自腹膜后。浅表淋巴结是其最多的侵犯部位，其次为腋下，其余依次为腹股沟、纵隔、脾脏、鼻咽部、肠系膜等。恶性淋巴瘤的全身症状，因疾病类型及所处的时期不同而差异很大，部分患者可无全身症状，有症状者以发热、消瘦、盗汗等较为常见，其次有食欲减退、易疲劳、瘙痒等。全身症状和发病年龄、肿瘤范围、机体免疫力等有关。老年患者、免疫功能差或多灶起病者，全身症状显著。无全身症状者，其存活率较有症状者为高。

方法：1.西医：化疗、放疗、外科手术治疗、应用生物反应调节剂（BRM）等。

2.中医：何任治癌妙方之一。

淋巴瘤又称淋巴癌。西医认为，淋巴瘤是原发于淋巴结或其他淋巴组织的恶性肿瘤，是我国常见的十大恶性肿瘤之一。该病按其细胞成分的不同可分为霍奇金病和非霍奇金淋巴瘤两大类。其恶性程度不一，由淋巴组织细胞系统恶性增生引起，多发生在淋巴结内。原发病变可见于淋巴结，也可见于淋巴结以外的器官，如扁桃体、鼻咽部、胃肠道、脾脏、骨骼及皮肤等处。疾病传播方式有从原发部位和邻近淋巴结依次传播者，如霍奇金病，也有越过邻近淋巴结而向远端淋巴结传播者，常见于非霍奇金淋巴瘤。

恶性淋巴瘤的病因和发病机理迄今尚未完全明确。可能是由于持续或反复自身抗原刺激，或异体器官移植的存在，或免疫缺陷患者反复感染，免疫细胞发生增殖反应。淋巴细胞对抗原刺激的增殖反应缺少自身调节控制，最终出现无限增殖，导致淋巴瘤发生。研究表明，诱发恶性淋巴瘤发生的主要因素有以下几个方面：①病毒感染。目前认为是引起淋巴瘤的重要原因，实验证明，非洲淋巴瘤患者EB病毒抗体明显增高，电镜下可在患者肿瘤组织中找到病毒颗粒。②物理因素。恶性淋巴瘤的发病原因，不仅与吸收辐射的剂量有关，还与受辐射的年龄有关，30岁以下受辐射人群的发病率较其他年龄段为高。③化学因素。某些化学药物，如免疫抑制剂、抗癫痫药、皮质激素等长期应用，均可导致淋巴网状组织增生，最终出现淋巴瘤。④免疫缺陷。恶性淋巴瘤是免疫系统的恶性肿瘤，实验证明，淋巴瘤患者尤其是霍奇金病患者都有严重的免疫缺陷。此外，遗传因素、染色体异常等情况均可诱发恶性淋巴瘤的发生。

恶性淋巴瘤，属于中医学"恶核""瘰疬"等范畴。中医认为，凡淋巴结肿大者皆与"痰"有关，所谓"无痰不成核"。痰的形成机理，一为寒湿凝结，二为火热煎熬津液。导致人体罹患恶性淋巴瘤的常见中医病因病机，一是平素脾胃虚弱，水湿运化失职，湿郁积于内，湿毒日久，凝结为痰，痰毒互结，遂成癌

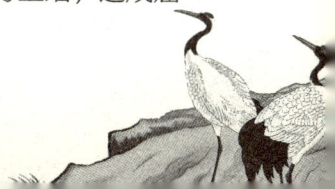

瘤；二是情志不舒而致肝气郁结，痰气积聚，郁久化热，灼津为痰，若与邪毒胶结则为恶核；三是情志不遂，精神抑郁，或怒伤肝气，气机阻滞，使血行不畅，脉络瘀阻，气滞血瘀，日积月累，凝聚成块，则为癥积；四是病邪久留不去，耗伤气血阴津，久病及肾，肾阴不足，水不涵木，虚火内动，灼津为痰，痰火相结，而为肿核。病至晚期恶核累累，久病气血耗伤。

何老曾经告诉我们这样一个病例——

案例　1992年3月，正是春寒料峭的时节，一个看上去最少50多岁的妇女出现在何老的诊室，而她的实际年龄才38岁，姓朱。若不知她的真实年龄，与当时扶她进入诊室的她的丈夫相比，感觉就像姐弟。

"大约3年前，我夫人就常有疲劳感，人也渐渐变得苍老。起初也去过好几家大医院求治，但查来查去，也都没有查出什么毛病。医生交待先观察观察，有什么情况，及时到医院诊治"，她的丈夫介绍说，"我夫人工作很积极，也是个意志很坚强的人。小毛病，她都能忍过去。当时家里人都担心她得了什么不好的病，她就经常安慰我们，说不会有事的，真有事的话，现在这么好的技术，早该检查出来了。时间久了，我也就没有太在意，直到去年6月，洗澡时她说右腋下摸到一个小块（后来证实是肿大的淋巴结），9月又出现右胸胁外侧刺痛，在我们的再三催促下，又拖了个把月，才答应请假到医院去诊治。经检查，诊断为纵隔恶性淋巴瘤，当即住院作了手术治疗。"

到何老这里来诊治的时候，手术后的化疗已经进行了4次，CT等复查仍见病灶。当时病人的主要表现为右胸侧时有针刺样痛，右颈侧有一1.5cm×1.5cm的淋巴结肿，腰背牵掣，疲乏，面色萎黄，苔薄白略腻，脉虚。

她的丈夫接着说："我夫人的主治医生明确告诉我，大多数恶性淋巴瘤病人术后的化疗效果都挺好，你夫人这种情况凶多吉少，估计在世的时间不长。听医生这么一说，我简直晕了过去，西医等于没什么办法了。我不甘心，决心死马也要当活马医，因此决定找用中医试试，试过以后，真不行也不后悔。所以我到处打听，在好心人的介绍下，得知您有很高的治癌水平，所以慕名找到了您。"也就是说，他是在无望中寻求希望，抱着试试看的心态，找到何老这里来的。

小朱患纵隔恶性淋巴瘤，经手术及化疗后，病灶未除，症状仍存。对于此类癌症患者，治疗多以扶正祛邪为治。扶正以固其本元，提高其抗病能力。在扶正固本的基础上，配用祛邪抗瘤之品，此是治疗肿瘤的大法和根本。

1992年3月9日初诊时，处以何老的自拟方如下：西洋参3克（另煎），黄芪20克，绞股蓝18克，猪苓15克，七叶一枝花18克，白花蛇舌草15克，瓜蒌仁12克（杵），蒲公英30克，威灵仙15克，猫人参30克，延胡索12克，薏苡仁60克（每日另煮，空腹连渣服食）。3月22日复诊：上药服14剂，右胸侧刺痛及腰背部牵掣明显减轻，纳食常，疲乏仍见，苔薄，脉濡。原方加杞子20克，女贞子15克。4月9日三诊：右胸侧刺痛腰背牵掣基本消失，右颈淋巴结肿缩小，面色有好转，体力有所恢复（血常规检查：白细胞3.8×10^9/L，血红蛋白105g/L，血小板110×10^9/L，中性分类0.70），饮食、二便基本正常。上方去延胡索，西洋参改用北沙参。同年7月27日复诊：上方服用3个月，体征消失，体力恢复良好。7月15日经CT等检查，病灶消失，无异常。后续以上方加减调治年余，稳定巩固，经CT等2次复查，均正常。

按：上述治恶性淋巴瘤的药方，系何老的经验用方。方中西洋参、黄芪、杞子、女贞子、薏苡仁等滋阴补益气血之品，扶正固本，提高机体免疫功能和抗病能力，七叶一枝花、白花蛇舌草、蒲公英、猫人参、威灵仙等清热解毒、消肿散结之品，祛邪抗肿瘤，合而成方，加减出入，共奏扶正祛邪、固本抗瘤的功效。服用4月，病灶消失，续服1年康复。在家继续休养1年后，小朱重新回到工作，同事们对此惊叹不已。随访5年，康复如前。

不再恼人的腮帮子——
谈谈腮腺癌术后的中医调理

症状：病变部常有疼痛，麻木不适，肿块较硬，与深部组织粘连，活动性差，张口困难，部分病人有部分或全部面神经瘫痪，浸润皮肤可溃破，创口不愈，分泌物恶臭，可发生颈淋巴结转移或远处转移(肺、骨、肝、脑等)。

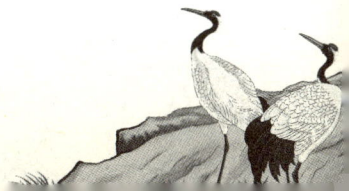

方法：1.西医：主要采用外科手术切除。当患者的恶性肿瘤已侵犯周围组织，术后边缘遗留有残存癌细胞时，则辅加放射治疗。

2.中医：何任治癌妙方之二。

人在世界上，平平安安才是真，但人这一辈子，从小到大，始终顺利平安，还真不容易。别的不说，就是要想能够顺利平安地退休，其实也不容易。就拿何老曾经诊治过的病人王某来说吧，她原先在工厂当工人，按照我国的退休制度，再过2年，就可以退休回家抱孙子了。她这个人，从出娘胎来，一直都是顺风顺水。小时候，人家吃不饱，她不仅能吃饱，还能吃到好东西；上学了，很多同学不是上不起学就是因为成绩差不愿上学，而她却一路顺顺当当读到大学毕业；上班了，很多同学都被分配到老少边穷地区，而她却进了一个省里的大企业；结婚了，不仅丈夫芝麻开花节节高，而且儿女双全，聪明上进……按照她自己的说法，真是让人羡慕得一个个流口水。可是，偏偏就在1988年，正是她48岁的那一年，泰去否来，不顺心的事儿一个接一个，连用嘴吃饭这么简单的事也出了问题。先是吃肉时腮帮子有点痛，很快就连吃稀饭也痛，到医院一查，诊断为左腮腺癌，接着医生为她进行手术切除治疗。

腮腺癌是发生于腮腺的恶性肿瘤，属于涎腺癌中发生率最高的一种恶性肿瘤。临床多于无意中或体检时发现，以耳垂为中心的下方或后方有生长缓慢的无痛性肿块，多呈结节状，表面平整或略圆，质地硬度不一，活动，大小一般为3～5厘米，有包膜，病史长，除局部酸胀感外，无面神经损伤、区域淋巴结肿大及其他不适。腮腺的恶性肿瘤少见，以恶性混合瘤为多，其次为黏液表皮样肿瘤、腺癌、腺泡细胞癌、乳头状囊腺癌等。

本病病程短，生长快，其病因目前尚未明确，有学者认为可能与病毒或感染有关。近年来，科学家研究发现，腮腺癌发生与电磁信号的辐射影响有关。如以色列科学家发现，过度使用手机会导致腮腺癌发病率增高。该研究表明：每个月使用手机超过22小时，而且总是只用一侧耳朵接听电话的手机用户，其腮腺癌的发病率普遍高于一般电话用户。偏远农村地区基站少，电磁信号功率比一般地区更强，因此在这些地区使用手机身体受到的损害就更大。在我国，有医学专家研究发现，长时间使用手机通话主要影响人的头部和手部，但大脑有坚硬的颅骨保护，而接打电话时手机是紧密贴在腮腺表面的皮肤上，腮腺吸收了约40％的辐射能量，长时间通话会增加患腮腺癌的风险；近年来年轻人患上腮腺肿瘤的病人越来越多，比例由过去5％左右到现在超过40％，而引发该病的风险与长时间使用手机有很大关联。因此发出警告，手机煲电话粥可致腮腺癌。

本病属于中医学的"腮疮""流痰"等范畴，其发病多因正气内虚、热毒内蕴、气滞血瘀、痰湿积聚所致，治疗应以扶正祛邪为原则。

案例 前面讲到的王某，左腮腺癌术后1年余，又于左腮腺发现一个2cm×2.5cm大小肿块，质地偏硬，有胀感，无疼痛，面、足浮肿，口干，血沉26mm/h。经原治疗医院复查，诊为复发。患者心情极为紧张，不愿再次手术，要求中医治疗，并于1990年10月15日来何老诊室求治。诊时左腮部肿块明显，面足浮肿，左腮酸胀，咀嚼尤甚，疲乏，纳食不振，苔黄而薄腻，脉濡。血常规：血红蛋白85g/L，血小板80×10^9/L，白细胞8.9×10^9/L，中性分类0.78，血沉32mm/h。辨证为正虚邪实，热毒内蕴。治宜扶正祛邪，清热解毒。处以何老的自拟方：北沙参20克，西洋参3克（另煎），黄芪18克，生地黄18克，藤梨根20克，银花15克，连翘12克，白花蛇舌草15克，苦丁茶12克，夏枯草15克，冬瓜皮30克，薏苡仁60克（另煮熟服食），地枯楼15克。11月12日复诊：上药服21剂，左腮及面颊部牵掣、酸胀消失，面浮肿、口干等减轻，左腮肿块、颈淋巴结肿有所缩小。上方加赤茯苓15克。11月26日复诊：症情稳定，面足浮肿消退，颈淋巴结肿消失，左腮肿块明显缩小。血象：白细胞51×10^9/L，血红蛋白110g/L，血小板100×10^9/L，中性0.67，血沉22mm/h。体力渐见恢复，纳食正常。上方去地枯楼、冬瓜皮，改银花为忍冬藤，加半枝莲15克。次年2月15日复诊：左腮肿块缩小至0.5cm大小，余症已愈，血象在正常范围。续以上方进出调治1年余，诸症悉愈，血象及CT等复查，均正常无殊。

按：本例手术后仍复发，正气已亏，邪毒内留，方以西洋参、北沙参、生地黄、黄芪等益阴补气以扶正固本，增其抗病能力；用七叶一枝花、藤梨根、白花蛇舌草、银花、连翘、苦丁茶等清热解毒，消肿散结，以祛邪抗癌。经中医扶正祛邪之法治疗1年，诸症消失。其后仍间断服药，追访5年，腮腺癌稳好康复。恼人的腮帮子终于不再恼人，从此王某开始新的平安幸福生活。

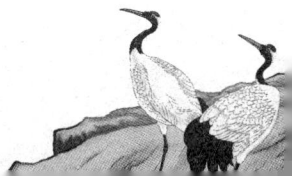

复发灶就这样消失得无影无踪——
谈谈扁桃体癌的中医治疗

症状：首发症状常是咽部异物感及咽喉部疼痛，严重者疼痛可放射至耳
　　　部。少数病人有吞咽、呼吸困难(由肿块超过口咽中线，阻塞咽
　　　部所致)、咽部出血等症状。扁桃体癌初起时可表现为向外突起
　　　的实质性小结节，灰白色，表面不光滑或有浅表溃疡；晚期多
　　　为溃疡，周边隆起呈菜花状。

方法：1.西医：以放疗为主要治疗方法。早期肿瘤局限于扁桃体内，可
　　　行手术摘除，疗效理想，但这种机会临床上很少见到。也可用
　　　化疗或手术联合放疗等方法治疗。
　　　2.中医：何任治癌妙方之三。

扁桃体癌的发生率虽然不是很高，约占全身恶性肿瘤的1.3%～5%，但作为
癌症，总不能轻视。虽然这种肿瘤多见于男性，但女性患者也有。

扁桃体癌多见于40岁以上的男性，肿瘤发展快，早期症状轻微，易被忽
略，一般发现都已经到了晚期。故凡40岁以上，长期咽部不适，有异物感，持
续性轻微咽痛，经抗炎治疗无效而症状加重的病人，应怀疑有扁桃体癌存在的
可能，必须作详细检查，以早期作出诊断早期治疗。下列症状是扁桃体癌早期
的临床信号：①咽喉部异物感。可以由感冒等诱因引起，感冒治愈后仍有此感觉
存在。②咽喉部疼痛。初诊时有65%的患者有此症状，开始是隐痛不适，有烧灼
感，逐渐影响进食，严重时可放射至耳部。③咽部肿物。早期患者就发现扁桃体
区有肿大的异物，局部变硬、增大，或发生表面的小溃疡。到了晚期，可以出现
吞咽困难、呼吸困难、咽喉出血等症状。④上颈淋巴结肿大，占54%～85%。有
时扁桃体窝内的小病灶没有被发现，就可能出现上颈淋巴结转移。

扁桃体癌的病理类型有鳞状细胞癌、淋巴上皮癌、未分化癌、腺癌等，以鳞癌多见。这种癌的形成，一般认为与长期的炎症刺激有关，如长期大量吸烟、过量饮酒，促使扁桃体黏膜上皮发生水肿、充血而变硬，进而发生异样病变。此外，扁桃体黏膜角化症、白斑以及由各种原因所致的局部瘢痕等也可能诱发癌变。前几年，《国际癌症杂志》的一项最新研究表明，近来扁桃体癌症的与日俱增，可能是因为人们对口交情有独钟，从而感染乳头瘤病毒(HPV)所致。斯德哥尔摩卡罗林斯卡研究所的伊娃·蒙科·威兰博士及其同事指出，"因为人们越来越钟情于口交，常见于泌尿生殖系统疾病中的HPV-16感染在口咽部位也开始屡见不鲜"，"我们假设因性爱习惯的改变而引起的口咽部HPV感染性流行病，可能对扁桃体癌症的增多起了推波助澜的作用"，"同时，我们建议在对症治疗扁桃体癌症时，应考虑对病人进行HPV检测"。

中医学认为，扁桃体癌的发病机理，系正气内虚，痰火邪毒内结于咽喉所致。何老曾经治疗过这样的一个扁桃体癌患者。

案例 宓某，女，工人。1989年初患扁桃体癌时44岁，经某肿瘤医院放射治疗4个月后，扁桃体两侧又见复发灶，吞咽时隐痛，医院要其继续放射治疗。患者不愿，要求中医治疗。1989年9月12日来何老诊室初诊时，宓某主要表现为咽部肿痛，口干燥，咳嗽，汗多，寐差，头晕，苔薄，舌质红，脉濡。血常规检查：血红蛋白85g/L，白细胞3.2×10^9/L，血小板110×10^9/L。中医辨证为正气内虚，痰火毒邪内蕴。予以扶正祛邪、益阴清热解毒为治。处以何老的自拟方：西洋参3克（另煎），生地黄18克，玄参18克，川石斛15克，黄芪20克，绞股蓝60克，七叶一枝花15克，白花蛇舌草15克，夏枯草15克，山豆根9克，连翘12克，薏苡仁60克（另煮熟，每日空腹服）。9月27日复诊：上药连服14剂，咽红肿、吞咽时感隐痛、口干、咳嗽等症状感明显减轻。上方加半枝莲15克。10月27日复诊：上方自感有效，连服30剂，咽喉红肿、口干、咳嗽、多汗等基本消失，寐渐安，精神大振，饮食、二便正常，血常规检查：血红蛋白120g/L，白细胞4.5×10^9/L，血小板115×10^9/L，血沉15mm/h。效不改方，原剂再进。12月12日复诊：诸症消失，血常规检查均在正常范围。喉镜检查：两侧扁桃体未见异常。体力恢复较好。复发灶就这样消失得无影无踪！仍上方略作加减续服，以期巩固。1990年5月15日复诊：病情控制稳好，血常规及喉镜等检查均示正

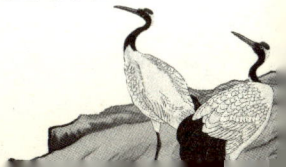

常。后继续服药，一切稳好，遂于1991年2月上班工作。至1993年底停服，追访5年，康复良好。其间经多次复查，未见异常。

按：本例患者宓某虽经西医放疗，但癌症未消而复发，此乃因正气日趋虚衰、邪毒仍内蕴于咽喉所致，故治以扶正祛邪、解毒抗瘤为大法。方中西洋参、生地黄、玄参、川石斛、黄芪等滋阴生津、补气益血以扶正固本，七叶一枝花、山豆根、夏枯草、白花蛇舌草、连翘等清热解毒、散结消肿以祛邪抗癌，本标兼顾，终使复发之证得以控制。

从癌魔手中夺回的亮丽青春——
谈谈恶性卵巢内胚胎瘤术后的中医调理

症状：1. 肿瘤异常变化的急性症状为：卵巢、睾丸畸胎瘤可发生卵巢或睾丸扭转、坏死，表现为先后剧烈疼痛和相应的局部症状；畸胎瘤发生继发感染和囊内出血时，肿块常可迅速增大，局部明显压痛，并同时临床伴有发热、贫血、休克等全身感染或失血症状；腹膜后、卵巢、盆腔、骶尾部等部位肿瘤，也可突然破裂而发生大出血、血性腹水、休克等凶险表现。

2. 肿瘤造成的压迫和腔道梗阻的症状为：纵隔畸胎瘤常可压迫呼吸道而引起呛咳、呼吸困难及颈静脉怒张；后腹膜畸胎瘤多有腹痛，并可引起肠梗阻；盆腔和骶尾部隐性畸胎瘤多因便秘、排便困难、尿潴留而就诊。

3. 恶变时的常见表现为：肿瘤迅速生长，失去原有弹性，外生性肿瘤可见浅表静脉怒张、充血，局部皮肤被浸润并伴有皮肤温度增高。可经淋巴和血行转移而有淋巴结肿大和肺、骨转移症状，同时出现消瘦、贫血、瘤性发热等全身症状。

方法：1. 西医：卵巢畸胎瘤一旦确诊，必须争取早期手术切除。

2. 中医：何任治癌妙方之四。

卵巢内胚胎瘤，是一种卵巢生殖细胞肿瘤。在各种类型的卵巢肿瘤里，卵巢内胚胎瘤是唯一一种在瘤体内包含有毛发、牙齿、骨骼和油脂的肿瘤，故称卵巢内胚胎瘤或卵巢畸胎瘤。卵巢内胚胎瘤是卵巢生殖细胞肿瘤中常见的一种，是一种生长在卵巢组织中由生殖细胞异常增生、集聚形成的肿瘤，并非妇女怀了怪胎以后演变而来，因为生殖细胞中含有人体外胚叶、中胚叶和内胚叶3种组织成分，所以瘤子里会有毛发、油脂、皮肤、牙齿、骨片等外胚叶组织，也可能含有中胚叶或内胚叶组织如肌肉、胃肠、甲状腺组织等。

卵巢囊性成熟胚胎瘤一般中等大小，多为一侧，少数为双侧，外表圆形或椭圆形，被一层光滑的包膜所包含，囊壁质韧，又叫皮样囊肿。因它与妊娠无关，所以卵巢内胚胎瘤可发生在任何年龄，新生儿、青少年、中年或老年人均可患此病，但80%～90%为20～40岁的生育期女性，在卵巢肿瘤患者中约占1/4～1/3。卵巢内胚胎瘤有良性与恶性之别，其良恶程度取决于瘤组织的成熟程度，以良性多见，少数未成熟性卵巢内胚胎瘤，属于恶性肿瘤。恶性卵巢内胚胎瘤多为实性，其中可能有囊性区域，瘤内组织不像正常组织，细胞分化不好，有转移、侵蚀、种植特性，具有复发和转移的潜能。恶性卵巢内胚胎瘤好发于青少年及儿童，发生恶变者大约有2%。

卵巢内胚胎瘤早期一般无自觉症状，通常要到肿瘤长得很大时，才被病人或医生发现。如肿瘤体积较大，可有腹胀感、轻度腹痛及压迫症状如尿频等。由于肿瘤部位不同，常有多种并发症。

卵巢内胚胎瘤和其他卵巢肿瘤一样，发病原因尚不清楚。因为多数发生在卵母细胞成熟分裂之前，估计可能是第一次成熟分裂失败所致。由于卵巢内胚胎瘤的中心常常偏于一侧，位置较高，很容易发生扭转，如不及时处理，肿块很容易发生软化，张力增加，引起囊肿破裂，内容物流入腹腔，引起严重的腹膜炎，继而导致感染和中毒性休克。若引起不可逆性休克，后果将不堪设想，可能会有生命危险。

恶性卵巢内胚胎瘤被发现或确诊时多属晚期，疗效较差，5年生存率约为30%，晚期病人尚不足10%。本病属于中医学"癥瘕"范畴，其发病多因寒温

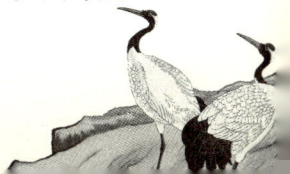

失节、正气内虚、气血滞瘀、邪毒内蕴，治疗主要以扶正祛邪、消肿散结为大法。

下面是一个何老治疗恶性卵巢内胚胎瘤术后的成功案例——

案例 杨某是个政府机关的女干部，虽为女儿身，心却比男儿烈。29岁那年，风华正茂的她，事业蒸蒸日上，对生活、对事业充满着豪情和激情，有一个意外从天而降。她被确诊为恶性卵巢内胚胎瘤。

杨某因两侧小腹持续性剧烈疼痛10天，伴发热39℃，于1992年6月5日到某医院急诊。经检查确诊为右侧卵巢肿瘤扭转伴感染，即住院手术治疗。术中发现为右卵巢内胚胎瘤破裂，大出血，伴感染。手术后化疗1次，体力明显不支。血常规检查：白细胞$1.2×10^9$/L，血红蛋白78g/L。甲胎球蛋白试验(AFP)大于$3000\mu g$/L（正常值小于$40\mu g$/L）。医院认为暂不宜再化疗，要求中医治疗。来何老诊室初诊时间为1992年7月13日。当时她表现为腹胀，少腹疼痛，虚乏，口干，纳滞，夜寐不安，神倦，面色灰白，苔中厚腻，脉濡。辨证为正虚邪滞。治宜扶正祛邪，消癥抗瘤。处以何老的自拟方：西洋参3克（另煎），黄芪18克，冬虫夏草4克（另炖），生地黄18克，川石斛5克，猪苓18克，半枝莲15克，七叶一枝花15克，蒲公英30克，藤梨根30克，石见穿15克，延胡索9克。7月27日二诊：上药14剂后，腹胀、腹痛减轻，口干、寐差、面色不华等好转，血常规检查：白细胞$3.2×10^9$/L，血红蛋白105g/L，AFP600μg/L。药已奏效，加薏苡仁60克（另煮，空腹服）。8月31日复诊：自感效果较好，连服31剂，体征明显改善，血常规检查：白细胞$4.2×10^9$/L，血红蛋白110g/L，AFP40μg/L。效不更方，略作加减续服。10月8日复诊：体征基本消失，身体恢复较佳，血常规检查均已正常。原方续服，以期巩固。1993年3月5日复诊：体征消失，体力恢复良好。血常规及CT、B超等检查均正常。坚持服药，于1993年11月初作再次复查，一切正常，即于1993年11月中旬恢复工作。1994年3月复查，稳好无殊。至今治愈康复。

按：本例患者杨某术后症状较重，AFP大于$3000\mu g$/L，血常规偏低，体力不支，此乃正气日衰，病邪稽留。倘再化疗，恐因身体亏虚而导致病情的进一步恶化。对此，何老以扶正与祛邪并重治疗，即用西洋参、冬虫夏草、黄芪、生地黄等气血双补，扶助正气，以增强机体抗病能力；用猪苓、半枝莲、七叶一枝花、蒲公英、石见穿等消肿解毒，祛邪抗瘤。立法正确，配伍得当，用药精良，故疗效显著，使患者转危为安，直至康复。

她至今还活得好好的——
谈谈直肠癌术后的中医调理

症状：早期症状主要是大便习惯改变，大便次数增多，腹泻或大便不畅，大便中带血。随着病情发展，大便时可伴有腹痛，并常有里急后重、肛门坠痛、消瘦、便血等症状呈进行性加重。晚期因癌症转移至不同部位而出现肝肿大、肠梗阻、腹块、腹部持续性疼痛等症状。

方法：1. 西医：主要采用手术切除及化学治疗、放射治疗等。

2. 中医：何任治癌妙方之五。

3. 膳食原则：易消化，宜清淡，半流质，富营养，避辛辣，重选择。

4. 预防措施：积极防治直肠息肉，注重饮食多样化，养成良好的生活方式。

直肠癌是常见的胃肠道恶性肿瘤，发病率仅次于胃和食道癌，是大肠癌的最常见类型（占65%左右）。直肠癌发病年龄多在30～60岁，30岁以下者约占15%，男性多于女性，男女之比为（2～3）：1。由于直肠癌早期症状不典型，甚至无症状，经常会被误诊，误诊率高达30%。医生们经过大量的临床观察，总结出10个症状，可视为直肠癌的危险信号：①大便中有脓血、黏液；②大便习惯改变，次数增多或腹泻，里急后重；③大便带血或出现黑色粪便；④大便形状发生改变，变稀、变扁或带槽沟；⑤腹泻与便秘交替出现；⑥突发的体重减轻；⑦原因不明的贫血；⑧腹胀，腹痛，消化不良，食欲减退；⑨肛门部或腹部有肿块；⑩发现有多发性息肉或乳头状腺瘤。如遇以上情况，应立即到医院

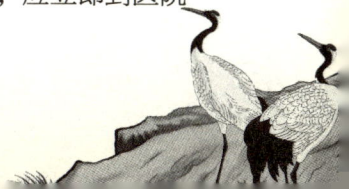

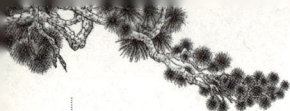

进行检查，以免误诊、漏诊而耽误治疗。

直肠癌的发病原因，现代医学尚不明确，可能与大肠慢性炎症（主要是溃疡性结肠炎等）、大肠息肉和腺瘤、生活方式、遗传等有关。近年来，各方面的研究证明，酸性食品的摄入是癌症的元凶。在食物方面，肉类、蛋白质、脂肪的摄取量越多，大肠直肠癌的患病率就越高，三十几岁就患直肠癌的病人也不少。本病属于中医学"脏毒"等范畴，其发病主要与肠胃失和，湿浊内生，郁而化热，或饮食不节，损伤肠胃，酿成湿热，浸淫肠道，肠道气血运行不畅，日久蕴结化为热毒，致使正气内耗、邪毒内盛而发病成癌。中医治疗本病，主要运用扶正祛邪与辨证施治相结合的原则。

案例　何老的一个病人吴某，女，37岁，工人。1990年4月初患乙状结肠癌，经某肿瘤医院手术切除并进行化疗。半月后，因体力虚弱明显，恶心，呕吐，血红蛋白62g/L，白细胞1.3×10^9/L乃终止化疗，请求中医治疗。1990年6月20日，吴某来何老诊室初诊。当时吴某表现为腹痛，腹泻（日15次左右），浑身乏力，面色苍白，头晕，神愆，毛发稀少枯黄，苔白薄腻，脉濡。辨证乃正气虚衰，邪毒未尽。治宜扶正健脾，祛邪抗癌。处以何老的自拟方：生晒参6克（另煎），黄芪20克，苍术、白术各15克，白芍18克，黄连4克，广木香9克，七叶一枝花15克，白花蛇舌草15克，猫人参30克，蒲公英30克，马齿苋30克，薏苡仁100克（分次煮熟，每日晨空腹服食）。6月27日二诊：服药7剂，腹痛减轻，腹泻次数减少至每日7～10次。药后见效，原方再进。7月12日复诊：大便基本正常，日1～2次，已成形。腹痛基本消失，头晕，虚乏好转，恶心除，精神渐朗。血常规检查：白细胞3.8×10^9/L，血红蛋白98g/L。饮食渐增，面色略有佳转。原方去马齿苋、广木香，加淮山药15克，绞股蓝30克，归脾丸30克（包煎）。9月5日复诊：症情稳好，大便正常，纳食展，夜寐较安，血常规检查正常，惟下肢软乏。上方去黄连，加川断9克，川牛膝9克。11月20日复诊：体征消失，二便正常，体力恢复较快，血常规及B超、CT等检查均正常。续以上方加减，调治年余，再次复查均正常，病得治愈康复。自感恢复良好，于1992年1月3日上班工作。后又坚持继续服药2年，其中又经3次复查，未见异殊。随访至今，康复如常，坚持上班工作。吴某还介绍其胞妹（患乙状结肠多发性息肉，医院要其住院手术，其不愿手术）及其他癌患者到何老处求诊，皆获得良好效果。

按：本例患者吴某虽经手术切除，但症状未改善，又因化疗而正气日虚，体力不支。若继续化疗，或加速恶化。至此，西医及患者要求中医治疗。何老视病情辨证施治，以扶正祛邪为大法，随证略作加减，共调治2年，得以治愈康复。随访至今，身体健康，生活美满。

注重膳食调理，对促进直肠癌患者的康复有积极的作用，所以何老在给这类病人进行中医治疗时，都会告诉他们要注意的6项膳食原则。

一是易消化原则。直肠癌病人多有反复发作、迁延不愈的腹泻，消化能力弱，故应予以易于消化吸收的食物。

二是宜清淡原则。病人多有食欲不振、恶心，甚至呕吐等症状，故宜摄取清淡饮食，切忌油腻。

三是半流质原则。病人久泻，或晚期病人长期发热、出汗，损伤津液，故宜多饮水或汤液，主食可以粥、面条等半流质饮食为主。

四是富有营养原则。结直肠癌晚期病人久泻、便血、发热，大量营养物质和水分丢失，身体消瘦，体重减轻，气血两亏，宜服富有营养的滋补药膳。

五是避辛辣原则。结直肠癌病人多有便中带血，晚期病人常大量便血，故应少服或不服刺激性和辛辣的食物。

六是重药食兼具原则。药食同源，部分食品兼具食疗抗癌作用，可有针对性地选择。对直肠癌有益的食物，有韭菜、莼菜、卷心菜、墨菜、百合、刀豆等。日常生活中的食物如大蒜、豆制品、绿茶等，也都是抗癌良药。

据报道，现在直肠癌的发病率在不断上升。根据何老的经验，下列措施对减少癌变发生有肯定的预防作用，希望读者朋友日常能够重视。

一要积极防治直肠息肉。对多发性息肉、乳头状息肉，一旦诊断明确，应早期手术切除，以减少癌变的机会。

二要注重饮食多样化。养成良好的饮食习惯，不偏食，不挑食，不长期食用高脂肪高蛋白饮食，经常吃些含有维生素和纤维素的新鲜蔬菜，对预防癌症有重要作用。

三要养成良好生活方式。日常应该多运动，勿久坐，心态良好，少酒忌烟，适当饮水，定时排便，保持大便通畅。

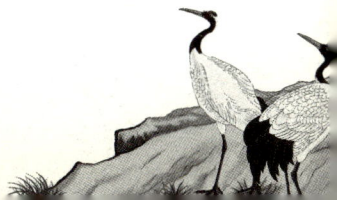

嘶哑的声音重新恢复了清脆——
谈谈喉癌术后的中医调理

症状：主要临床表现为声音嘶哑，并呈进行性加重，咽喉部有异物感，吞咽不适，咽下疼痛，或伴有刺激性咳嗽，痰中带血，严重时有呼吸困难及颈部肿块等。其不同类型又各有表现特点。

1. 声门型：局限于声带的癌症，主要症状为声嘶，逐渐加重。肿瘤增大时，阻塞声门，可出现喉喘和呼吸困难，晚期有血痰和喉阻塞症。

2. 声门下型：即位于声带以下，环状软骨下缘以上部位的癌症。因该区较为隐匿，故不易在常规喉镜检查中发现。早期可无症状，以后则发生咳嗽、血痰。晚期，由于声门下区被癌肿堵塞，常有呼吸困难。亦有穿破环甲膜，侵入甲状腺、颈前软组织，亦可沿食管前壁浸润。

3. 声门旁型：指原发于喉室的癌症，亦称贯声门癌。该区甚为隐蔽，早期可无症状，甚则易向外侧声门旁间隙扩散。其临床特点是：声嘶为首先症状，常先有声带固定，而未窥及肿瘤，其后随癌症向声门旁间隙扩展、浸润和破坏喉软骨，可有咽喉痛。若侵及一侧甲状软骨翼板和环甲膜，该侧可摸到喉软骨支架隆起，并有刺激性干咳。一般在发展到两个区时，才得到确诊。

方法：1. 西医：主要采用放疗或手术治疗。

2. 中医：何任治癌妙方之六。

喉癌是来源于喉黏膜上皮组织的恶性肿瘤，最常见的喉癌为喉鳞状细胞癌。喉癌发病率约占全身肿瘤的1%～5%，在耳鼻喉科领域仅次于鼻咽癌和鼻腔鼻窦癌，居第三位。好发年龄为50～70岁，男性较女性多见。按癌症所在部位分成3个不同类型，即声门型、声门旁型和声门下型。

喉癌的发生一般认为与吸烟、酗酒、长期吸入有害物质及乳头状瘤病毒感染等因素有关，这是因为无论是主动吸烟还是被动吸烟，烟草燃烧时产生的苯芘可致癌，同时烟草的烟雾可使纤毛运动停止或迟缓，从而引起黏膜水肿和出血、上皮增生变厚鳞状化生成为致癌基础；饮酒过度则可长期刺激黏膜使其变性而致癌；有害气体如二氧化硫和生产性工业粉尘如铬砷的长期吸入易致喉癌；病毒可使细胞性质改变发生异常分裂，同时病毒可附于基因上传至下代细胞发生癌变。

中医学认为，喉癌属于中医学"喉疳""喉菌"等范畴，其发病多因情志不畅、忧思郁怒、肝肾不足，或阴虚阳亢、痰火蕴结、日积久聚喉部而成，治疗多从清热解毒与补益正气并重着手。

下面是一个何老治疗喉癌术后的成功案例——

案例 李某是个女工人，她爱好音乐，梦想过当个音乐家。当然，人生际遇不同，机遇有别，所以好梦未必都能成真。李某不仅革命歌曲唱得好，流行歌曲唱得也不差，平时经常还能来几段，让亲友同事乐一乐。47岁那年起，她的声音慢慢变得嘶哑，一直以为是因为自己平时歌唱太多，所以没有太在意。这样一拖就是2年，到医院检查后发现得的是喉癌。这对她来说，真是一个晴天霹雳。

李某来何老诊室就诊前，已住医院进行声门型喉癌手术切除治疗。术后2月，声音仍嘶哑，语声低，咽痛痒明显。作喉镜复检：声门处有肉芽样肿物2个，疑为复发病灶。右颌下淋巴结肿，伴右臂作痛。拒绝再次手术，故于1992年7月15日前来何老诊室初诊。当时李某表现为喉痛，淋巴结痛，咽喉部有异物梗阻感，声低，音嘶哑，时有咳呛，倦乏，苔薄白，舌黯红，脉细弱。辨证为正气不足、阴液亏虚、痰火邪毒结聚喉部所致。治宜扶正祛邪，予清热解毒、利喉消肿。处以何老的自拟方：北沙参20克，玄参15克，麦冬15克，桔梗6克，蒲公英30克，蝉衣9克，苦丁茶15克，七叶一枝花18克，半枝莲15克。7月22日二诊：服药7剂，咽喉痛痒、右肩痛、喉呛等减轻。上方加白花蛇草15克。9月12日复诊：服药后自感效果较明显，连服45剂，音嘶哑有好转，咽喉痛痒，喉间

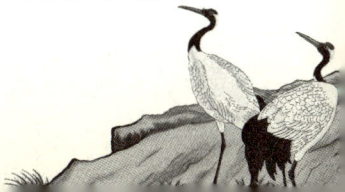

有异物梗阻感均明显改善，右颌下淋巴结肿明显缩小，饮食正常，二便调畅，精神大振。原方续服。11月25日复诊：诸症基本消失，喉镜复查喉肉芽样肿物明显缩小，身体恢复较好。继予上方略作加减调治，半年后体征消失。经喉镜等复查，喉间肉芽样两肿物消失，其他检查均正常，未见异殊。曾嘶哑的声音，又渐渐重新恢复了清脆，疾病得到治愈。后为巩固疗效，又坚持服药3年。追访5年，康复稳好。

　　按：本案患者李某喉癌手术后复发，且症状未减，病属正气已伤，邪毒留聚，阴津不足，痰火蕴结。治当扶正祛邪，益阴泄火与解毒消肿并用。故方用北沙参、玄参、麦冬、川石斛、黄芪等益气滋阴以扶正，用连翘、银花、苦丁茶、蒲公英、七叶一枝花、半枝莲等清热泻火、解毒消肿以祛邪毒。辨证确切，治法正确，用药得当，疗效显然。

讲台上的她风采依旧——
谈谈乳腺癌术后的中医调理

　　症状：临床主要表现为乳房肿块，肿块部位以乳房上方较常见，质地坚硬，边界不清，绝大多数由单发，如侵及皮肤，则乳房外形有改变，皮肤变粗、增厚，呈橘皮样，乳头内缩，或乳头血性渗液、癌性湿疹等改变。

　　方法：1. 西医：首先手术治疗，根据不同情况可选择放疗、内分泌治疗、生物治疗等。

　　　　　2. 中医：何任治癌妙方之七。

　　　　　3. 注重情志调养。

　　乳腺癌是一种严重影响妇女身心健康，甚至危及生命的常见恶性肿瘤之一。20世纪以来，乳腺癌的发病率在世界各地均有上升趋势。在欧洲、北美洲，占女性恶性肿瘤发病的第一、二位。据统计，20世纪90年代初中国有乳腺癌患者20万，每年新发病例约5万。

乳腺癌一旦发生，可通过以下方式发展：局部扩展、淋巴道播散、血行播散。乳腺癌如不经治疗，或者给药无效，会逐渐侵犯淋巴腺、骨、肺、肝、脑、胸膜腔等部位。据美国疾病检测中心统计，该病的早期治愈率可高达97%，进展期后治愈率却只有40%左右，明确诊断并进行正规治疗是影响乳腺癌预后最主要的因素。我国由于受经济文化发展的限制，乳腺癌病人就诊的病期相对偏晚。乳腺癌发现得越早，治疗效果越好，早期发现，有时手术治疗就可解决问题。

现代医学对乳腺癌的病因尚未完全清楚，已证实的某些发病因素仍存在不少争议。一般认为，乳腺癌的发生可能与以下因素有一定关系。

一是月经初潮早、绝经晚。月经初潮年龄小于12岁与大于17岁相比，乳腺癌发生的相对危险增加2.2倍，闭经年龄大于55岁比小于45岁者发生乳腺癌的危险性增加1倍。月经初潮早、绝经晚是乳腺癌最主要的两个危险因素。

二是遗传因素。有研究发现，如果其母亲在绝经前曾患双侧乳癌，自身患乳腺癌的危险性为一般妇女的9倍，而且乳腺癌病人的第二代出现乳腺癌的平均年龄约比一般人提早10年左右。姐妹当中有患乳癌的女性，危险性为常人的3倍。需要强调的是，乳腺癌并不是直接遗传，而是一种"癌症素质"的遗传，乳腺癌病人的亲属并非一定患乳腺癌，只是比一般人患乳腺癌的可能性要大。

三是婚育。流行病学研究表明，女性虽婚而不育，或第一胎在30岁以后，亦为不利因素，但未婚者发生乳癌的危险为婚者的2倍。专家认为，生育对乳腺有保护作用，但仅指在30岁以前有足月产者。近年来的研究认为，哺乳对乳腺癌的发生有防护作用，主要是对绝经前的妇女。

四是电离辐射。乳腺是对电离辐射致癌活性较敏感的组织。年轻时为乳腺有丝分裂活动阶段，对电离辐射致癌效应最敏感，而电离辐射的效应是有累加性的，多次小剂量暴露与一次大剂量暴露的危险程度相同，具有剂量–效应关系。

五是不健康的饮食习惯。乳腺癌的发病率和死亡率与人均消化脂肪量有较强的相关性。有些人不科学的、不健康的高热量、高脂肪饮食习惯会导致乳腺癌的发病率大大提高。

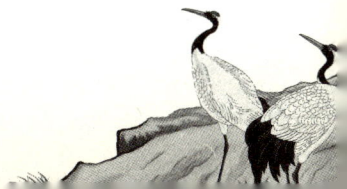

近年来，乳腺癌发病率有上升趋势，但只要广大女性能有较强的防癌意识，注重早发现、早治疗，乳腺癌就能得到较好的防治。目前，钼靶X线检查是初步判断乳腺癌最准确的方法，这可以得到清晰的图像，检查出一些触诊难以发现的细小肿瘤萌芽，因此建议40岁以上或有高危因素(如乳腺癌家族史、乳腺原位癌等)的女性，进行健康体检时，最好都能做一下钼靶X线检查。另外，妇女同志平时也应养成自我检查乳腺的习惯，这是早期发现乳腺癌最简单经济的方法。具体做法是：①从正面、侧面等各个角度，观察皮肤是否有溃烂或凹陷，乳头是否有分泌物等。②将双手举起，观察乳房是否有凹陷，并从正面、侧面等各个角度观察乳房的形状。③用拇指、小指之外的三根手指头，大范围地触摸乳房。可以将乳房视为太阳，手指以地球自转和公转的方式活动。④除了自转和公转法之外，也可以采用水平的方向，从乳房的外侧向内进行触摸检查。⑤将右（左）手放下，左（右）手伸入腋下，看看是否摸得到淋巴结。抓住乳头，检查是否有分泌物。

乳腺癌属中医学"乳岩""乳石痈"等范畴。其发病多由情志失调，肝气郁结，或冲任失调，气血运行不畅，气滞血凝，经络阻塞，瘀结乳中所致。女同志得乳腺癌的很多。对乳腺癌，何老主张综合疗法，在手术、放疗、化疗的同时或之后，坚持服用中药。乳腺癌病人要服用三苯氧胺一类药物抑制体内雌激素水平，这个药要吃5年，有的病人会出现GPT增高、脂肪肝，有的会出现子宫内膜增厚，不来月经，病人的情绪会很烦躁。对这种病人，何老有充分的心理准备，根据病人出现的病状，随症诊治。得乳腺癌的病人往往都较年轻，一得病，局部淋巴被清扫，整个乳房突然全部切除，人也会一下子失去自信，精神很颓废。对此，何老会让恢复得好的病人现身说法，让病友之间互相交流。有的病人不愿意把自己的隐私公开，但也有比较热心开朗的病友，她们能很很好地起到安慰新病人的作用。

下面是一个何老治疗乳腺癌术后的成功案例——

案例 王某因患左侧乳腺癌在某肿瘤医院作手术切除并作附近淋巴清扫，术后4月余，腋下发现2粒肿块，按之痛，右乳有4～5个粒肿，左颈侧有1个2.5cm大小肿块，精神紧张，前来诊治。1990年9月5日来何老诊室初诊，时年42岁。当时王某表现为颈部、腋下、右乳肿块，质地硬，按之痛，寐差，疲乏，背、肩腮尖作痛，面色萎黄，苔薄，舌黯，脉细。辨证为正气虚弱，邪毒内留。治宜扶正祛邪，消肿散结。处以何老的自拟方：党参15克，黄芪15克，藤梨根30克，七叶一枝花18克，蒲公英30克，青橘叶20克，王不留行12克，郁金9克，薏苡仁60克（另煮成粥状空腹服食），延胡索12克。10月10日复诊：上药连服21剂，腋下、右乳肿块有所缩小，痛亦有减轻。原方再服。11月14日复诊：药后腋下、颈部及右乳肿块缩小较明显，疼痛消失，按之活动，精神渐振，夜寐亦渐安。上方去延胡索，加天冬20克，续服。1991年5月8日复诊：右乳及腋下肿块消失，左颈部肿块已缩小至黄豆大小，体力基本恢复。经胸部X线拍片及CT等复查，未见异殊。后以上方略作加减，调治几年，颈部肿块消失，余均正常。为巩固疗效，仍嘱坚持服药。经多次胸部X线及CT等复查均示正常，遂于1993年6月初恢复工作，讲台上的她风采依旧。追访至今，康复稳好。

按：本案王某手术后，正气已亏虚，邪毒未消尽，滞留而复发，对此中医治疗宜扶正祛邪并适时随证加减。故方用党参、黄芪、玄参等益气滋阴，以扶正固本；用七叶一枝花、藤梨根、蒲公英等清热解毒，消肿散结，以祛邪抗癌。在临诊中，何老常以上方加减治疗乳腺癌，经治者数以百计，多获良好效果。

退休女教师的满心喜悦——
谈谈子宫颈癌的中医治疗

症状：常见的症状是白带增多和阴道出血。白带可为浆液性、米汤样或洗肉水样，或有恶臭味。阴道出血开始多见于性交或检查后，量常少而能自止，以后则可能有经期间或绝经后少量而不规则出血，晚期则出血较多。疼痛多见于晚期患者。

方法：1. 西医：主要的治疗方法是手术和放疗，早期病人首选手术。

2. 中医：何任治癌妙方之八。

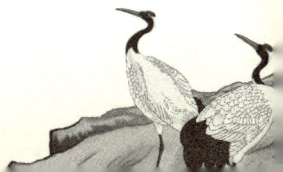

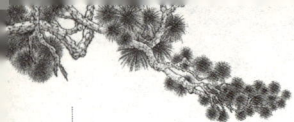

香港一代歌后梅艳芳因患子宫颈癌并发肝肺功能失调于2003年12月30日香消玉殒，享年40岁。何老前几年曾经说起，"尽管我不知道梅艳芳的主治医生是如何治疗她的宫颈癌的，也不知道梅艳芳有没有接受正规的中医治疗，但这样的年龄，过早地离开人世，总让人感到惋惜"。何老的感叹是由衷的，因为经何老亲手治疗后好转的子宫颈癌事例不少。

子宫颈癌是最常见的恶性肿瘤之一，发病率居女性肿瘤的第二位。全世界每年大约有20万妇女死于这种疾病。全球发病率最高的是南非，其次在亚洲。我国每年新增发病数超过13万，占女性生殖系统恶性肿瘤发病率的73%～93%。在发达国家，其发病率明显偏低，这在很大程度上归因于对子宫颈癌前病变的早期诊断和治疗。由于子宫颈癌筛查工作不完善，女性对子宫颈疾病的忽视，致使我国子宫颈癌的发生率达到发达国家的6倍。全世界每年50万新发病例，中国就占了1/4。我国宫颈癌的发生，在地理分布上的特点是高发区常连接成片，各省宫颈癌相对高发区的市、县也常有互相连接现象，总的趋势是农村高于城市，山区高于平原。宫颈癌患者的平均发病年龄，各国、各地报道有差异，特别值得注意的是，由于环境污染加上生活中的不良卫生习惯，使原本多发于50岁左右的女性子宫颈癌，如今也盯上了年轻女性。

子宫颈癌早期常无明显症状，与慢性子宫颈炎无明显区别，有时甚至宫颈光滑，偶于性交、妇检后产生接触性出血。尤其是老年妇女宫颈已萎缩者，某些颈管癌患者由于病灶位于颈管内，阴道部宫颈外观表现正常，易被忽略而漏诊或误诊。一旦症状出现，多已达到中晚期。

现代医学认为，子宫颈癌的发病与早婚、早育、多产、宫颈糜烂、宫颈裂伤、性交过频、包皮垢及精神刺激等因素有关。近年来研究发现，子宫颈癌与因性交而传染的人类疱疹病毒Ⅱ型(HSV-2)、人类乳头瘤病毒(HPV)、人类巨细胞病毒(CMV)等有一定关系。有资料表明，结婚年龄在17岁以前者比18岁后结婚者宫颈癌发生率高3.9倍，初产年龄在18岁前者比18岁后高3.2倍，分娩4次以上比3次以下者高2倍。早期宫颈癌治愈率在90%以上，晚期则疗效明显下降。因此，如何早期发现宫颈癌，是提高治愈率的关键。凡有下列情况的妇女，应及时到医院检查。①有宫颈糜烂或宫颈裂伤的35岁以上已婚妇女；②白带增多者；③性交出血或排便后阴道出血者；④阴道不规则出血，尤其是绝经后阴道再出血者；⑤有长期使用雌激素治疗史者。

中医学认为，本病多属于"崩漏""五色带"等范畴，其发病与正气内虚、冲任亏损有关。冲任虚损，督脉失司，或外受湿热，毒邪凝聚，阻寒胞脉，或肝气郁结，疏泄失调，气血凝滞，瘀血蕴结，或脾虚生湿，温郁化热，久遏成毒，湿毒下注，遂成此疾。中医对本病的治疗，常以清化湿浊、解毒抗瘤与补益冲任兼治为大法。

案例 1993年11月4日，已是74岁的退休女教师顾某，前来何老诊室初诊。因阴道出血3个月，顾某于1993年5月经某医院妇科检查、病理切片、阴道镜检等，确诊为子宫颈癌Ⅲ期，即住院作放疗和化疗。1个疗程后，白细胞1.8×10^9/L，血红蛋白78g/L，头晕，恶心呕吐，虚乏，体力不支。暂停放射和化疗。阴道浆液性渗液较多，会阴部有山核桃肿块，不能坐。患者及其家属要求中医治疗，故前来诊治。初诊时，顾某面色苍白，下身渗出液较多，有恶臭味，乏力，恶心，纳差，苔白，脉濡。辨证为正气虚衰，邪毒滞留。治予扶正祛邪，解毒抗瘤。处以何老自拟方：西洋参3克（另煎），黄芪20克，党参20克，白术30克，淮山药30克，升麻3克，猪苓15克，黑蒲黄9克，蒲公英30克，猫人参30克，白花蛇舌草15克，半枝莲15克，七叶一枝花15克，薏苡仁40克（另煮粥状，空腹服食）。11月12日二诊：药后下身渗出液减少，原方再续。12月2日复诊：阴道渗出液明显减少，会阴部肿块亦缩小，恶心，呕吐消失，头晕，疲乏渐解。血常规检查：白细胞3.3×10^9/L，血红蛋白102g/L。上方去升麻、黑蒲黄，加芡实15克，苍术15克。另配野菊花30克，蛇床子20克，银花20克，每日1剂，煎汤外洗阴部。

1994年3月10日复诊：会阴部肿块明显缩小，阴道渗出液基本消失，头晕解，身体渐渐恢复，饮食二便正常。血常规检查：白细胞4.2×10^9/L，血红蛋白115g/L，血小板110×10^9/L。续以原方加减，调治半年，会阴肿块消失，阴道已无渗出液，血止未发，日趋康复。后几次复查，未见异常。何老曾经回忆说："有一次，我记得清清楚楚，我帮她开好方子，顾老太太高兴地对我说：'何医师啊，你的水平真是高，你开的方子真是奇，扶正又祛邪，好像是治肿瘤的调控器，既没有手术的痛苦，又没有放疗、化疗的副作用。'"

按：本案顾老太太年事已高，正气本渐衰，患病后经放、化疗，症状未减，

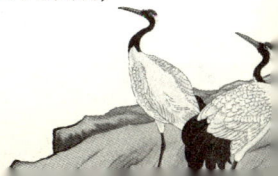

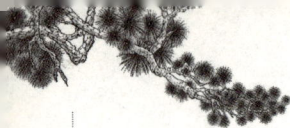

病灶仍存，体力明显不支，此乃正气大伤、邪毒未尽所致。治疗宜益气育阴，调补冲任，以扶正固本为主，配以清热解毒，渗化湿浊，以祛邪抗瘤。故方用黄芪、党参、白术、山药、西洋参等补益气血，滋阴生津，以复元固本，扶助正气，增加抗病能力，用蒲公英、猫人参、白花蛇舌草、半枝莲等清热化湿，消肿解毒，以祛邪抗癌。何老以上方加减治疗宫颈癌未手术者，或经手术后又作放、化疗，病情仍未见明显改善等病例，多取得明显治疗效果。

圆梦大学——
谈谈急性白血病的中医治疗

症状：因正常血细胞减少，导致贫血、出血、继发性感染和发热；因白血病细胞广泛浸润各组织脏器，导致肝、脾、淋巴结肿大及其他器官功能障碍。

方法：1. 西医：主要以化学疗法为主，还包括放射治疗、免疫治疗、骨髓移植等方法。

2. 中医：何任治癌妙方之九。

急性白血病是造血干细胞的恶性克隆性疾病，发病时骨髓中异常的原始细胞及幼稚细胞大量增殖并抑制正常造血，广泛浸润肝、脾、淋巴结等脏器。根据白血病细胞的类型，临床上又分为急性淋巴细胞性白血病(ALL)和急性非淋巴细胞性白血病(ANLL)两大类，每类又有几型。目前国内外通用的分型是：ANLL分为7型，即粒细胞白血病未分化型(M1)、粒细胞白血病部分分化型(M2)、早幼粒细胞型(M3)、粒-单核细胞型(M4)、单核细胞型(M5)、红白血病(M6)和巨核细胞型(M7)，ALL分为L1、L2和L3型。

我国白血病发病率约3.0～4.0/10万。在恶性肿瘤死亡率中，白血病在男女比例中分别居第6和第8位，而在35岁以下人群中居首位。急性白血病多于慢性白血病。成人急性白血病中以ANLL最多见，儿童中则以ALL多见。急性白血病常进展迅速，其特点是由造血干细胞恶变而形成的一个原始细胞克隆取代了正常骨髓。急性白血病若不经特殊治疗，自然病程一般在半年左右，短者甚至在诊断后数天即死亡。但也有隐匿性病例，病程可长达数年。个别病例可自动或经感染或输血而有短期缓解，一般仅缓解数星期至数月，罕见有历数年之久者。经过现代治疗，已有不少患者能够长期存活。

作为一种造血系统的原发性血液病，急性白血病的特征是在骨髓及其他造血组织中有广泛的白血病细胞异常增生，导致正常造血功能衰竭，表现为正常血细胞显著减少。

急性白血病的确切病因至今未明，许多因素被认为和白血病发生有关。病毒可能是主要因素，此外尚有电离辐射、化学毒物或药物、遗传因素等。人类白血病的病毒病因研究已有数十年历史，但至今只有成人T细胞白血病肯定是由病毒引起，其他类白血病尚无法证实其病毒因素，并不具有传染性。电离辐射有致白血病作用，其作用与放射剂量大小和照射部位有关，一次大剂量或多次小剂量照射均有致白血病作用。化学物质苯致白血病作用比较肯定，苯致急性白血病以急粒和红白血病为主。

本病属于中医学的"急劳""虚劳""血证"等范畴。其发病机理多由正气内虚，邪气侵入，内伏机体，正不胜邪，发而为患。本病属本虚标实之证，治疗以扶正祛邪为主。

案例 1993年11月10日，一位正值豆蔻年华的18岁女学生章某，前来何老诊室初诊。因头痛、身热、月经出血不止，章某于1993年6月经某医院检查，确诊为急性粒-单核细胞白血病，白细胞12×10^9/L、血红蛋白95g/L、中性分类0.80、血小板40×10^9/L以下。住院治疗4月余，病情改善但不明显，要求中医治疗。初来诊室时，章某面色不华，神疲乏力，心悸，身热38℃，鼻塞，声音略哑，苔薄黄，脉细数。血常规：白细胞8.3×10^9/L，中性分类0.76，淋巴细胞0.21，单核细胞0.04，血红蛋白98g/L。证属"急劳"，辨证为正气虚衰，邪毒内伏。治予清热解毒，补益气血。处以何老自拟方：银花15克，连翘12克，大青叶15克，七叶一枝花15克，白花蛇舌草15克，水牛角15克（先煎），赤芍15克，丹参20克，白术20克，山药20克，归脾丸30克（包煎），当归15克。11月

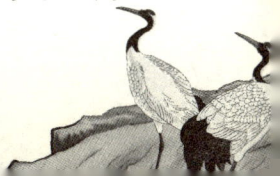

24日二诊：身热渐退(37.2℃)，纳食渐香，疲乏有所好转。血常规检查：白细胞 $4.6 \times 10^9/L$，中性分类0.60，淋巴细胞0.20，单核细胞0.02，血红蛋白112g/L，血小板 $85 \times 10^9/L$。上方加鸡血藤20克。12月29日复诊：热除，饮食、二便正常，夜寐安宁，声音哑愈。血常规检查均在正常范围，惟感疲劳，脉软。邪毒渐去，正气待复。治宜扶正为主，佐以祛邪。处方：太子参20克，黄芪30克，丹参20克，当归15克，猪苓15克，杞子15克，鸡血藤20克，赤芍、白芍各15克，七叶一枝花15克，炙甘草9克，红枣30克，薏苡仁40克（另煮成稀粥状，空腹服食）。续以上方为主调治半年余，体征消失，体力恢复良好，血常规检查正常。1994年参加高考，以优异成绩被某大学录取，并立志从医。至今稳好。

按：本案章某患急性粒–单核细胞白血病，虽住院治疗后病情有所改善，但未能明显好转。可见其正气日虚，余邪留伏。然初诊时，其人复感外邪而身热等，故先以祛邪清解为主，佐以扶正。方用银花、连翘、大青叶、七叶一枝花等清热解毒以祛邪，用当归、白术、山药、归脾丸等补益气血以扶正。邪去正渐复后，则以扶正为主，佐以祛邪之品，以资巩固疗效。故后转方用太子参、黄芪、当归、丹参、杞子、鸡血藤等气血双补之品，重在扶正固本复元，少佐猪苓、七叶一枝花、薏苡仁等清解之药，以祛邪抗病。时时服之，病情得以缓解，圆了女孩的大学之梦。

绝地逢生——
谈谈胆囊癌晚期肝浸润的中医治疗

症状：主要表现为疼痛、消瘦、黄疸，疼痛位于中上腹或右上腹，可呈间歇性或持续性钝痛或绞痛，进行性加重，并可有食欲不振、软弱、恶心呕吐等。

方法：1. 西医：主要采用手术切除，或手术后配以化疗等。

2. 中医：何任治癌妙方之十。

　　胆囊癌系发生于胆囊的实质性癌，是胆道系统中最常见的恶性肿瘤，也是死亡率较高的恶性肿瘤之一，有80％患者于诊断后1年内死亡。该病好发于中老年病人，男女的发病比例为1∶3。该病多发生于胆囊底部，黏膜无明显肿块，与慢性胆囊炎、瘢痕组织不易区别，有时呈宽基的息肉状。易经胆囊床侵犯肝组织，并常波及邻近脏器和组织，以浸润性或硬化性的腺癌多见。胆囊癌的高危人群有胆结石患者、胆囊壁增生、胆囊癌家族史等。

　　由于B超、CT等影像学检查的广泛开展，胆囊癌已逐渐被认识，发现率有所提高。胆囊癌的发病有明显的地区差别。在印度，Gupta报告胆囊癌的发病率在所有癌中占3.6％，占消化道恶性肿瘤的31.8％，而美国在消化道肿瘤中位于直肠、结肠、胰腺和胃之后，占消化道肿瘤的3％。胆囊癌发病以50～70岁多见，50岁以上者占90％。胆囊癌早期无特异性临床表现，或只有慢性胆囊炎的症状，早期诊断很困难，一旦出现上腹部持续性疼痛、包块、黄疸等病变，则已到晚期，其各种检查亦出现异常。

　　胆囊癌的发病原因尚不清楚，临床观察胆囊癌患者常合并胆囊结石，其合并率在欧美为70％～80％，日本为58.8％，我国为80％。胆囊癌好发于易被结石撞击的胆囊颈部，并多发于患结石10年以上，故认为胆囊结石与胆囊癌关系密切。另外，研究发现胆囊癌的发生还与胆囊息肉等有密切关系。

　　胆囊癌即使手术治疗，预后也很差。据报道，其术后5年存活率为0～7％。故预防胆囊癌的发生尤显重要。胆囊结石多为胆固醇结石，直径小于1厘米，多发。对无症状的胆囊结石或胆囊小息肉，通常不需要进行预防性切除；对有症状的患者，或胆囊结石直径大于3厘米，或胆囊息肉单发、基底广、直径大于1厘米，或临床诊断为腺瘤样息肉、瓷化胆囊，均应行胆囊切除术。B超检查发现有胆囊结石或胆囊小息肉的病人，除了平时注意有无症状发生外，还应定期复查B超，了解其大小有无变化。在饮食方面，应注意多吃新鲜蔬菜水果，不抽烟，少饮酒，并注意尽量少吃油腻、腌制和熏烤食品。

　　本病属于中医学"癥积""肝积""黄疸"等范畴，多由情志抑郁，气机不畅，肝胆失于疏泄，气滞血瘀，或湿郁化热，热毒内蕴，日积成癥，正气内耗，邪盛正虚，而发此病，治疗主要采用扶正祛邪与辨证施治相结合。

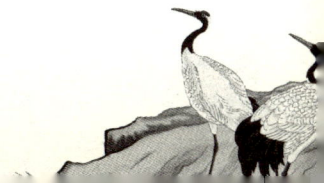

案例　1991年6月6日，一位亲戚代替年仅45岁却已被医生判为"死刑"且差不多"立即执行"的沈某前来何老诊室求治。沈某，男，嘉兴某工厂职工，因右上腹持续性疼痛4月，伴恶心、呕吐、发热，于1991年4月13日住当地医院检查治疗。经B超、CT等检查，初诊为肝癌晚期。半月后剖腹探查，确诊为胆囊癌晚期肝浸润（肿物12cm×10cm），并认为已无法医治，未作切除手术，缝合后4天送上海某医院，检查结果完全一样，认为时机已晚，无法医治，并预言只能存活20天左右。患者与其家属深感绝望，回家准备后事。其在杭的亲戚在朋友介绍下，怀着试试看心情，来请何老治疗。何老根据其亲属代诉，综合嘉兴、上海二地医院的病案记录、检查结果，经熟虑后，诊断证属肝郁气滞、血瘀热毒内积、日久正虚不胜邪而发。治予蠲痛祛邪，佐以扶正。处以何老的自拟方：白芍15克，炙甘草9克，延胡索9克，川楝子9克，金钱草20克，海螵蛸9克，石见穿15克，半枝莲15克，猪苓18克，白花蛇舌草15克，党参15克，黄芪15克。10月21日复诊：患者亲自来杭复诊，谓服上药7剂后，疼痛、恶心等减轻，自感有效而用原方连服3月，体征消失，精神振奋，饮食、二便正常，体力渐复，并于10月12日、10月15日先后到当地及上海原诊断医院进行复查。经B超、CT等检查，2个医院结果一样，均是癌肿未见。当时，当地及上海医院的医生们感到很惊讶，认为这不太可能。但看到患者与原来检查时判若两人，身体恢复得这样好，随之也为其感到高兴，并谓"你遇到了一位医术高明的医生"。现未感到任何不适，效不更方，续以原方续服。12月12日，沈某专程来杭道谢，谓服药后一切稳好，经嘉兴及上海两地医院再次B超、CT等复查，癌症消失，未见异常，病得治愈，已于12月2日恢复工作。其家属及其单位同事无不为沈某康复感到高兴。沈某真诚地说："是何任教授给了我第二次生命！"追访至今，沈某全日上班，康安无恙。

按　本案沈某患胆囊癌晚期伴肝浸润，病属重笃，析其尚未作手术切除，且原来身体尚可，正气尚未虚甚，故治疗以攻补兼施，攻邪兼扶正。辨治确切，用药精当，虽非峻猛之剂，却收效显然。如此绝症，竟奇迹般治愈康复。

第 五 篇

疑难杂症又何然

　　好的中医师，绝不是头痛医头的治病工匠，而是统筹全局的艺术大师。中医跟西医不同，中医重在辨证而非仅仅辨病。在辨证论治原则指导下，只要有相同的证，就可以用相同的法甚至相同的方，所以一病多法多方、数病一法一方的情况在中医临床中时时碰到。正因于此，一个好的中医师，绝不是只掌握一技一法或只能治疗一科一病的医生，他需要顾全大局，整体把握，全面统揽，内外妇儿，疑难杂症，各科而兼顾，并能举一反三，一通百通，万变不离其宗。本章将与读者一同分享何老在辨治疑难杂症方面的精深造诣。

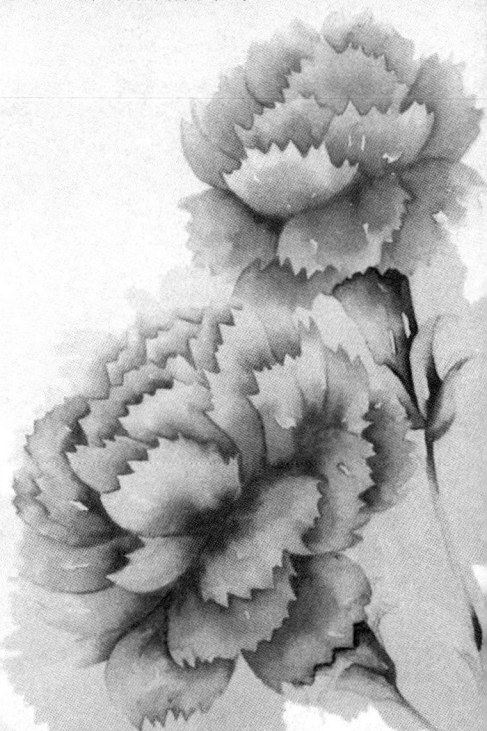

美丽的野蕈有陷阱——论野蕈中毒的防治

症状：①胃肠炎型。多数在食后2小时左右发病，快的十多分钟。主要症状是剧烈恶心、呕吐、阵发性腹痛、水样便腹泻，不发热。这种类型病程短，恢复较快，一般不引起死亡。

②神经精神型。表现复杂多样，潜伏期一般为半小时至4小时。病人产生幻觉、狂笑、手舞足蹈、走路不稳，出现幻视症，还可能有类似精神分裂症。重症病人出现抽搐、昏迷等。也有病人出现流口水、流泪、大量出汗、血压下降等，甚至相反症状。中毒病程为1~2天，很少死亡。

③溶血型。潜伏期6~12小时，最长可达2天。最初为恶心、呕吐、腹泻等胃肠症状，发病3~4天后皮肤变黄、肝脾肿大、肝区疼痛，严重者心律不齐、抽搐、昏迷，也可能引起急性肾功能衰竭，导致死亡。

④脏器损害型。最为严重，病情凶险，抢救若不及时，死亡率极高。病人的潜伏期一般为10~24个小时，表现为恶心、呕吐、腹痛、腹泻，继而出现休克、昏迷、抽搐、全身出血、呼吸衰竭，在短时间内死亡。病人在病程中有的会出现假愈期，导致误诊误治，如积极治疗，则可痊愈。

⑤日光皮炎型。潜伏期24小时左右，在手指、脚趾、上肢和面部出现皮疹，甚至疼痛、肿胀。

方法：胃肠炎型可以玉枢丹辟秽解毒、绿豆解毒等方法治疗。

野蘑菇，也称野蕈、蕈子、野生蘑菇，属真菌植物。野蘑菇通常可分为食用野蘑菇、条件可食用野蘑菇和有毒野蘑菇3大类。食用野蘑菇营养丰富，味道鲜美；条件可食用野蘑菇，指通过加热、水洗和晒干等处理后可吃的野

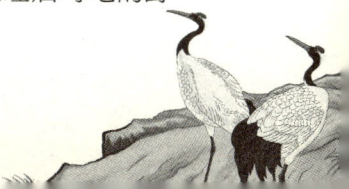

蘑菇；有毒野蘑菇则不能食用。有毒野蘑菇的种类很多，所含毒性成分很复杂，中毒后的临床表现也不一样。野蘑菇中毒常发生在夏秋多雨季节，主要是误采、误食引起。对那些不熟悉或从未吃过的，特别是颜色鲜艳、形态特殊的野蘑菇，不可盲目采食。采回后最好请有经验的人帮助鉴别，然后再食用。

我国古代对毒蕈中毒的解救方法早有认识。汉代张仲景在《金匮要略方论·果实菜谷禁忌并治》中指出："食诸蕈中毒，闷乱欲死"，治疗应"土浆饮一二升，大豆浓煮汁饮之，服诸吐利药，并解"。隋代巢元方在《诸病源候论》中亦有多处论述。明代李时珍的《本草纲目》则总结了前人解毒蕈中毒的药物，如甘草、防风、忍冬藤、生姜、胡椒、绿豆、梨叶、荷叶、阿魏、地浆、鹧鸪等。

1971年8月31日，何老曾治疗过一位16岁男性患者张某。初诊时表现为误食野鲜蘑菇中毒，吐泻交作，口臭便秽，泻下日夜达10余次，急宜解毒为先。处方：姜半夏9克，姜竹茹12克，陈皮6克，生甘草9克，绿豆衣30克，藿香6克，玉枢丹3克（研细吞咽）。3剂。9月3日二诊：药服3剂后，呕吐已停，口臭已瘥，泻下好转（今晨起1次），且已成形。乘胜递进，原意再续。姜竹茹12克，枳实6克，橘白9克，姜半夏9克，茯苓12克，白术9克，盐橄榄1颗，甘草6克，玉枢丹1.5克（研服）。5剂。

按：此例病人误食野鲜蘑菇而引起中毒，虽患者吐泻较剧，毒物已有排出，然胃腑毒物不尽除，则呕必不止。治疗主要以玉枢丹辟秽解毒，绿豆更助解毒之力，辅二陈加藿香和胃气。药进3剂，即见大效，再以解毒扶脾和胃收功。复诊方中盐橄榄为某地治疗急慢性肠胃炎的民间土方，结合用之，既去秽浊，亦能消除肠胃炎症。药进8剂病愈，体力渐复。此病例见效显著，着重在第一方的药证相投，颇足取法。

何老指出，他也吃过野蘑菇，无毒的野蘑菇味道确实鲜美。难怪有些人会带着侥幸心理，冒险去吃野蘑菇，而野蘑菇中毒的事例年年都有发生。引起野蘑菇中毒的主要原因在于很多人不善于鉴别蘑菇有毒还是无毒。有毒野蘑菇的毒性有强有弱，有的毒性虽小，但进食过多仍可发生严重中毒反应；有的毒性非常强，误食中毒后，一旦出现临床症状已属晚期，抢救治疗成功率低，死亡率高。所以，食用自采蘑菇，一定要鉴别是否有毒，确定无毒后方可食用。

　　一般来说，从颜色上看，有毒野蘑菇的颜色鲜艳，常呈红、绿、黄色，菇中央呈突起状，菌伞常带有杂色斑点，表面有丝状物或小块的残渣或鳞片，而无毒野蘑菇一般颜色不鲜艳，菇盖较平，伞面光滑。从分泌物上看，有毒野蘑菇的菇盖或受伤部位，常分泌出黏稠浓厚液体，赤褐色，有辛辣等异味，菇盖撕裂后容易变色，而无毒野蘑菇一般较为干燥，折断后分泌出的液体为白色，有特殊香味，菇盖撕裂后一般不变色。从形态上看，有毒野蘑菇的伞柄上有菇轮，且容易折断，下部有菇托，根部生有囊胞，伞柄很难用手撕开，而无毒野蘑菇的伞柄上无菇轮，下部无菇托，伞柄易用手撕开。用化学法鉴别，有毒野蘑菇挤出的乳汁涂在纸上，干后滴一滴浓盐酸，20分钟后呈蓝色或立即变红，30分钟后变蓝。另外，菇形状奇怪，如杆茎细长或粗长，菇面厚实硬板，像喇叭、人头、雨伞等，即使色泽正常，也多属有毒野蘑菇。但区分有毒野蘑菇和无毒蘑菇，不光需要以上知识，还必须根据实际经验。没有经验的人最好先认识一些毒性较大而且易出现的毒蘑菇，记住它们的特征，如果见到有这些特征的野蘑菇，就不应再采来品尝，以防中毒发生。

　　野蘑菇中毒的类型，按中毒的症状可分为胃肠炎型、神经精神型、溶血型、脏器损害型和日光皮炎型等6个类型，其中最常见的中毒类型是胃肠炎型。胃肠炎型中毒潜伏期较短，一般多在食后10分钟～2小时发病，主要表现为急性恶心、呕吐、腹痛、水样腹泻，或伴有头昏、头痛、全身乏力。此类型一般病程短，恢复较快，预后较好，死亡者很少，但严重者会出现吐血、脱水、电解质紊乱、昏迷，以及急性肝、肾功能衰竭而死亡。急救时应首先排出毒物，包括催吐、洗胃、口服活性炭以吸附毒物，然后进行解毒治疗和对症治疗。

瞬息而发的癫痫病

　　症状：突然意识丧失，两目上翻，瞳孔放大，牙关紧闭，大小便失禁，
面色苍白或青紫，可有猪叫(或羊叫)声，继而全身强直痉挛，约

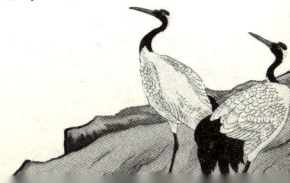

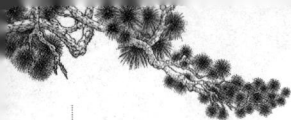

几分钟全身抽搐后自然停止，口吐白沫或血沫(舌和口腔黏膜被咬破)，最后肌肉松弛，病人呈昏迷或昏睡状态，脸色渐渐正常，神志逐渐清醒。

方法：补心宁志丸、桂枝龙牡汤、甘麦大枣汤等加减。

癫痫（俗称"羊癫疯"）是由多种病因引起的慢性脑部疾病，以脑部神经元突然过度放电导致的突然、反复、短暂的脑神经系统功能失常为特征。根据异常放电神经元的部位及范围，癫痫发作可表现为感觉、运动、意识、行为、自主神经功能等不同程度障碍，或兼而有之。癫痫的主要特征为反复性和发作性。癫痫并不是一种简单的疾病或综合征，而是因为大脑多种病理过程引起的一种复杂的症状和症候群。癫痫的患病率是指一生中只要曾患过癫痫的病人均要统计(不管是否已被控制)的人群占群体人数的比例。癫痫的患病率是衡量一个时期人群中癫痫存在多少的指标，地区差异较大。目前我国的癫痫患病率为千分之七，也就是说，我国约有900万人患有癫痫病，因此可见癫痫是一种常见病、多发病。

癫痫发作的原因，主要可归纳为以下4大方面：一是颅内感染。如各种脑炎、脑膜炎等疾病，导致大脑皮层炎症和水肿，引起成人癫痫发作。由于脑实质内瘢痕形成和脑膜粘连，也能导致成人癫痫发作。二是颅脑外伤。外伤后癫痫的发生率为0.5%～50%，昏迷时间越长，脑实质损伤越重，发生率越高。如急性期颅内血肿压迫、脑实质损伤后水肿导致的颅内高压，都可导致成人癫痫发作。颅脑手术后的损伤，脑细胞功能紊乱，均可导致成人癫痫。三是酗酒。酗酒也是成人癫痫形成的原因，因为长期大量饮酒，除引起胃炎、心律失常、造血功能和免疫功能异常外，其最主要的是神经系统毒性，使体内维生素B_1缺乏，造成脑组织代谢障碍，发生脑萎缩，造成成人癫痫发作，还可能导致注意力低下，甚至痴呆。急性乙醇中毒，可直接引起成人癫痫发作。另外酒后生事、打架斗殴或发生交通事故，造成颅脑外伤，可引起外伤后继发性癫痫。四是脑寄生虫病。由于吃了被虫卵污染的食物或水源，使虫卵进入体内，随血液循环寄生于大脑皮层，引起成人癫痫发作。随着社会的发展，卫生状况的改善，脑寄生虫病引起的成人癫痫已有所减少。

癫痫发作的急救方法：①应立即扶病人侧卧，防止摔倒、碰伤；②解开其领带、胸罩、衣扣、腰带，保持呼吸道通畅；③头侧立，使唾液和呕吐物尽量流出口外；④取下假牙，以免误吸入呼吸道；⑤将手帕卷成一卷或用一双筷子缠上布条塞入其上下牙之间，防止舌咬伤；⑥抽搐时，不要用力按压病人肢体，以免造成骨折或扭伤；⑦发作过后昏睡不醒者，尽可能减少搬动，让病人适当休息，可给吸氧；⑧已摔倒在地的病人，应检查有无外伤，如有外伤，应根据具体情况进行处理；⑨有癫痫病史者，必须按医嘱规律性地服用抗癫痫药物，切忌擅自减量或停服，否则会导致癫痫病复发或持续发作；⑩发作时，一定要立即呼叫"120"，请医生前来急救，即使发作已停止，也必须到医院去进一步检查，确定病因，对症治疗，防止复发。

癫痫发作的西医急救药是：安定（地西泮）10~20毫克，静脉推注，可立时止住！但千万要注意，注射的速度不能超过2毫克/分钟！如果出现呼吸抑制，应立即停止注射。中医治疗癫痫，在发作时多采用豁痰宣窍、息风定痫法，平时则以培补脾肾为主。何老临诊，常以此为治疗准则。不过癫痫发作常突然而起，故何老治疗此类病人时，认为不可将癫痫发作时的治疗与平时的治疗截然分开，而应整体通盘议治。本病除波及肝、脾、肾外，亦不宜忽视心，所以宁神清心亦为不可或缺的重要着眼处。清人林珮琴说："痫证，肝、胆、心、肾病。"古人分痫证虽有五痫之说，但关键是在火与痰通治。发作愈后，断根颇难，只能让发作间距逐渐拉长。

案例 1978年9月6日，何老曾治疗过一位25岁男性蔡某。初诊时四诊情况为：患痫证已9年，多方医治未能控制，每日服苯妥英钠，但仍每隔20天发作1次，发时大叫一声，然后昏倒，口吐白沫，抽搐。乃配补心宁志丸。处方如下：天竺黄（另碎研细）15克，沉香9克，天冬60克，白芍90克，茯神120克，远志肉（蒸熟）60克，麦冬（去心）60克，炙甘草18克，旋覆花45克，苏子30克，制香附90克，姜半夏30克，皂角荚（去黑皮，去子炒酥）60克，怀山药适量研粉糊丸。以上药研细末为丸，朱砂为衣。每服9克。10月12日复诊：来信述服药后，痫证一直未发。何老复信按上方续配一料再服。11月7日三诊：来信述前药共服用2料，病至今未发，也未见副作用。何老复信再续服2料，以期巩固。

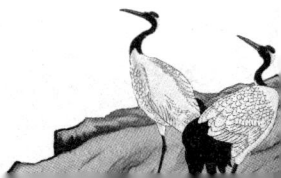

按：本例病证，用补心宁志丸原方，全方理气、化痰、镇静，多方面顾及，故痫证得以控制而疗效巩固。

何老强调，日常如果大家遇到有人癫痫发作，一定要注意以下事项：一是不能限制发作。患者抽搐时，旁人不能用力按压或屈曲其身体，应让其立即躺下，将患者侧卧或仅使头部侧向一边，使患者口液易于从口中畅流而出。二是不要试图在患者口中放任何硬东西，如放置木筷、勺子等。有些家属担心患者发作时咬伤舌头，情急之下将自己的手指放在患者的牙齿间，这应绝对禁止。三是用软垫子保护病人的头部，预防意外伤害。移开周围尖锐、硬、烫的物品，以免受伤，可用枕头、棉被等软物围护在病人四周。四是发作结束后，轻轻地将患者放置于良好的恢复姿势以改善呼吸。不需做人口呼吸，尤其是口对口人工呼吸，否则易将呕吐物挤入肺部，造成窒息。五是救助者应等到患者完全恢复再离开，不要在患者完全恢复之前给其吃喝任何东西。六是不要采取任何措施企图弄醒患者。除非发作持续超过5分钟仍不止时，需即刻送医。

由于癫痫发作具有突然性，癫痫患者在选择职业时，应该有所顾及。有一定工作能力的患者，无论为社会、为生活，都应该努力去做工作，但是鉴于癫痫病发作情况的特殊性，患者就业时应注意考虑以下一些因素：

①如果工作时突然发作，自己是否会受到意外伤害。也就是说，工作环境要安全。像电工、机械操作、水上作业或者近水作业、高空作业、地下单独作业、火炉边作业、爆破作业及接触强碱、强酸、剧毒品的职业或工作，遇到发作会危害患者安全的，就不应该去做。

②工作环境是否容易形成发作诱因。比如强体力劳动和长时间的阅读、下棋、计算、绘画和过度脑力劳动容易造成疲劳，强噪音、强光刺激的工作环境容易使患者神经受刺激，有强烈异味刺激的工作也会诱使癫痫发作。患者绝对不能从事这些职业。

③如果在工作中突然发作，是否会对他人或社会造成伤害。像驾驶交通工具、指挥工作和一些特殊的社会工作等，患者一旦出现发作，受害的就不仅是患者本人，这些性质的工作，癫痫患者尤其不要去做。

神志病的应对

中医说的"神志"，一般是指人对环境和自身的识别能力和清晰程度。正常人在清醒时，意识清楚，因而能正确地识别时间、地点和人物，能对环境刺激作出相应的反应。如果神志不清楚，对环境和自身缺乏正确的识别，也就缺乏相应的反应。从西医的角度看，神志病通常属于精神科疾病。

临床中，何老经常用百合地黄汤、甘麦大枣汤、栀子豉汤、四逆散、柴胡汤、承气汤、桃仁承气汤、酸枣仁汤、桂枝龙骨牡蛎汤、抵当汤等张仲景《金匮要略》方和《伤寒论》方来治疗，较有效验。下面，让我们看看何老如何防治百合病和郁证。

◎百合病

症状：神志恍惚，精神不定。

方法：《金匮要略》百合地黄汤、甘麦大枣汤。

百合病是以神志恍惚、精神不定为主要表现的情志病，类似于西医学中的精神分裂症。因其治疗以百合为主药，故名百合病。或谓百脉一宗，其病举身皆痛，无复经络传次，而名百合。如《金匮要略·百合狐惑阴阳毒病脉证并治》云："百合病者，百脉一宗，悉致其病也。意欲食复不能食，常默然，欲卧不能卧，欲行不能行，饮食或有美时，或有不用闻食臭时，如寒无寒，如热无热，口苦，小便赤，诸药不能治，得药则剧吐利，如有神灵者，而身形如和，其脉微微。"

百合病多起于伤寒大病之后，余热未解，或平素情志不遂，而遇外界精神刺激所致。通常可见虚多邪少，属阴虚内热之证，治以补虚清热、养血凉血，用百合地黄汤，亦可选用百合知母汤、百合鸡子汤、百合滑石散等方。

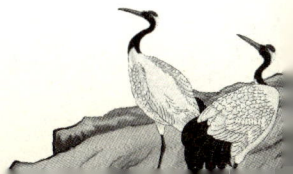

案例　1982年10月24日，何老曾治疗一名30岁的女同志徐某。因家庭不和，工作不顺，郁闷已久。近月复受外感，身热头痛。愈后不久，始则烦躁易怒，精神不宁，继则沉默少言，不能睡眠，行动懒乏，似寒无寒，似热无热，衣衫不整，夜不合目，小便黄赤，口苦苔腻，脉微数。诊为百合病（某医院诊断为精神分裂症）。予滋阴、清热、安神、清心。处方：百合15克，生地黄18克，炙甘草9克，淮小麦30克，红枣20克，淡豆豉9克，焦山栀9克。5剂。上方服5剂后二诊：烦躁减轻，夜寐渐安。又续服5剂，诸症再见减轻，情绪趋于宁静。基本按初诊处方，又续服20余剂，诸症减而稳定巩固。已能自行整理衣着，每夜睡眠亦可6～7小时。

◎郁证

症状：心情抑郁，胸部满闷，胁肋胀痛等。
方法：《伤寒论》四逆散等。

郁证是以心情抑郁、情绪不宁、胸部满闷、胁肋胀痛、或易怒易哭、或咽中如有异物梗塞等症为主要表现的一类病证，类似于西医学中的抑郁症。西医学中的神经衰弱、癔病、焦虑症等疾病，均可按本病进行辨证论治。郁证的发生主要与情志内伤和脏气素弱有关。

郁证的主要病机是情志不遂，肝失疏泄，气机不畅，肝气郁结，而成气郁；气郁日久化火，则肝火上炎，而成火郁；思虑过度，精神紧张，或肝郁横犯脾土，使脾失健运，水湿停聚，而成痰郁；情志过极，损伤心神，心神失守，而成精神惑乱；病变日久，损及肝肾心脾，使心脾两虚，或肝肾不足，心失所养。总之，肝失疏泄，脾失健运，脏腑阴阳气血失调，而使心神失养或被扰，气机运行失畅，则均可出现郁证。

案例　1981年8月17日，何老曾诊治过一位41岁的男同志龚某。初诊时可见精神抑郁，烦恚不安，脘腹疼痛，便次增多，偶或泻下，甚则四肢指趾发冷，微汗，疲乏，脉弦数，苔黄薄，宜疏肝理气解郁。处方：柴胡9克，白芍12克，生甘草9克，枳实9克，纯阳正气丸3克（分2次吞服）。4剂。

按：本例病人，平时时有精神郁闷，易怒善想，就诊时适值夏季，出现四逆散证。因考虑时令、饮食诸因素，且有轻度四逆，故不作单纯的肝气郁结看待，而酌加纯阳正气丸以清肠胃而祛时邪。进药2剂，疼全解，泻下瘥，神情亦安。

何老在临床使用四逆散的范围较广，除气滞、气郁、气逆等见四逆散证者多用外，诸如某些胆石症、胆囊炎、肋间神经痛、消化不良、胃炎、气喘、心悸怔忡、结肠炎、神经官能症、妇女更年期疾患等，亦多使用本方。一般辨证明确，药证相投时，效用十分显著，且无何副作用。何老还曾以本方加减治一患脑萎缩的青年妇女。初诊时由3人扶持前来，神情呆滞，行动不便。经治3个多月后，已能自行操持家务、自己煎中药等。可见四逆散是一则有实用价值的仲景方。继承原书对本方的适应证并扩大治疗范围，这样既没有丝毫损害张仲景创制本方的理论价值和实用价值，相反却扩大了对本方的应用，这确实是应该不断探求的有益工作。

偏瘫患者的奇迹

症状：一侧上下肢体、面肌和舌肌下部的运动障碍。

方法：补阳还五汤等加减。

偏瘫又叫半身不遂，是指一侧上下肢、面肌和舌肌下部运动障碍。轻度偏瘫病人虽然尚能活动，但走起路来，往往上肢屈曲，下肢伸直，瘫痪的下肢走一步划半个圈，这种特殊的走路姿势，叫做偏瘫步态。严重者常卧床不起，丧失生活能力。任何导致大脑损伤的原因都可引起偏瘫，而脑血管病是引起偏瘫最常见的原因，颅脑外伤、脑血管畸形、脑动脉瘤、脑肿瘤、脑内感染、脑变性病及脱髓鞘病均可出现偏瘫。坚实的颅骨，就像一个天然的头盔保护着我们的大脑，尽管如此，大脑仍然容易受到各种外伤。近年来，因脑外伤而导致的偏瘫患者并不少见。

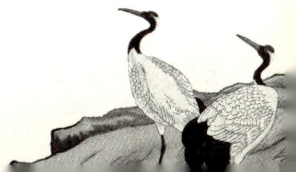

案件 30年前，一位遭到意外事故重伤致瘫军人的父亲，以绝望的心情带其儿子求诊中西医，最获痊愈。后来这位黄姓病人重新参加工作，积极为祖国的现代化建设服务，他的父亲将他的全部病历复制给何老以作纪念。其中医的诊疗经过如下。

1982年3月11日，黄某被自行车撞倒，当即昏迷，急送某医院，出现脑疝，当即行开颅检查，发现硬膜下血肿，因筛状窦破裂，手术止血，手术后24天神志清醒，但右侧肢体偏瘫，常有发烧（38℃左右），转入本院。诊断：重度颅脑外伤术后。1982年4月27日出院记录：患者因车祸致颅脑外伤，经某医院手术后意识逐渐清醒，但右侧肢体瘫痪，时有中度发热，各种抗生素治疗效果差。建议继续用抗癫痫药、神经营养药及肢体功能锻炼。随访6个月后作颅骨成形术。

1982年8月19日上海某医院脑外科检查，右侧偏瘫，右手肌力Ⅱ级，行体疗。1982年8月21日上海某医院检查，给予一般神经营养药。1982年11月29日上海某医院检查，诊断为：右侧顶部有颅骨缺损10cm×8cm，压力不高，右侧偏瘫。以后又经苏州等地诊治。

1983年10月14日某医院作脑电图见"中央区慢波"。1984年11月13日于某医院查脑电图，为异常脑电图（左中央区棘波又复出现），脑血流量偏低。继续服抗癫痫药，大便秘结，服大黄苏打、果导片等。

1985年11月15日入某医院脑外科，作颅骨修补手术（有机玻璃成形修补），手术情况良好。术后无癫痫及其他症状，1985年12月6日出院。以后因服苯妥英钠已久，改服硝基安定，每天1片，以防癫痫。

1986年2月4日黄某父亲来约何老帮助治疗黄某的瘫痪及言语障碍。何老认为此为外伤术后，元气大伤，半身不遂，语謇便闭，自当补养元气，活血通络。拟方：生黄芪60克，归尾9克，赤芍9克，地龙12克，川芎9克，桃仁15克，红花12克。10剂。以后又半月，黄某父亲等3人扶持病人来复诊。案如下：黄某，男，27岁，军人。1986年3月1日初诊。重度颅脑外伤而致偏瘫，言语欠清，对答迟钝，活动需人扶持以行，略见气促，针刺右手指辨不清痛在何指，舌淡苔白，脉缓无力，脑电图异常。处方：生黄芪40克，当归15克，川芎15克，桃仁15克，赤芍15克，红花9克，地龙18克，炒天虫12克，桑寄生12克，枳实9克，麻仁9克。10剂。以后4月22日又按原方服20剂。

1986年5月27日复诊：4月22日方服21剂后，再作脑电图检查，已属正常，肢体活动较好，只惟右大拇指单独屈伸尚存困难。仍循原方意以期巩固。处方：生黄芪40克，当归12克，川芎12克，桃仁15克，赤芍15克，红花9克，桑寄生12克，地龙18克，炒天虫12克，钩藤9克，枳实9克，桑枝9克，麻仁9克，20剂。以后又续服此方。自从1986年2月4日开始服中药，至1986年8月止，共服中药99剂。偏瘫的右半身功能逐渐恢复，已近正常。于某医院再作脑电图，亦是正常脑电图。

1986年8月22日，何老接黄某父亲来信说："黄某已在当地教育单位工作，重新走上工作岗位。他在假期中，随我同去北京旅游，为期10天。在北京期间，除右手外，其余基本正常。还上了八达岭长城，去了香山、颐和园、故宫、天坛等名胜古迹，都是自己活动，我们只在旁照料一下。说明右脚恢复良好，右手恢复仍是重点，看来要长期作战了。语言方面感到比以前话多了，复述能力也较强。"信中除表示谢意外，还要求再给他一些服用方便的成药，以期全部恢复。接信后，何老介绍"脑得生片"中成药，此药疏通经络而不伤正气。治疗到此结束。

按：本病例的治疗，初取效于医院的开颅急处理，经约1个月后病人方苏醒，又给些预防癫痫及神经营养药，尔后又作有机玻璃成形术补缺损之颅骨。中医治疗则自1986年2月4日开始，主要是治半身不遂，言语障碍。初时按王清任补阳还五汤原方投治，以后略事调整药味，但总不离该方。王清任原方加减法为初得半身不遂，依原方加防风3克，服四五剂后去之。而本例由何老接治时，已是开颅3年以后，故不加防风。综观此例治疗，并没什么特殊之处，但说明这类重症颅脑伤后遗症，能基于中医理法诊治，不到半年就基本康复，重新工作。何老说，用补阳还五汤治小儿麻痹后遗症及颜面神经麻痹，也颇能应手。

慢性荨麻疹验方

症状：突然发作，皮肤出现鲜红色或苍白色风团，痒而不痛，时隐时

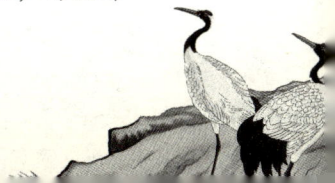

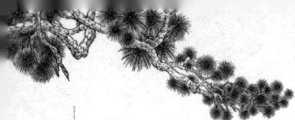

现，消退后不留痕迹。

方法：风疹缠绵不已方。（何任验方）

慢性荨麻疹是一种常见的皮肤病，系由各种因素致使皮肤黏膜血管发生暂时性炎性充血与大量液体渗出，造成局部水肿性损害。患者常不定时地在身上、脸上或四肢发出一块块红肿且很痒的皮疹块，常常越抓越痒，越抓越肿。发作次数从每天数次到数天一次不等。本病挺折磨人，常常使幸福快乐的生活蒙上阴影。

荨麻疹，中医称为"隐疹"，是皮肤科常见病、多发病之一。其症见四肢胸胁发痒，起红色疹块，或圆，或椭圆，或成条，或成块，大小不一，及至通身疙瘩，痒而灼热，烦躁难忍。本病多发生于冬春季节，病史长短不一，易反复发作，其症急者一二日、四五日后即消散。一般病程在3个月以上者称为慢性荨麻疹。慢者，发作数日后消隐，数日又作，迁延不已，甚则数月、数年不断根者，而成顽疾。此证的治疗，总在疏风解毒，清热泻火。亦有将此证分作风寒、风热、虚热、湿热、风寒湿等诸型。临床上多发于女性，尤以中青年为多见。

何老认为，此证虽可作分型辨证，但首先是区别在气分还是在血分，然后分别采用基本方随证加减，既简捷又能明确获效。《伤寒论》麻黄连翘赤小豆汤为何老常用的基本方。此方原为解毒、清热、利湿之剂，治伤寒瘀热在里、小便不利、身发黄之用。荨麻疹初起在表者，即以本方加桂枝、浮萍之类即可。若见风疹缠绵不已，邪移各经络，热积湿郁，气血阻痹，则用麻黄连翘赤小豆汤加黑芝麻30克，何首乌9克，苦参6克，石菖蒲6克，甘草5克，水煎服，能饮酒者可加黄酒30～60克同煎，每日1剂，常见显效。此慢性荨麻疹验方，何老名之为风疹缠绵不已方，适用于沐浴当风、邪客经络、湿郁热积、气血阻痹、风疹缠绵不已的病人。服法：水煎服，饮酒者可加黄酒1～2两同煎，每日1剂。随证加减：如长久不愈，时作时瘥，已入血络者，则加地龙9克，刺猬皮9克，杏仁6克，赤芍6克，皂角刺5克，及薄荷、银花等。注意用本方辨证要明确，然后随证按法加减。

案例一　1981年6月12日，何老曾诊治过一位40岁的女同志赵某，自述因日前气温骤暖，游泳淋浴受风，周身风疹，如团如点，大小不一，奇痒灼热，彻夜不能眠，小便较黄，大便偏燥。宜祛湿热。处方：麻黄5克，连翘9克，赤小豆15克，黑芝麻30克，何首乌9克，苦参6克，生甘草5克，石菖蒲6克，煎加黄酒30克。3剂。上药服完2剂，风疹全消。

案例二 1971年12月8日，何老还诊治过一位13岁的男孩子倪某，家人述患者周身风疹已2月余，久治不愈。诊察其病情为：疹透则舒，身热，苔光舌色绛有裂纹。予疏透，解疹，通络。处方：麻黄3克，连翘9克，赤小豆12克，威灵仙9克，徐长卿6克，刺猬皮9克，赤芍9克，丝瓜络9克，生甘草4.5克。3剂。上方服3剂以后，疹透达，兼见音哑，原方加减再服3剂。服2剂后，舌绛退，舌裂复，音哑瘥，风疹亦霍然而愈。

荨麻疹的病因复杂。现代医学认为，该病与机体对某些物质过敏，产生变态反应有关。中医则认为，该病多为汗出当风，外邪入侵腠理，风气转于肌肤，与热相结而成。"邪之所凑，其气必虚"，是慢性患者的病机。

慢性荨麻疹并不会传染，其常见病因有：①食物过敏。以鱼、虾、蟹、蛋类最常见，其次某种香料调味品亦可引起。②药物过敏。有许多药物可引起该病，如青霉素、磺胺类、痢特灵、血清疫苗等，常通过免疫机制引发荨麻疹，而阿司匹林、吗啡、阿托品、维生素B_1等药物为组胺释放物，能直接使肥大细胞释放组织胺，引发荨麻疹。③感染。包括病毒（如上感病毒、肝炎病毒）、细菌（如金黄色葡萄球菌）、真菌和寄生虫（如蛔虫）等。④动物及植物因素。如昆虫叮咬或吸入花粉、羽毛、皮屑等。⑤物理因素。如冷热、日光、摩擦和压力等，都可引起。此外，胃肠疾病、代谢障碍、内分泌障碍和精神因素，亦可引起。

何老指出，对慢性荨麻疹患者来说，应注意以下几点：①日常自身要注意保持生活规律，加强体育锻炼，增强体质，适应寒热变化；②避免强烈抓搔患部，不用热水烫洗，不滥用刺激强烈的外用药物；③积极寻找和去除病因，治疗慢性病灶，调整胃肠功能，驱除肠道寄生虫；④忌食动物蛋白性食物和海鲜发物，不吃辛辣刺激性食物，不饮酒；⑤保持清淡饮食，多吃些新鲜蔬菜和水果。

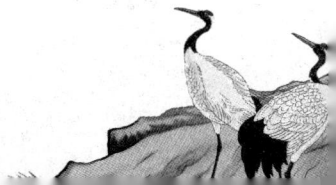

恼人的湿疹

症状：急性湿疹自觉剧烈瘙痒，皮损多形性，红斑、丘疹、丘疱疹或水疱密集成片，易渗出，边缘不清，周围散在小丘疹、丘疱疹，常伴糜烂、结疤；慢性湿疹表现为患处皮肤浸润肥厚，表面粗糙，呈暗红色或伴色素沉着，皮损多为局限性斑块，常见于手足、小腿、肘窝、乳房、外阴、肛门等处，边缘清楚。

方法：湿疹缠绵不已方。（何任验方）

湿疹是一种常见的由多种内外因素引起的表皮及真皮浅层炎症性皮肤病，一般认为与变态反应有一定关系。湿疹可发生于任何年龄、任何部位，其临床表现具有对称性、渗出性、瘙痒性、多形性和复发性等特点。一年四季均可发病，但常在夏季复发或加剧，有渗出倾向，慢性病程，易反复发作。近年来湿疹的发病呈上升趋势，这可能与气候环境变化、大量化学制品在生活中的应用、精神紧张、生活节奏加快、饮食结构改变等有关系。

慢性湿疹难治且容易复发，其原因在于湿疹病因复杂，往往是由于外界刺激与体内过敏性物质相互作用所致。内在因素包括寄生虫病、感染灶中的生物性致病原、自体敏感等，外界因素包括食物、饮料、药物、灰尘、花粉、动物羽毛、化学物品等。另外，精神刺激、过度疲劳、精神紧张或精神抑制等，也可引起湿疹或湿疹加重。这些因素既可单独致病，也可几种复合致病，但湿疹发病，一般均由多种因素互相作用所致，因而其病因错综复杂，很难找到确切的致病原。

根据湿疹部位症状不同，湿疹可分为小腿湿疹、阴囊湿疹、乳房湿疹、手部湿疹等。根据病程长短，湿疹可分为急性湿疹、亚急性湿疹和慢性湿疹。急性湿疹自觉剧烈瘙痒，皮损多形性，红斑、丘疹、丘疱疹或水疱密集成片，易渗出，边缘不清，周围散在小丘疹、丘疱疹，常伴糜烂、结痂。如继发感染，可出现脓包或脓痂，严重时渗液较多，露出红润潮湿的糜烂面。处理适当，则炎症减轻，皮损可在2～3周后消退，但常反复发作并可转为亚急性或慢性湿疹。亚急性湿疹若处理不当，则可急性发作或转为慢性湿疹。慢性湿疹常因急性、亚急性湿疹反复发作不愈转化而来，亦可开始不明显，因经常搔抓、摩擦或其他刺激，以致发病开始时即为慢性湿疹。慢性湿疹表现为患处皮肤浸润肥厚，表面粗糙，呈暗红色或伴色素沉着，皮损多为局限性斑块，常见于手足、小腿、肘窝、乳房、外阴、肛门等处，边缘清楚。病程慢性，可长达数月或数年，也可因刺激而急性发作。

湿疹，在中医上相当于湿疮、湿疡，也属于"浸淫疮""血风疮""粟疮"等范畴。又据其发病部位不一而名称各异，如生于小腿者曰"臁疮"，生于肘窝或腋窝部则称"四弯风"，生于阴囊即为"绣球风"，其名不下十余种。本病发病，一是禀赋不耐，风、湿、热客于肌肤所致；一是因为饮食不节，过食辛辣、鱼腥动风之品，或嗜酒伤及脾胃，脾失健运，湿热内生，复感风湿热邪，内外合邪，两相搏结，淫侵肌肤而发，或素体虚弱，脾为湿困，肌肤失养，或湿热蕴久，耗伤阴血，血虚风燥，肌肤失养所致。

案例 1975年8月14日，何老曾诊治过一位19岁的女同志龚某。初诊时表现为：周身湿疹瘙痒，黄水样分泌，兼有高血压。以除湿清热进。处方：防风4.5克，生地12克，土茯苓12克，连翘9克，银花9克，地肤子9克，白鲜皮9克，丹皮6克，蝉衣3克，刺蒺藜9克，黄柏12克，红花3克，甘草3克，赤芍6克。4剂。8月18日复诊：药后周身瘙痒渐瘥，稠水已无，失眠为时已久，胃纳较展。处方：生地12克，土茯苓12克，连翘9克，银花9克，地肤子9克，白鲜皮9克，丹皮9克，蝉衣3克，刺蒺藜9克，黄柏12克，红花3克，甘草3克，防风4.5克，焦枣仁12克。7剂。8月24日三诊：祛风湿，原方加减再进。处方：防风4.5克，生地12克，土茯苓12克，连翘6克，忍冬藤9克，地肤子9克，白鲜皮9克，丹皮9克，蝉衣3克，刺蒺藜9克，黄柏12克，红花3克，甘草3克，赤芍6克。7剂。

按：本例全身出现皮疹作痒，且分泌稠水，以痒属风，水属湿，湿热互结，外受风邪，发于皮肤，而成湿疹。方中防风祛风胜湿，蝉衣、白蒺藜散风热而止痒，银花、连翘清热解毒，丹皮、赤芍凉血泻火，白鲜皮、地肤

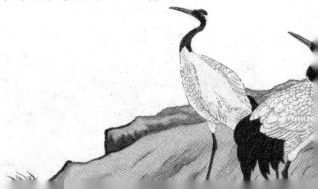

子清热除湿止痒，黄柏清湿热而泻火邪，土茯苓除湿解毒而利小便，红花活血、促进皮肤血行。全方具有清热利湿、祛风止痒之功，为治疗湿疹瘙痒的有效方剂。

慢性湿疹瘙痒难耐，除了损害外观，还常常影响正常工作生活。慢性湿疹患者通过经年累月的治疗，多难获愈，常常失去信心。其实，湿疹不是不治之症，患者应该与医生合作，建立治愈的信心，尽可能避免各种可疑致病因素，如热水洗烫、过多使用肥皂、用力搔抓及外用药不当等。生活上注意避免精神紧张、过度劳累，食物中勿食辣椒、鱼、虾、蟹或浓茶、咖啡、酒类，衣被不宜用丝、毛及化纤等制品，平时保持大便通畅，睡眠充足，冬季注意皮肤清洁及润泽，这些都可减少湿疹的复发。

重听与耳聋

症状：听力减退或听力障碍。

方法：耳聋汤。（何任验方）

所谓耳聋，是指听觉系统的传音、感音功能异常所致的听力减退或听力障碍。重听则是听力下降、听音失真的听觉迟钝表现，属轻度耳聋症。临床上，若根据发病的部位及耳聋的性质来区分，耳聋可分为传导性耳聋、感音神经性耳聋及混合性耳聋3类。外耳和中耳病变引起的耳聋是传导性耳聋；内耳和听神经病变引起的耳聋是神经性耳聋；外中耳病变和中耳听神经共同病变引起的耳聋是混合性耳聋。造成耳聋的原因很多，遗传、产伤、感染、药物应用不当、免疫性疾病、生理机能退化、某些化学物质中毒等都能导致耳聋。如果幼年时发病，可发生聋哑症。

何老治耳聋、重听病人，初常难得显效，后忆及王清任《医林改错》有通气散之设，专治"耳聋不闻雷声"。方用"柴胡一两，香附一两，川芎五钱为末，早晚开水冲服三钱"，其意柴胡升阳达郁，川芎引气调血，香附开郁散滞，三药配伍，要以行气活血，条达郁滞，颇合"疏其气血，令其条达，而致平和"之旨。何老在该方基础上增加石菖蒲以开窍，骨碎补、六味地黄丸以益肾，用治耳聋，可使肾虚久病得补，气滞血凝散解，标本兼顾，故奏效较显。药物组成与剂量：柴胡12克，制香附9克，川芎12克，石菖蒲12克，骨碎补9克，六味地黄丸（包煎）30克。此方取名为耳聋汤。临床气血虚损明显者，可酌加较少量的党参、当归、白芍；有肝气郁滞者，可加郁金、娑罗子等；胃纳不展者，配加陈皮、炒谷芽等。服药期间，尽可能做到心情舒畅，自我宽慰，不可动气恼怒，且要坚持服药，如是则效果较捷。

案例 1985年10月4日，何老曾诊治过一位45岁的女同志，两耳重听，历时已久，曾进耳聋左慈丸甚久，未能轻瘥，平时情绪不畅则耳聋更甚。初诊时四诊表现为：腰酸而软，带下，入暮小溲次多，苔薄，脉弦细。处方：柴胡12克，制香附9克，川芎15克，骨碎补12克，郁金9克，石菖蒲12克，六味地黄丸（包煎）30克。上方服14帖后，已能辨一般声响、说话。又服15帖后，腰酸瘥，入暮溲次亦减，已可与人通电话。

随着老龄化社会的到来，如何提高老年人的生活质量，已越来越受到世人的关注。如同要加强老花眼、白内障的预防一样，加强老年性耳聋的预防，同样十分重要。老年性耳聋进展缓慢，实际生活中也并非所有的老年人都会发生明显耳聋，其发生与体质、环境等多种因素有关。何老指出，为了预防老年性耳聋，日常要重视做好以下几方面的措施。

一是慎用或禁用对听神经有损害的药物。为防止药物性耳聋的发生，用药之前应仔细阅读药品说明书或向医生询问是否有耳毒性，要严格掌握药物使用的适应证。

二是积极做好高血压等病的防治。患有高血压、高血脂、脑动脉硬化以及糖尿病的老年人，内耳血运极易发生障碍而引起突发性耳聋。积极治疗这些疾病，对防止微循环障碍、延缓老年人听力减退很重要。

三是远离噪音，创造良好环境。耳朵长时间接触噪音可导致噪音性聋，强烈的噪音对耳朵听力损害会更大，应远离噪音。听收音机的时间不宜过长，音量不宜过大。听久了应休息一会儿，避免引起听觉疲劳。

四是不要随便掏耳朵。外耳道皮肤比较娇嫩，与软骨膜连接比较紧密，皮下

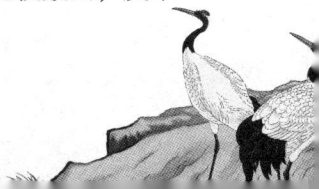

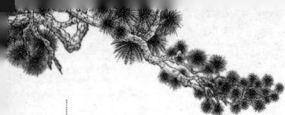

组织少，血液循环差，掏耳朵时如果用力不当，容易引起外耳道损伤、感染，导致外耳道疖肿、发炎、溃烂。稍不注意，掏耳勺还会伤及鼓膜或听小骨，造成鼓膜穿孔，影响听力。

五是养成良好的饮食习惯。调整饮食结构，多食含锌、铁、钙丰富的食物，可防止微量元素的缺乏，并有效扩张微血管，从而促进内耳的血液供应，有效防止听力减退。不可长期食用高盐、高脂肪、低纤维素类食品，切忌暴饮暴食，同时要戒除烟酒。

六是经常按摩耳朵。经常按摩耳朵可促进内耳的血液循环，比如按摩耳郭、提捏耳垂、按摩风池穴等。也可闭目静坐，将两手食指分别置入两耳孔中，然后迅速离开两耳孔，连续做10次，有醒脑健智、聪耳明目的作用。

视力减退的中医调治

症状：视力减退。

方法：明目汤。（何任验方）

眼睛是心灵的窗户，我们可以通过眼睛走进一个人的内心深处。同样，一个人的眼睛，也是他（她）认识自然世界的窗户。大家知道，通过光学成像，我们可以看到各种各样色彩缤纷的东西，品尝到一幕幕的视觉盛宴。中医认为，眼之所以能辨颜色、视万物，是由于五脏六腑的精气滋养所成，所以如若经络脏腑功能失调，则可能反映到眼部，甚至引起眼病。反之，眼部的疾病也可能通过经络影响到相应的脏腑，以致引起脏腑的功能失调，这就是中医眼科在治疗各种眼病时所强调的整体观念。

五脏之中，眼与肝最为密切。肝开窍于目，目受血而能视。肝在五脏中主藏血，有贮藏及调节血量的功能。同时，中医认为虽五脏六腑之精气均上注于目，但强调目为肝之外窍。由此可见，肝血对于目的营养尤为重要，故古籍有"肝受血而能视"的重要学术思想。肝开窍于目，还有赖于肝主疏泄，肝气条达，上通于目的功能。由于此功能，才使肝气充沛畅达，气行则血行，使目明睛亮。反之，肝气不舒，肝血瘀滞等，均会出现眼部不适，甚或导致眼疾。此外，眼与五脏之肾的关系也十分密切。肾为先天之本，藏五脏六腑之精气，肝藏血，肾藏精，精血可以互生，故又有"肝肾同源"的说法。肝肾两脏常是盛则同盛，衰则同衰，故精足则血足，血足而目能辨五色、识万物。

由于电脑已经成为当今社会人们学习工作生活的重要工具，大家用眼看电脑的时间普遍过长，因用眼过度引起的视力减退现象相当普遍，值得大家重视。除此之外，视力减退也可因外伤、炎症或血管等因素造成。

何老治视力减退病人，凡无器质病变的功能性原因所致者，方用自拟明目汤加减，药用枸杞子12克，玄参9克，夏枯草9克，柴胡9克，旱莲草9克，女贞子12克，龙胆草4.5克，当归12克，白术12克，刺蒺藜9克，谷精草9克，六味地黄丸30克。杞子、玄参、旱莲草、女贞子、六味地黄丸滋养肝肾之阴，柴胡、龙胆草泻肝胆之火、疏肝气之郁，夏枯草、刺蒺藜、谷精草清肝明目，当归养肝血，白术健脾气。服药期间，要注意用眼卫生，看书、看电脑、看电视的时间切不可过长。

案例　1976年8月21日，何老曾诊治过一位女同志宋某，当时约40岁左右，初诊时表现为：目疾已10余年，近则视力减退，口苦嗌干，头眩，尿黄脚肿，腰酸胁胀，胃口不好，有浅表性胃炎，胃脘时隐痛。以益肝肾、健脾胃为主。处方：枸杞子12克，玄参9克，夏枯草9克，柴胡9克，旱莲草9克，女贞子12克，龙胆草4.5克，当归12克，白术12克，刺蒺藜9克，谷精草9克，六味地黄丸30克（包煎）。7剂。9月22日复诊：上方服后，目疾、胃病均感好转，腰酸亦轻，原方再进7剂。10月24日三诊：服药后证情渐得改善，原方颇效，再服7剂。

按：本例目疾已10余年，近来视力减退，其为肝肾两亏、精气不能上荣于目无疑。肝气郁结，失于疏泄，横逆犯胃，而引起胃脘隐痛；肝与胆为表里，肝郁化火，挟胆热以上升，则口苦、咽干、头眩由此而生；腰为肾之府，肾虚则腰酸；肝脉布胁肋，肝络不和则胁痛；湿热下注，则溲黄；脾运不健，则食少而跗肿。方用明目汤药证相符，症状逐渐改善。

很多人一直认为，近视眼不红不痛，是悄悄降临的，但其实视力减退也有预

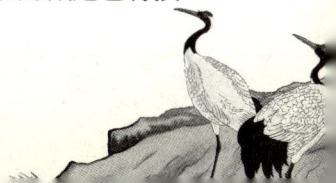

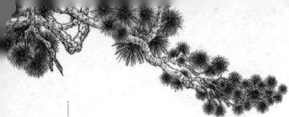

兆。当长时间看书，感觉字迹重叠或串行，再看前面的物体，若即若离，浮动不稳，这些都是眼疲劳造成睫状肌调节失灵的表现。在发生眼疲劳的同时，许多人还伴有眼睛灼热、发痒、干涩、胀痛，重者疼痛向眼眶深部扩散，甚至引起偏头痛，亦可引起枕部、颈项、肩背部的酸痛，这是眼部感觉神经发生疲劳性知觉过敏所致。有些原来成绩好的小朋友对学习产生厌烦情绪，脾气变得急躁，学习成绩下降，晚上睡眠时多梦、多汗，身体容易倦怠，且有眩晕、食欲不振等症状，这些都是由于眼疲劳影响产生的中枢和植物神经失调的表现。何老指出，上述眼疲劳症状、知觉过敏症状及全身神经失调症状等，都是视力减退的信号。当发生视力下降时，大家最好找眼科医生进行诊治，以免延误治疗而造成不可挽回的视力减退和永久的视力丧失。

突然失音怎么办

症状：音哑不能出声。

方法：实证用消风散等，虚证用百合固金汤等。

失音症是指因器质性或情感性障碍造成的语音不能生成。中医很早就有关于失音的记载。《黄帝内经》中提到："邪入于阴则瘖。"又说："厥气走喉而不能言。"一般说来，失音大多与肺有关系，病位主要在咽喉，即所谓"肺为音所自出"，而通咽喉。失音一症，首先要辨虚实，然后才能准确地辨证论治。失音在临床上是常见病，其病因病机，概要地说，凡热毒侵袭、火热上蒸、气血痰浊瘀阻、脏腑虚损等，都能出现此症，而外伤及先天异常亦可引起失音。失音可见于现代医学多种疾病，如急性喉炎、慢性喉炎、感冒、咽炎、声带疾患、喉结核、神经官能症、肿瘤等。

失音一证，有虚实之分。凡外邪、内热、气血痰浊瘀阻所致者，多属实证；脏腑虚损，特别是肺肾两脏虚损所致者，多为虚证。就实证论治，宜祛实邪。如外寒内热，常用消风散之类；痰热客肺或痰湿壅滞兼有喘息出现，常用导痰汤之类；火邪郁闭于肺，则常用麦门冬汤、清咽宁肺汤之类等。就虚证论治，宜补肺金。如阴虚劳嗽失音，多用百合固金汤；失音久而咽干，用清润之法无效，则用生脉散、嚼化童真丸之类；久咳失音，常用参蛤散；久病气虚失音，则用生脉散、都气丸之类；肾虚内夺所致的瘖痱，则多用地黄饮子等；另如大声持久的讲话，呼叫而致的声嘶失音，则多用养金汤、补肺阿胶汤等补益肺气。

上面列举，只是习用的治常见失音的方剂，并不包括所有的失音证及方治在内。何老在临床实践中，对外感初期失音注重宣透，对外感后期则注意到润肺，而对于言语过多引起的失音，则又着眼于培补肺气。

案例 1974年6月某日，何老曾诊治过一位男同志黄某，50岁，干部。初诊时四诊情况为：由于连续讲话，引起失音，言不成声，难听到，已1月有余，曾服开宣之剂不应。以补养肺金为法。处方：生甘草9克，杏仁9克，藏青果9克，炒牛蒡6克，玄参9克，射干4.5克，净蝉衣6克，阿胶9克，桔梗4.5克，马兜铃4.5克，糯米一盅。7剂。6月17日二诊：药后讲话已能发低声。处方：北沙参9克，桔梗4.5克，天冬12克，生甘草9克，射干4.5克，杏仁9克，马兜铃6克，藏青果9克，玄参9克，炒牛蒡子6克，阿胶9克，糯米一盅。7剂而愈。

按：此例既非外感所致失音，亦非久病成瘖，而是连续大声讲话，"多言伤气"，并耗伤肺阴所致，故不用开宣之药，以补肺阿胶汤加清咽开音之品，服7剂后能发低声，继服7剂而愈。

如前所说，失音为常见病症，辨证并不困难。古代医生的经验是以暴喑、久喑来分其虚实。然而，虚证失音中也往往夹有实邪，实证失音中也常常包含本身的阴虚、气虚，在论治上就要斟酌考虑这一点。至于一般风、寒、痰、火所致的偶尔失音，即使不加治疗，亦能自愈。

何老指出，为了预防嘶哑、失音等的发生，对中老年人来说，一定要加强对嗓音的保护。具体的方法，一是加强体育锻炼，增强体质；二是注意气候变化，避免上呼吸道感染；三是养成良好习惯，保持充足睡眠；四是多吃新鲜蔬菜、水果，少吃辛辣刺激食品；五是重视心理调摄，适当放松自我；六是保持良好的生活环境，避免与有害气体和粉尘的接触。上述保护方法其实都很简单，关键在于持之以恒。

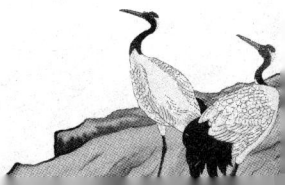

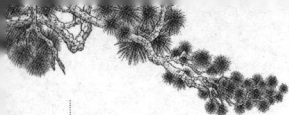

不要轻易就输液——
从婴儿腹泻的中医治疗说起

症状：婴儿腹泻。

方法：香连丸、平胃散、参苓白术散等加减。

案例 1976年10月5日，何老曾诊治过一位6个月的女婴汤某。初诊时可见菌痢后又腹泻，大便色绿，便常规检查有白细胞，身热，指纹不甚显。宜健脾止泻为治。处方：黄连0.9克，川朴花3克，广木香3克，山药9克，陈皮3克，苍、白术各4.5克，苡仁9克，银花炭9克，扁豆衣9克。3剂。10月8日复诊：药后身热除，腹泻次数减少，色亦转淡黄，小便正常。以和中扶脾为调。处方：党参4.5克，扁豆衣9克，苍术4.5克，白术6克，炙甘草2.4克，橘白4.5克，苡仁9克，广木香3克，茯苓9克。4剂。

按：婴儿痢后作泻，加以身热，此系积滞未清，故第一方以香连丸合平胃散加健脾止泻药，3剂而身热除，泻减半。复诊以参苓白术散加减和中扶脾，是腹泻后调理的好方。

我们选择何老这一案例作为全书的结尾，其实不在案例本身，而要跟大家说明一个何老经常提到的问题，就是我们全社会都要十分重视并防止过度医疗。在何老看来，这是当前医学科普的一个重要命题，也是大众提高科学素养的一个重要方面。

何老指出，现在社会上普遍存在一种误解，一有感冒、腹泻之类，就要输液消炎吃抗生素。尤其是小孩犯病，很多家长更是如此，要药到病除、立竿见影。这就出现杀鸡用上宰牛刀的问题，也就是过度医疗。当然，问题的出现也不全在病人和家属身上，一些医疗单位片面追求经济效益也是其中的一个症结。

世界上做任何事情，都要把握好一个度。现在社会发展了，人民的生活卫生状况提高了，过度医疗（包括过度检查、过度用药、过度手术、过度调理）也成了十分常见的现象。这就应了中国的一句成语，"物极必反"。在何老看来，过度医疗很不科学，不仅浪费医疗资源，而且往往给大众健康带来不良后果。其实，对过度医疗的危害，早在150年前，美国医生和作家霍尔姆斯就曾经警告："我坚定地认为，如果全世界的药品，像现在使用的这些，要是都能被沉入海底，那将是全人类的幸事，同时也是鱼类的不幸。"霍尔姆斯认为，人类文明迄今为止全部的"治疗"和"药品"的功效，放到一块儿，就是一个词——"有毒"。所以，医药带来的害处多于带来的好处。霍尔姆斯的认识具有一定的超前性，在当时过度医疗还不致于达到如此严重的程度，但在今天看来，确实已经不是危言耸听。

就拿输液来说，虽然输液在一些疾病的治疗中具有作用快、疗效好的特点，但其实它的缺点可不少。输液时稍有疏忽，消毒不严容易引起针眼处感染或深部感染，甚至造成败血症，此其一；输液速度过快，短时间内输入过多液体，使循环血量急剧增加，心脏负担过重而引起水肿，严重者有生命危险，此其二；输液容易引起药物不良反应，包括药物过敏性皮炎、过敏性休克以及因药物浓度过高引起的局部静脉壁化学炎性反应等，此其三；输液时少量空气进入静脉造成空气栓塞，初期胸部异常不适，随即发生呼吸困难、严重绀紫和缺氧，并可导致猝死，此其四。

目前，我国医学界过度使用"三素一汤"（三素是抗生素、激素、维生素，一汤是输液）的现象相当严重，业内普遍将全民输液现象看成"中国特色"，世界卫生组织的一项调查发现，中国人均输液量是全世界人均的8倍之多！据有关人士披露，2009年我国医疗输液104亿瓶，相当于13亿人口每人输了8瓶液，远远高于国际上2.5～3.3瓶的水平。

现代医学的伟大成就，对人类产生了巨大的影响。可遗憾的是，在科学高度发达的今天，一些错误的用药思维和方法，不但没有得到有效的扼制，反而还有继续滋长漫延的趋势，值得我们高度警惕。况且，现代医学在方法论和药物副作用等方面，也存在着一些毋庸讳言的缺陷和不足，并非十全十美。所以，如果大家能够对中医、西医、人体、生命等有更多的科学认识，也许就会豁然开朗。诚如何老所言，在很多情况下，选择中医来防病治病，是一条正确而有效的途径。

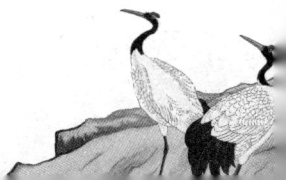

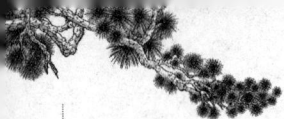

后 记

完成书稿，仰望星空，何老的音容笑貌，再一次清晰地浮现在我们的脑海……

家传校训，勤学苦读

何老，真名何任，字祈令，别署湛园，浙江杭州人，1921年1月出生（农历庚申年十二月）。何老出生于中医世家，家教谨严。父亲为当时杭州名医，每天来求医者络绎不绝，看到何老天资聪颖、沉静好学，便有意让他以后也继承祖业，走行医之路。何老还在总角之年，父亲便让他诵读四书五经及《古文观止》《史记》等书。在诵读经书之余，逐渐接触《汤头歌诀》《药性赋》《本草备要》《医学心悟》等中医入门书籍。没想到的是，几年之间，何老就已然能够熟读背诵。

有了熟读背诵的基础，父亲便经常让他随侍左右，让他了解疾病诊治的过程，由此，何老对中医的兴趣越来越浓，也逐渐懂得了父亲诊病处方的门道。1937年，在何老16岁之时，即以优异的成绩考上了上海新中国医学院。先前良好的文化及医学根底，使何老在系统的专业学习中游刃有余。然而何老并未因此放松学习，由于当时在学校任教的老师大多是上海乃至全国最有声望的中医大家，如谢利恒、丁仲英、祝味菊、徐小圃、秦伯未、章次公、包识生等，何老更为努力，经常提出各种问题向各位老师请教，并先后跟随徐小圃、秦伯未、章次公等临诊抄方。由于基础扎实，学习刻苦，成绩出色，何老深得老师赏识，被同学们一致推举为年级长。

三年寒窗苦读，何老以优异的成绩从学校毕业。然而何老并未满足，他感到，医道渊深，学海无涯，学校毕业，不意味着学习的结束，更是自己独立进行艰深研究的开始。于是，在临证、教学之余，何老依然孜孜于中医学术的精研细究。四大经典、金元诸家、明清专著，何老无不批阅摘记。虽年岁增长，但并没有销蚀何老对学术勤奋求索的精神。即使晚年依然每天都抽出时间读书、每月都撰写论文。令人啧啧赞叹的是，从1977年《浙江中医学院学报》（现《浙江中医药大学学报》）创办至去世之前，从第一期开始，何老每期都有学术论文刊出，30多年从未间断，而其他杂志亦可常常见到何老的精深医论。

深研《金匮》，终成大家

优秀的家学传承，正规的院校教育，赋予了何老坚实的中医基础，而广博的学识，丰富的阅历，让何老对中医经典及各家学术有了精邃的见解。综合各家，最后，何老以中医第一部临床内科杂病学专著、中医四大经典之一的《金匮要略》为研究重点，开始了自己成为《金匮》大家的探索之旅。1958年，何老编撰出版了新中国成立后我国第一部《金匮》读物《金匮要略通俗讲话》。此书以白话形式对《金匮》原文进行全面译释，极大地方便了初学《金匮》者，在《金匮》传播史上亦是第一次。接着，何老又整理出版了《金匮归纳表》，第一次以图表例示的形式全面阐述《金匮》之学术体系与要点，提纲挈领，精要独到。1982年，由何老编撰的《金匮要略新解》正式出版。此书以《金匮》历代注家为依托，结合何老自己三十余年《金匮》研究、临床实践之经验，并纵横联系《内经》《伤寒》等经典，不但提出了许多崭新的见解，同时也为《金匮》研究提供了崭新的思路。1985年，何老编撰《金匮要略提要便读》《金匮要略讲义》二书，分别由北京科技出版社、湖南科技出版社正式出版，供西学中及短期学中医使用，为《金匮要略》的教材编撰探索出了一种沿用至今的范式。同年，应日本汉方医界和东京医校邀请，何老前往日本讲学，为日本学者作"《金匮要略》之研究"的学术报告。精邃的研究，丰富的成果，生动的报告，由此何老被日本学者誉为"中国研究《金匮要略》的第一人"，深得日本学者的尊奉与推崇。1991年，受国家中医药管理局委托主编的《金匮要略校注》《金匮要略语译》二书由人民卫生出版社正式出版，其中《金匮要略校注》一书获国家中医药

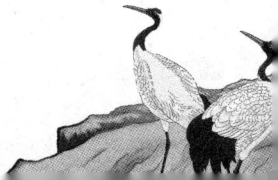

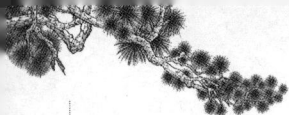

管理局科技进步二等奖（部级），并成为现代校注《金匮要略》的最权威版本。由此，也就正式确立了何老《金匮要略》学术权威、《金匮要略》第一人的坚实地位。同年，《金匮要略新解》日文版亦由日本东洋学术出版社出版发行，成为日本医生学习中医的教材。1992年，何老主编的《金匮要略百家医案评议》由浙江科技出版社出版，为学习者更好地将《金匮要略》之理法方药运用于临床提供了直接借鉴的途径。而之后收于《何任临床经验辑要》一书中的《金匮燃犀录》，通过撷拾历代名家探究《金匮要略》之卓见，并酌加按语，把《金匮要略》的研究推向了更高更深的层次。

博采众术，兼收各家

精研《金匮》，以《金匮》为学术之核心，但何老并不排斥其他经典及诸家学术，恰恰相反，何老始终尊奉各大经典、博合诸家学术。《内经》原文，何老是朗朗上口；温病学说，何老则运用自如。如对湿温之证，何老辨治则多运用江南温病学派之法则，轻清渗解。何老认为："湿温乃湿热之邪所致的热病，故其辨证，亦以卫气营血与三焦为要点。一般同温病辨证，即疾病初起，邪在上焦和卫分，尚属轻浅；随着病证演变，则入中焦与气分，其病情渐见转重；若病邪进而深入下焦或营血分，此时病已深沉。""初起内外合邪，湿遏卫气时，宜芳香宣透以化表里之湿。表证解除后，则宜宣化气分湿浊，并视症状兼佐清热。"

对于内科杂病，何老则兼收博采历代各家。如对头痛之治，何老极为推崇《此事难知·诸经头痛》的辨治心得。何老说过："头痛之治，余认为《此事难知·诸经头痛》之说虽嫌笼统，但颇可作临诊用方用药之参考。"而对喘证的治疗，何老则又综合诸家：实喘，用《伤寒论》之小青龙汤或《金匮要略》之苓桂术甘汤；虚喘，用《局方》之黑锡丹或《卫生宝鉴》之人参蛤蚧散；寒喘，用《医心方》之覆杯汤等。

对于妇科经带胎产诸证，何老则尤其推崇陈素庵、傅青主的辨治经验。何老认为："而概论妇科各病者，始于宋·陈自明《妇人大全良方》。是书承袭前代医家学说，博采诸善，附以家传验方，为后世妇产科奠定了基础……其后颇为闻名之妇科佳著，当推《傅青主女科》。其立论定方，均不落古人窠臼；用药纯和，无一峻品；辨证详明，易于了解。对后世妇科临床，影响深远。"

精于辨证，长于用药

作为临床大家，何老在临证辨治方面具有丰富的经验和独到的见解，足可令后学效法。

（一）临证之时，全神贯注

《素问·宝命全形论》有云："凡刺之真，必先治神。五脏已定，九候已备，后乃存针。众脉不见，众凶弗闻，外内相得，无以形先，可玩往来，乃施于人。"何老认为此中虽然是说针刺之时，然医生临证，亦全应如此。疾病表现，隐奥细微；医生临证，审谛谭思。倘若医生临证时稍有不慎，疏漏万一，便会错失全局，而病人生命，可能就会毁于尔手。故何老每次临证，不带手机，也不允许旁人高谈阔论，接听电话；其诊病开方之时，甚至学生也不能随便提问。"病人找你看病，就等于把他的生命完全交给了你。作为医生，此时应全神贯注，竭尽全力救治病人。只有这样，才无愧于医生这一神圣的称号。"这就是何老经常告诫我们的感人之言。

（二）诊病之时，四诊合参

《难经·六十一难》有云："望而知之谓之神，闻而知之谓之圣，问而知之谓之工，切脉而知之谓之巧。"何老认为，《难经》之文将望、闻、问、切并列论述，亦明示四诊合参之意。在诊病之时，因疾病各异，望、闻、问、切虽时有侧重，但四诊合参，仍为必然。古代医著、现代教材虽屡有舍证从脉、舍脉从证之谓，有些医生、老师亦常常将此挂在嘴边，以示不凡，甚至单凭脉证治病，但这毕竟极为少数，且亦可说是四诊合参之后的一种选择，并非诊病之初就可持有舍症从脉或舍脉从证之心。而且，在更多时候，当症、脉不相一致之时，其表明的是病证复杂，或虚实夹杂，或寒热交错，或表里同病，此时更应四诊合参，综合考虑。

（三）辨证之时，首重八纲

近人祝味菊《伤寒质难》有云："所谓'八纲'者，阴阳、表里、寒热、虚实是也。古昔医工观察各种疾病之证候，就其性能之不同，归纳于八种纲要，执

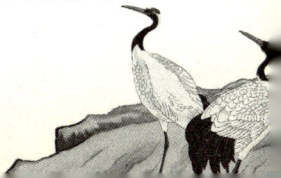

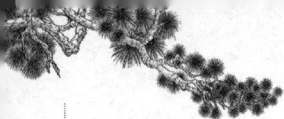

简驭繁，以应无穷之变。"何老认为，辨证之法，除八纲之外，虽还有气血津液辨证、脏腑辨证、六经辨证、三焦辨证、卫气营血辨证、经络辨证等方法，但临床运用最多、最有指导意义的应该还是八纲辨证。何老辨证，首重八纲。何老认为，现在教材、临床上似乎有这样的倾向，即辨证越分越细，以为辨证越细就越精确，其实不然。辨证过细，就可能一叶障目，顾此失彼，丢失整体观念这一中医之精髓。

（四）治病之时，兼顾邪正

《素问·评热病论》篇有云："邪之所凑，其气必虚。"《素问·刺法论》篇中又曰："正气存内，邪不可干。"此二文，为历代关于疾病发生之最经典、最精要论述。何老对此深有感悟，并时时运用于自我临床实践之中。何老认为，祛邪与扶正，两者方法虽然不同，但却是相辅相成，相互为用。扶正，可以补益正气，增强机体抗御和祛除病邪的能力；祛邪，能够消除病邪对人体正气的侵袭与损耗，有利于正气的保存与恢复。特别是对于肿瘤等慢性重危疾病，何老对扶正祛邪兼而顾之更是强调有加。"不断扶正，适时祛邪，随症治之"，何老治疗肿瘤之十二字原则，即是"治病之时，兼顾邪正"的最好体现。

（五）用药之时，力求准确

清人徐灵胎《医学源流论·用药如用兵论》有云："以草木之偏性，攻脏腑之偏胜，必能知彼知己，多方以制之，而后无丧身殒命之忧。"故正确辨证之后，处方用药，又为临证之关键步骤。何老认为，用药之时，必须力求准确，而要达到这一目的，又必须注意以下几点。

1.以经方治病，须按原方配伍，力求准确

何老临床常用经方，用药味少而效宏。何老认为，经方用药，须有严格规律。他常常举例说："用大承气汤就得按'四黄、八朴、五枳、三芒'的比例。如果少其中的芒硝，那就不能说用大承气汤，而是用小承气汤。看待这个问题日本汉医比我们认真。"意思是说要么你准确地运用经方，有针对性地辨病、辨证；要么不要说你用经方，只能说是你个人的经验方。比如泻心汤，某一味药的用量加大，为主药，就分为半夏泻心汤、生姜泻心汤、甘草泻心汤等，而各方中亦有一些增损，就各有其适应证，不可混用。比如用复脉汤治"脉结代，心悸动"九味药中，不能少麻仁的滋养，且应于全方之外视病人习惯，适当加酒入水煎，如此收效要好得多。又如用经方黄芪桂枝五物汤治痹证，断不能在方中加甘草，因为本方是桂枝汤去甘草倍生姜、加黄芪而成，是治疗由阳气不足、营卫不和所致的痹证。证之临床，如本方加甘草，效果常不好。可见用方用药准确，方能切中病机，这是提高疗效的重要因素。

2. 用时方或其他医家方，必须掌握其方特点，正确使用

"时方"习惯上指的是经方以外治温热病各家方，如三仁汤、清营汤之类。何老认为，这种方剂，基本上是结构完善的，一般宜全方使用，不可过多增减。至于内、妇科等其他方，都融贯当时医家之探索经验，方始形成。如妇科中的完带汤，是很典型的例子。此方是明末医家傅青主的经验，用于治疗脾虚带下确有显效。而方中白术一两，山药一两都较其他药为重，用此方则必须用全方，白术、山药亦必须用足，即各30克，效用方明显。又比如用千金苇茎汤，除了照原方比例薏仁半升(现用15～30克)、瓜瓣即冬瓜子半升(15～30克)、桃仁30枚(约9～15克)外，主药苇茎原是用苇的嫩茎，像这种一下难配到的药，则可以改用鲜芦根30克以上煎汁代替。总之，有些古方经过千百次实践，其组方配合甚好，还当推崇使用全方。

3. 熟习方药，运用时才能得心应手

何老常说："药物之能治病，总离不开祛除病邪，协调脏腑，纠正偏颇，和调阴阳，恢复元气。故而识习药物，先当明白标志药物性能之性和味，反映药物作用部位之归经，指示药物作用趋向之升、降、浮、沉以及有毒、无毒、用量等。这必须经过一定程度的熟悉和一定时间的实践，方能了然。""对于方剂，从古到今，医书所载，何止千万。即从《内经》的半夏秫米汤、四乌鲗骨一蔍茹丸，至《圣济总录》《圣惠方》《太平惠民和剂局方》，至今仍为现代医家常用。医生应熟记各家名方，用时方可探囊取物，信手拈来。我们常用的《局方》二陈汤、逍遥散、参苓白术散，刘河间的天水散，李东垣的补中益气汤、朱砂安神丸，朱丹溪的越鞠丸、保和丸、大补阴丸等都是配伍极好的名方。至于明清各医家的名方，更是不少。如王清任的诸逐瘀汤，其组成药物、用法、功效、主治、适应证和方义都应熟悉了解，运用自能准确。用得恰当，远比临时凑合的方子效果好。"

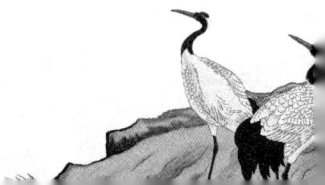

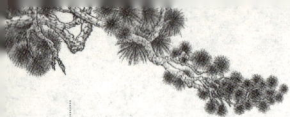

身为苍生，心系中医

习医乃为行医，行医乃为济世救民。"身为苍生，心系中医"，可谓何老一生行医的真实写照。在何老从上海新中国医学院毕业之时，全国正处于抗日战争最艰苦阶段，疾病流行，民不聊生，天花、鼠疫、疟疾等急性、烈性传染病随处可见。地处缙云乡村，何老不顾个人安危，勇挑重担，凭借自己扎实的基础和随父侍诊的经验，沉着应付，时出奇效，深得病家赞赏。时至今日，何老依然时刻牢记着《大医精诚》中的原话："凡大医治病，必当安神定志，无欲无求，先发大慈恻隐之心，誓愿普救含灵之苦。若有疾厄来求救者，不得问其贵贱贫富，长幼妍蚩，怨亲善友，华夷愚智，普同一等，皆如至亲之想。亦不得瞻前顾后，自虑吉凶，护惜身命。见彼苦恼，若己有之，深心凄怆，勿避崄巇、昼夜、寒暑、饥渴、疲劳，一心赴救，无作功夫形迹之心。如此可为苍生大医，反此则是含灵巨贼。"

对病人如此，对中医事业犹是如此。何老对中医事业的精诚之心，可谓是明鉴日月。当代中医发展史上有两次著名的十老上书、八老上书，何老不但均列其中，而且在第一次还是发起人、领头者，这足以展示何老对中医的赤诚之心和坚定信念。1984年，焦灼于中医药事业发展的举步维艰，何老高瞻远瞩，毅然联合成都中医学院李克光教授、南京中医学院丁光迪教授、山东中医学院张灿玾教授、湖南省中医研究所欧阳锜研究员、山东中医学院徐国仟教授、湖北中医学院李今庸教授、广州中医学院沈炎南教授、上海中医学院凌耀星教授、中医研究院广安门医院路志正主任医师、辽宁省中医研究院史常永主任医师等十位当时全国最著名的中医专家，时呈国务院总理，力陈制约中医药发展的严重制度缺陷，恳切希望党中央、国务院能建立独立的中医药管理系统，成立国家中医药管理局。信中写到："这些年来，党中央、国务院落实了各项政策，对于中医事业的发展也是十分关怀和支持的。但中医政策的贯彻阻力很大，始终没有按照党中央、国务院的指示很好地落实，之所以阻力大，主要是由于中医事业的发展没有组织保证，没有中医药的管理系统，各级卫生行政管理机构极少中医内行担任领导，中医政策的贯彻没有保障。虽然《宪法》有了规定，但没有具体实施法，致使中医事业财力、物力极度困难。中医后继乏人、乏术，中医的医、教、研单位名不副实，大多数单位中，中医在科技人员中所占的比例极少……如此下去，中医事业的前景是不堪设想……为此，我们恳切地希望：①加强党对中医药事业的领导；②建立独立的中医药管理系统，成立国家中医药管理局，各省、市、县成立相应的管理机构；③各级中医药管理机构和事业单位必须由中医药内行担任领导；④制定中医药实施法；⑤给予中医药事业财力、物力的支持，以保证按比例地发展。"正是这一批全国顶尖老中医的力推以及党中央、国务院、各部门的重视，一年之后，国务院成立了专门负责管理中医药事业发展的国家中医药管理局，从此中医药事业的发展有了自己专职的政府行政机构。1990年，在获知有关部门准备精简中医药管理局的关键时刻，公推广州中医学院邓铁涛教授执笔，何老同其他六位全国著名中医专家——中医研究院方药中教授、路志正教授，北京中日友好医院焦树德教授，黑龙江省中医研究院张琪教授，长春中医学院任继学教授，北京西苑医院步玉如主任医师等，呈书党中央，恳切呼吁加强国家中医药管理局的职能、尽快建立各省市中医药管理机构。"八老上书"得到了中央和国务院领导的高度重视，最后，作为中医药事业发展的最高行政机构，国家中医药管理局保留了下来，并且各省市均相应成立了中医药管理局。而此时，何老也终于露出了宽慰的笑容。

"树欲静而风不止"。就在中医药事业迎来最好发展机遇的当今，极少数别有用心之人，借着"科学"的名义，在网上搞起"取消中医"的签名，何老对此义愤填膺。为此，何老专门撰写了《抚今忆昔说中医》一文，严厉驳斥了这种行为的无知、无耻，并指出了对中医界的警示和我们的应对措施。

在2008年"中医中药中国行"浙江省中医药工作座谈会上，何老又大声疾呼"中医人要有中医思维"。何老呼吁，不管是医务人员，还是管理者，都要用中医思维来做好中医工作，搞好中医事业。此思想得到了相关政府部门高层的充分肯定，并在《中国中医药报》头版专文刊登报道。

倾心教育，全力传承

中医是一门伟大的科学，它需要中华民族的世代传承与创新。为了让中医学

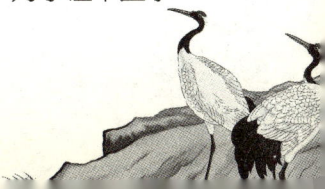

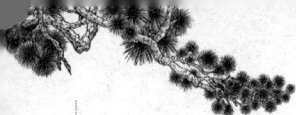

术发扬光大，让中医圣火越烧越旺，何老倾心教育，全力传承。早在1947年，何老就在杭州创办了中国医学函授社，向全国招收中医函授学员，并亲自编写教材，亲自上课，亲身带教。新中国成立后，虽然先后担任了杭州市中医协会主席、浙江中医进修学校副校长、浙江中医学院副院长、浙江中医学院院长等职，但何老始终未曾离开中医教育岗位。何老一面主持行政工作，引领浙江中医学术发展，一面投身中医教育一线，培养中医进修生、本科生、研究生等各类人才。同时，何老还应邀为北京中医药大学、中国中医研究院研究生班和长春、黑龙江、上海等中医院校讲学，深受各地学生好评与同行赞誉。1982年，何老出席卫生部第一次"中日《伤寒论》学术讨论会"，代表中国学者作"《伤寒论》的博涉知病、多诊识脉、屡用达药"之学术报告，反响巨大。1985年应日本汉方医界和东京医校邀请，去日本讲学，作"《金匮要略》之研究"学术报告，被日本学者誉为"中国研究《金匮要略》的第一人"。1997年应香港医事技术学会等邀请，去香港访问讲学，载誉而归。特别值得一提的是，1990年，何老被人事部、卫生部、中医药管理局确定为首批全国老中医药专家学术经验继承工作指导老师，招收两名中医高徒。对于自己的弟子，何老竭其所知，倾囊相授，毫无保留地将自己的学术思想、临床经验尽心传授。如今弟子都已颇具声望，在中医教育、临床、科研上都取得了令人瞩目的成绩，以同行、病人的评价，即"嫡传弟子，名不虚传"。

生前，人们曾经不止一次地询问何老，问他为何要如此辛苦，此时何老总会语重心长地背起《诗经》中的诗句："知我者，谓我心忧；不知我者，谓我何求。悠悠苍天，此何人哉？"而正是鉴于何老在中医教育、中医传承方面的杰出贡献，2006年，中华中医药学会为何老颁发了首届中医药传承特别贡献奖。

德艺双馨，声实俱重

勤苦习医、精诚行医，何老由此取得了丰硕的行医之果，而社会也给予何老以崇高的职责和荣誉，真可谓"德艺双馨，声实俱重"。自创办中国医学函授社开始，何老历任杭州市中医协会主委，浙江中医学院副院长、院长，浙江省中医学会会长，全国中医药学会常务理事，高等中医院校教材编审会副主任委员，国家中医药管理局成果评审委员，浙江中医学院学术委员会主任，《中医报》社社长，何任中医基金会会长，浙江名中医馆馆长等职。又曾任浙江省第四届政协委员，五、六届浙江省人大常委会委员，七届全国人大代表。同时，何老也是首批全国老中医药专家学术经验指继承工作导老师、国务院特殊津贴获得者、"中国百年百名临床家"之一。1999年，何老又获美国世界传统医学科学院"传统医学荣誉博士"证书。1999年，获中国中医药学会"国医楷模"称誉，事迹载入《剑桥世界名人录》。2009年，何老又当之无愧荣膺首届"国医大师"称号。

一代大医，光彩照人。而让人至为敬佩的是，何老不仅是位中医深有造诣的专才，更是一位古今中外兼修的通才。他有深厚的国学功底：书法、国画、诗词，他样样擅长；《春江花月夜》《红楼梦》，他沉醉其中。他对西方的文艺情有独钟，《简爱》《仲夏夜之梦》，他百读不厌；《魂断蓝桥》《罗密欧与朱丽叶》，他几度肠回。正是这博大的国学西艺，让何老感悟了天地之广袤，汲取了东西之智慧，从而成就了何老独一无二的儒医之大质。

何老虽已离我们远去，但其热爱中医、挚爱百姓的精神将永恒存续。谨以此书敬献给我们永远敬爱的何老！

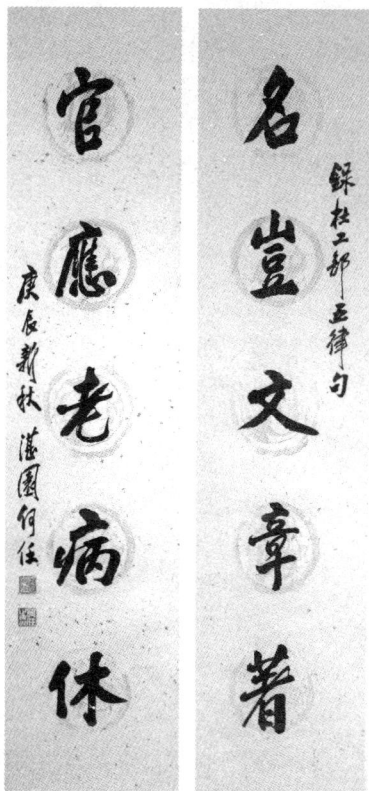

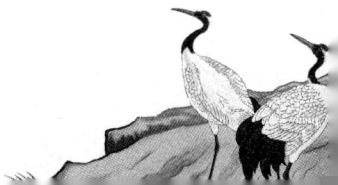